- 実習前の準備
- 一日の行動計画を調整する場面
- 環境を整えることへのケア場面
- バイタルサインの測定と観察の場面
- 記録物からの情報収集の場面
- 清潔にすることへのケア場面
- 排泄することへのケア場面
- 食べることへのケア場面
- 眠る・休息することへのケア場面
- 動くことへのケア場面
- 一日のまとめの場面

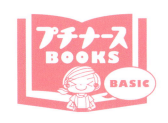

行動計画・看護手順がよくわかる

看護学生のための臨地実習ナビ

改訂版

編著 本江朝美

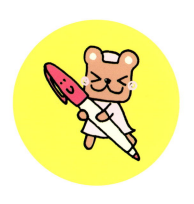

照林社

はじめに

　看護学生なら誰しも、臨地実習を楽しみに思う一方で、不安も抱いていると思います。なぜなら、学内でコミュニケーションや看護技術をマスターしても、臨地実習では、いつ、どのような場面で、何を、どうすればよいかイメージがわかず、また受け持つ患者さんの病態や思いも、実際に出会ってみなければ、まったく見当もつかないことだからです。

　そこで本書には、2つの特徴を盛り込みました。1つは、看護学生がよく実施するケアの場面を再現し、臨地実習の主な一日の流れに沿ってシミュレーション（模擬体験）できるようにしていることです。それぞれの場面では"生活者"としての患者さんに焦点を当て、患者さんが自分で生活する（生きている・生きていこうとする）ことを支援するためのケアのポイントを示しています。本文中の「なぜ？」や「先生ナビ」では、意識してもらいたい気づきや考えを提示し、対応のポイントを具体的に示しています。また、臨地で看護学生がしばしば遭遇する経験のなかで生まれる疑問にも、ていねいに答えを示しています。

　もう1つは、患者さんとの信頼関係を構築するための"ケアリングの実践"をナビゲートしていることです。病態を把握して科学的根拠にもとづく看護過程を展開することは何より大切なことですが、患者さんを人として尊重し、その人が"その人らしく生きていく"ことを支援するためには、患者さんの"ありのままを全人的に理解する"ことが前提になります。こうした前提を踏まえて患者さんとの信頼関係を深め、患者さんの成長のみならず自身の成長にもつながるケアリングの実践をしていきます。具体的にどうすればよいかは、各ケア場面の「学生の受け持ち事例から学ぶケアリング」を参考に、自分の受け持ち患者さんのケアを考えていくとよいでしょう。

　また、最終章の「全人的理解に基づくケアリングの実践」では、患者さんの心やからだとの交流を通して、ありのままのその人とのかかわりや理解の方法を提案しています。これらは、患者さんとの関係性を深め、その人に合った看護ケアにつながることでしょう。

　これからはじめて臨地実習を経験する人も、患者さんとの信頼関係を築いて、その人らしく生きていくことを支援するケアリングの実践をめざしている人も、ぜひこの書を片手に臨地実習に臨んでください。看護学生の皆さんが素晴らしい看護の体験を積み、充実した臨地実習になることを著者一同、心より願っています。

2019年11月

本江朝美

Contents

本書の各章の時系列　vii
「学生の受け持ち事例から学ぶケアリング」の一覧　viii
「よくある困ったQ&A」の質問（Q）一覧　ix
この本の使い方　xiv

- 実習で大切にすること　本江朝美 ……………………………………………… x
- ケアをするための自分の準備　本江朝美 ………………………………… xii

前日　実習前の準備　　本江朝美・田中　学　1

オリエンテーションを受けるポイント ……………………………………… 3
To Do リスト（実習前の行うことリスト） ………………………………… 6
実習前日の確認 ……………………………………………………………… 11
よくある困ったQ&A ……………………………………………………… 12

8:30　一日の行動計画を調整する場面　　本江朝美　13

挨拶・コミュニケーション ………………………………………………… 15
行動計画発表前に得ておきたい情報 ……………………………………… 17
行動計画の発表と調整 ……………………………………………………… 18
よくある困ったQ&A ……………………………………………………… 21

9:30　環境を整えることへのケア場面　　本江朝美　23

ケアの目的 …………………………………………………………………… 25
ケアリング …………………………………………………………………… 26
アセスメント ………………………………………………………………… 28
ケア技術 ……………………………………………………………………… 30
　病床の環境整備　31／ベッドメーキング　34／就床患者のシーツ交換　37
学生の受け持ち事例から学ぶケアリング ………………………………… 39
よくある困ったQ&A ……………………………………………………… 40

10:00 バイタルサインの測定と観察の場面 杉山洋介・本江朝美　41

- 情報収集の目的 …………………………………………………………………… 43
- ケアリング ………………………………………………………………………… 44
- アセスメント ……………………………………………………………………… 48
- バイタルサインの測定 …………………………………………………………… 54
   - 測定前の準備　55／　体温の測定　56／　脈拍の測定　57／　呼吸の測定　58
   - 呼吸音の聴取　58／　SpO_2の測定　60／　血圧の測定　60／　腹部の観察　62
   - 測定後の片づけ　64
- 学生の受け持ち事例から学ぶケアリング ……………………………………… 65
- よくある困ったＱ＆Ａ …………………………………………………………… 66

10:30 記録物からの情報収集の場面 田中　学　69

- 情報収集のスキル ………………………………………………………………… 71
   - 記録物から情報を得る　71／　必要な情報の種類と優先順位　71
   - 電子カルテからの情報収集　72／　検査データの記録　72
   - アセスメントに必要な検査基準値　73／　記録の記載　73
- よくある困ったＱ＆Ａ …………………………………………………………… 74

10:30 清潔にすることへのケア場面 本江朝美　75

- ケアの目的 ………………………………………………………………………… 77
- ケアリング ………………………………………………………………………… 78
- アセスメント ……………………………………………………………………… 79
- ケア技術 …………………………………………………………………………… 81
   - 清拭　85／　清潔ケアの各部の拭き方　88／　洗髪　91
   - 部分浴（ベッド上の足浴）　95／　入浴・シャワー浴　98
- 学生の受け持ち事例から学ぶケアリング ……………………………………… 101
- よくある困ったＱ＆Ａ …………………………………………………………… 102

11:15 排泄することへのケア場面 水野暢子　103

- ケアの目的 ………………………………………………………………………… 104
- ケアリング ………………………………………………………………………… 107

アセスメント …………………………………………………………………… 108
　　ケア技術 ………………………………………………………………………… 109
　　　排便の援助　110／　排尿の援助　113
　　学生の受け持ち事例から学ぶケアリング ……………………………………… 116
　　よくある困ったQ＆A …………………………………………………………… 117

-12:00- 食べることへのケア場面　　　水野暢子・杉山洋介・本江朝美　119

　　ケアの目的 ……………………………………………………………………… 121
　　ケアリング ……………………………………………………………………… 122
　　アセスメント …………………………………………………………………… 122
　　ケア技術 ………………………………………………………………………… 128
　　　食事の援助（ベッドサイドでする場合）　128／　口腔ケア　135
　　学生の受け持ち事例から学ぶケアリング ……………………………………… 137
　　よくある困ったQ＆A …………………………………………………………… 138

-13:00- 眠る・休息することへのケア場面　　本江朝美・高橋ゆかり・田中　学　139

　　ケアの目的 ……………………………………………………………………… 141
　　ケアリング ……………………………………………………………………… 142
　　アセスメント …………………………………………………………………… 143
　　ケア技術（眠る・休息することへのケア） …………………………………… 145
　　　冷罨法（氷枕）のポイント　148／　温罨法（湯たんぽ）のポイント　149
　　ケア技術（リラクセーション法） ……………………………………………… 150
　　　呼吸法　151／　漸進的筋弛緩法　152
　　ケア技術（癒しのケア） ………………………………………………………… 153
　　　触れるケア　154／　温めるケア　155
　　学生の受け持ち事例から学ぶケアリング ……………………………………… 157
　　よくある困ったQ＆A …………………………………………………………… 158

-14:00- 動くことへのケア場面　　　　　　　　　　田中　学・高橋ゆかり　159

　　ケアへの目的 …………………………………………………………………… 160
　　ケアリング ……………………………………………………………………… 161
　　アセスメント …………………………………………………………………… 162

ケア技術 ……………………………………………………………… 163
　　　車椅子への移乗　165／　車椅子による移送　168／　ストレッチャーへの移乗と移送　169
　　学生の受け持ち事例から学ぶケアリング ……………………………… 171
　　よくある困ったQ&A …………………………………………………… 172

15:00　一日のまとめの場面　　　　　　　　　本江朝美・田中 学　173

　　ケアリング ……………………………………………………………… 175
　　指導者への報告 ………………………………………………………… 175
　　一日の振り返り ………………………………………………………… 178
　　　カンファレンス　178／　リフレクション　181
　　よくある困ったQ&A …………………………………………………… 184

全人的理解に基づくケアリングの実践　　　本江朝美　185

　　臨地で看護を学ぶ2つの特徴 …………………………………………… 186
　　患者さんを全人的に理解するための視点 ……………………………… 187
　　ケアリングの実践 ……………………………………………………… 193

毎日の実習における行動計画の記録例　　　　　　　195

　●アセスメントに必要な検査基準値 ……………………………………… 214

マメ知識

接遇とは　6／　スタンダードプリコーションとは　11／　五感とは　46／　トランスパーソナル・ケアリング　78／　排泄用パッド　105／　膀胱留置カテーテル　106／　経管栄養　132／　与薬　134／　歯磨き法　136／　義歯の手入れ　136／　人の自然な動きに沿ったケア：キネステティク　163／　麻痺のある患者さんの歩行介助　170／　カンファレンスとは　179

索引 ……………………………………………………………………… 216

表紙・カバーデザイン：ビーワークス
表紙・カバーイラスト：ウマカケバクミコ
DTP制作：株式会社明昌堂
本文デザイン：渡部隆徳（Kuwa Design）
本文イラスト：ばばめぐみ、関祐子、今崎和広
撮影：村越将浩、ピラールプレス
編集協力：新居功三

写真モデル
看護学生：本江美優
看　護　師：杉山愛子、杉山千陽
患　　　者：増田悦世、杉山洋介、田中学

編著者一覧

● 編集・執筆

本江朝美　横浜創英大学看護学部基礎看護学　教授
　　　　　　横浜創英大学大学院看護学研究科ケア技術学領域　教授

● 執筆（執筆順）

田中　学　東京情報大学看護学部看護学科小児看護学　助教

杉山洋介　神奈川工科大学看護学部看護学科　講師

水野暢子　藤田医科大学保健衛生学部看護学科　教授

髙橋ゆかり　上武大学看護学部看護学科　教授

本江美優　横浜創英大学大学院看護学研究科ケア技術学領域

大久保昭宏　横浜創英大学大学院看護学研究科ケア技術学領域

● 本書の各章の時系列

前日	実習前の準備 →p.1
8:30	一日の行動計画を調整する場面 →p.13
9:30	環境を整えることへのケア場面 →p.23
10:00	バイタルサインの測定と観察の場面 →p.41
10:30	記録物からの情報収集の場面 →p.69 清潔にすることへのケア場面 →p.75
11:15	排泄することへのケア場面 →p.103
12:00	食べることへのケア場面 →p.119
13:00	眠る・休息することへのケア場面 →p.139
14:00	動くことへのケア →p.159
15:00	一日のまとめの場面 →p.173

＊上記の場面の時系列は一例です。個々の患者さんに合わせて計画しましょう。

●「学生の受け持ち事例から学ぶケアリング」の一覧

　本書では、主なケア場面には「学生の受け持ち事例から学ぶケアリング」の項があり、看護学生が実習で出会う対応がむずかしい具体的な場面からの学びを解説しています。ここでは学習の手引きとして、事例とその事例から学ぶことを一覧にしました。

章(ケア場面)	事例(執筆者)	頁	事例から学ぶこと
環境を整えることへのケア場面	ミトンで抑制された患者さんへのケアから （本江美優、本江朝美）	39	ケアへの意志
			その人のもつ力と強みから可能性を探る
バイタルサインの測定と観察の場面	不安を抱く患者さんのバイタルサインの測定をする場面から （大久保昭宏、本江朝美）	65	自分をケアする(調える)
			正確な知識と技術
			リラクセーションを図る呼吸法のすすめ
清潔にすることへのケア場面	清拭を拒否する患者さんへのケアから （本江朝美）	101	思いに寄り添う
			"生きる"ことへのケア
排泄することへのケア場面	「オムツのほうがいい」と言う患者さんへのケアから （本江朝美）	116	要求(demand)≠必要(need)
			カンファレンスの活用
			希望(hope)
食べることへのケア場面	血糖コントロール不良の患者さんとのかかわりから （大久保昭宏、本江朝美）	137	説得するより、その人の思いから聴く
			ケアのヒントはその人の中から
眠る・休息することへのケア場面	「こなくてよい」と言う患者さんへのケアから （本江朝美）	157	その人の体験世界に耳を傾けることからケアが始まる
			思いはエネルギーを運ぶ
動くことへのケア場面	「歩けなくてもいい」と言う患者さんへのケアから （本江美優、本江朝美）	171	気がかりや疑問の確認
			ケアにおける二面性(両刃の剣)

●「よくある困ったQ&A」の質問(Q)一覧

各ケア場面の最後にある「よくある困ったQ&A」の質問(Q)の一覧です。

章(ケア場面)	質問(Q)	頁
実習前の準備	担当教員(指導者)が怖い…	12
	実習先がとても遠い…	12
一日の行動計画を調整する場面	指導者が出て行ったまま戻ってこない	21
	指導者に自分の考えを否定された	21
	患者さんの容態が急変して計画を実行できなくなった	21
環境を整えることへのケア場面	元の置き場所を忘れた	40
	患者さんが急変	40
	患者さんの私物を破損した	40
バイタルサインの測定と観察の場面	すでに自分で測定したと言われた	66
	血圧測定の減圧ネジの操作がうまくいかない	66
	「私、大丈夫かな?」と患者さんにたずねられた	66
	指導者の測定方法が教わった方法と違う	67
記録物からの情報収集の場面	カルテをスマートフォンやタブレットで撮影してもいいでしょうか?	74
	どこまで情報収集したらよいかがわからない…	74
清潔にすることへのケア場面	援助すべき範囲がわからない…	102
	現場の看護師の清拭方法が、習った方法と違う…	102
	陰部清拭のときはどこにいたらよい?	102
排泄することへのケア場面	排泄物が手についてしまった…	117
	排泄物の観察ポイントは?	117
食べることへのケア場面	患者さんのペースがわからない…	138
	患者さんが食事をとってくれない…	138
眠る・休息することへのケア場面	眠っている患者さんを起こしていい?	158
	湯たんぽを貼用したままで実習を終えてもいい?	158
	実習時間帯以外の援助を看護師さんにお願いしてもいい?	158
動くことへのケア場面	車椅子移乗時に転倒した場合はどうしたらよい?	172
	帰室時間に受け持ち看護師が不在…	172
	リハビリテーション療法見学を希望する目的がうまく伝えられない…	172
一日のまとめの場面	終了時の挨拶に行ったが患者さんがいない…	184
	カンファレンスのテーマが決まらない…	184
	明日の行動計画が立てられない…	184

実習で大切にすること

1 実習できることへの感謝と謙虚な心

「臨地実習」というときの「臨地」は、学生にとって多くの貴重な学びを得る場であるとともに、病いや障害に向き合う患者さんやその命をあずかる医療職者の方々から、やさしく見守っていただき、成長を応援してもらえる場でもあります。

実りの多い実習にするためにも、そのような場で実習できることへの感謝と学ばせていただく謙虚な心をもつことが大切です。

2 その人らしく生きていくことを支援

患者さんとかかわるに際して忘れてはならないことは、人々の生きる権利、尊厳を保つ権利、敬意のこもった看護を受ける権利、平等な看護を受ける権利などの人権を尊重することです。医療技術が日々進歩するなかで、人々の権利意識は高まり、個々の価値観や人生観は多様化し、倫理的な問題に直面する場面も増えてきています。患者さんに直接かかわる実習では、学生は一人ひとりの尊厳を守り、その人のありのままを受けとめ、その人らしく生きていくことを支援することをめざす必要があります。

日本看護協会の「看護者の倫理綱領」(日本看護協会、2003)は看護の実践の判断基準となるため、「ナイチンゲール誓詞」とともにしっかりと理解し、日々の行動に反映できるようにしておきましょう。ここでは「看護者の倫理綱領」から「看護の目的」と「看護の実践にあたって求められていること」にあたる内容を抜粋しておきます（下のコラム参照）。

3 看護者として守るべきもの（道徳や規範）

臨床の現場では、病状や治療のため、患者さんが自分で動くことに制約がかかっている場合があります。しかし目の前の患者さんに「起き上がるのに少しだけ手を貸して欲しい」と言われたら、学生はどう対応すればよいでしょうか。患者さんが望むことにすべて応えることが「善いこと」であると一概にいいきれないだけに、学生は悩むと思います。

現に臨床の看護師においても「安全のために患者さんを抑制する」「苦しがっている患者さんに鎮静剤の投与を依頼する」といった倫理的葛藤に、しばしば悩まされています。このようなとき、自分はどのような行為をなすべきか、またどうあるべきかといった倫理的な判断が問われます。

しかし、誰が、何を基準にして「物事の善し悪し」を判断するのでしょうか。患者さんや家族、医師、看護師などのそれぞれの立場によって、また文化や風習、経済面、社会面、時代によって異なる多様な価値判断があるなかで、たやすく決められるものではありません。専門職者として患者さんの生命の安全を第一とする一

- ●**看護の目的**：看護は、あらゆる年代の個人、家族、集団、地域社会を対象とし、健康の保持増進、疾病の予防、健康の回復、苦痛の緩和を行い、生涯を通してその最期まで、その人らしく生を全うできるように援助を行うことを目的としている。
- ●**看護の実践にあたって求められていること**：看護者は、看護職の免許によって看護を実践する権限を与えられた者であり、その社会的な責務を果たすため、看護の実践にあたっては、人々の生きる権利、尊厳を保つ権利、敬意のこもった看護を受ける権利、平等な看護を受ける権利などの人権を尊重することが求められる。

日本看護協会：看護者の倫理綱領, 2003. の前文から一部抜粋。見出しは筆者による。

方で、患者さんを自分と同じ人として、大切な存在として、その人がよりよく生きることを支援するために、何が「倫理的」かを常に自問することが大切になります。看護者が守るべき規範には、法などの外的規範と、内的規範としての看護倫理があります(表1)。ここでは看護倫理に焦点を当てて考えてみましょう。次に示す問いは倫理的判断を導くための示唆を与えてくれます。

1)何をすべき?(行為への問い)

看護者として何をすべきかと自問し、倫理的判断を導くために、ビーチャム(Tom L. Beauchamp)とチルドレス(James F. Childress)は、医療倫理の4原則として、①自律尊重原則(自律的な患者の意思決定を尊重する)、②無危害原則(患者に危害を及ぼすのを避ける)、③善行原則(患者に利益をもたらす)、④正義原則(利益と負担を公平に配分する)を提唱しています。

またフライ(Sara T. Fry)は、これらに加えて、①誠実の原則(虚言や欺瞞など、信頼を損なう行動をとらない)、②忠誠の原則(秘密や約束を守る)を倫理原則として提唱しています。

これらの原則に照らし合わせて"とるべき行為"を倫理的に考え、答えを導いていきます。また、これらの原則をもとに開発された倫理的な意思決定モデルなども活用するとよいでしょう。

2)人として何が大切?
(人としてのあり方への問い)

「何をすべき?」といった"とるべき行為"を導いたら、次に"その行為を人としてどのようになすか"を考えなければなりません。なぜなら行為するのは人だからです。

どのように「おはよう」と言うか、どのように1杯のお茶を出すかでさえ、行為する人の気づかい(ケアリング)のありようが相手に伝わり、看護実践の結果が異なってきます。つまり「する」という行為が同じであっても、その人のあり方次第で「倫理的に善いケア」にも「倫理的に悪い結果」にもなり得るということです。このような"行為をなす人のあり方"は「ケアリングの倫理」や「徳の倫理」で問われています。

本書においても特に大切にしている点です。そして、人としてのあり方は、相手が今体験している世界への関心や理解、そして寄り添う心に関係していきます。相手の世界を理解し、解釈する能力は、その人がよりよく生きることを支援することをめざす看護の実践力の基盤であるともいえるでしょう(p.185「全人的理解に基づくケアリングの実践」参照)。

表1 看護者が守るべき規範

規範の種類	具体的内容
外的規範	法や制度:外的規範は、罰則を課すことも含めて強制的に守るべきものとして社会が個人の外側から定めたもの
内的規範	看護倫理:個人や集団の行動規範(行為する際の決まりごと)。善い行為、悪い行為の共通の判断基準

ケアをするための自分の準備

1 自分を大切にする

ケアリングの出発点は、ケアをする側の"自分自身に対するケアリングに満ちた愛や許し、思いやりを学ぶこと"といわれています。そのため患者さんに寄り添いケアをしようとするときは、まずはケアをする側が"自分を知り、自分を大切に思うこと"から始めます。自分も他人も同じように大切に思える健全な自我は、ケアリングの心を育みます（自信がなく、不安が強い人は下のコラム参照）。

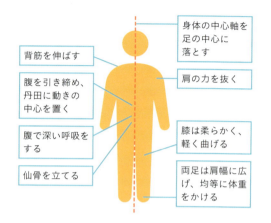

2 自分を調える（身体、呼吸、心）

患者さんを訪問し、コミュニケーションをとったりケアをしたりすることは、少なからず緊張すると思いますが、過度な緊張は相手に不安感を与えてしまいます。一方、落ち着いた所作や声かけ、背筋がまっすぐ伸びた姿勢や柔らかい態度は、相手に安心感を与え、心の開放につながります。

1）身体を調える（自然体をとる）

肩の力は抜けた状態で、からだの中心軸を足の中心に落とし、脊椎がきれいなS状カーブを描く姿勢（自然体）をとります。両足は肩幅に広げてほぼ均等に体重をかけ、膝を柔らかくして軽く曲げ、腹を引き締め、背筋を伸ばし仙骨を立てる姿勢です。動作時は丹田（臍部の下、身体の中心）に動きの中心を置くと、腹で深い呼吸ができ、柔らかく次の動作に移ることができます。

下半身は力強く、上半身は柔らかいイメージです。このような自然体は、相手に援助者の心身の安定を伝えるとともに、患者さんのわずかな身体や心の揺れ（動き）もキャッチできるようになります。

2）呼吸を調える

呼吸と心は密接に関係しています。息を吸って、吐く、ただそれだけのことでも効果があります。呼吸だけに意識を向けて、呼吸を落ち着かせることで、物事の感じ方・とらえ方が変わり、感情に振り回されなくなります。もし感情が動いて乱れても、呼吸を調えることで落ちついてきます。呼吸の乱れは心の乱れであり、その乱れは相手に伝わってしまいます。また自分の呼吸が乱れていると、目の前の人の呼吸や心の乱れにも気づくことはできません。自分の呼吸が落ち着くことで、自然と前向きになり、判断も間違えにくく、失敗も怖くなくなります。そして自分を好きになり、人のやさしさにも気づき、互い

自信がなく、不安が強い人へ
- 現実の自分が理想の自分とかけ離れていても、努力して変えられることは変えようと心に決めよう。
- 努力しても変えられないことは自分の個性だと思って受け入れよう。
- 人と比較せず、むやみに卑下しない。
- がんばる自分を認めよう。

に心地よい関係を結ぶことができるようになります。

- **深く息を入れて吐ききる呼吸法**：丹田（たんでん、臍部の下、身体の中心）に意識を向けて、ゆっくりと深い腹式呼吸をしてみましょう。腹式呼吸が難しい場合は、背中を自然に丸めて、胸の前で合掌した親指を軽く胸に押しつけながら鼻から吸った息がお腹の底に届くようにします。これ以上吸えないところまで吸ったら、そこで息を止め、今度は口からできるだけ細く長く、お腹全体をへこませるようにスーッと吐きながら、息を絞り出します。

3）心を調える（瞑想）

- **センタリング（意識を集中する）**：肩の力を抜いて楽な姿勢で座ります。眼は軽く閉じるか、前方下に落とします。まずは1〜2回大きく深呼吸を行い、自分の呼吸に意識を向けていきます。ふうっと軽く息を吐き出すと、自然に空気が身体の中に入ってきます。捨てたい思いや要らないものを息とともに吐き出し、新鮮な空気をたっぷり吸い込んで身体の細胞の隅々にまで届けていきましょう。
- **グラウンディング**：自分の身体の中心から地球の中心へと伸びている線をイメージします。その線をつたって自分の中に地球の温かいエネルギーが入り込み、満たされるのを感じましょう。優しい温かいエネルギーに満たされた身体は、今ここに自分がいる証しであり、これから行うケアにしっかり向き合うことができるようになります。

※患者さんの病室に入る前に、ちょっと立ち止まって呼吸を調えるだけでも効果があります。

4）ケアが終わった後のリリース

リリースとは釣った魚をまた川に放すときにも使う言葉ですが、ケアが終わり、看護者が患者さんの場から去るときには、患者さんから自分をリリースします。ケアは自分の意識も身体も丸ごと使うため、ケアが終われば患者さんへのかかわりから自分を解放することが大切です。

3 日々の生活のなかにセルフケアを取り入れる

日々の生活のなかに、自分の心と身体を調え癒す時間を、たとえわずかでも意図的にとるように心がけましょう。木漏れ日の中を歩いたり、静かに音楽を聞いたり、食事を一口ずつ味わって食べたりするだけで、心と身体は調ってきます。

また姿勢や動作、言葉づかいや態度をていねいに美しくと意識することも大切です。心を整えて生活するだけで、今を大切に、地に足をつけて生きることができるようになります。

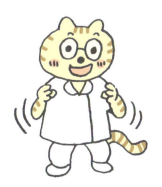

この本の使い方

- 本書は、看護学生が実習で経験すると思われる具体的な場面を設定しています。
- 実習の具体的な場面から、読者は実習がどのように展開されるのかをイメージすることができ、実習の模擬体験をすることができます。
- 実習の模擬体験では、看護学生が特に困ったりわからなかったりすることを中心に、先生がサポートしながらナビゲートしてくれます。読者は、それらを読み進めることで、実習現場でどのようにしたらよいかが具体的にわかるような構成になっています。
- 「実習の一日の流れの各場面」では、写真やイラストをふんだんに使って具体的な技術が手に取るようにわかるように記載しました。
- 「学生の受け持ち事例から学ぶケアリング」では、看護学生が実習で出会う戸惑い、驚く具体的な場面から、それらをどうとらえ、どう対応をしていけばよいのかを学ぶことができます。
- 最後の章では、それぞれの場面での行動計画の記録例を示しました。毎日の行動計画の記録を書く際のヒントになります。
- 本書による学習の流れを以下に示します。

ナビゲーション・ポイント
この場面で紹介している内容のポイントを示しています。

↓

ケアの目的
ケアを行う目的と基本知識を概説しています。

↓

ケアリング
ケア時の患者さんへのケアリングについてまとめてあります。

↓

アセスメント
最も重要なアセスメントのポイントを示してあります。まず、ここをおさえて患者ケアに当たりましょう。

↓

ケア技術
ケアの具体的な流れを写真・イラストを用いてわかりやすく示しました。

↓

学生の受け持ち事例から学ぶケアリング
具体的事例からケアリングを説明しています。

- 本書で紹介しているアセスメント法・手技などは、各執筆者が臨床例等をもとに展開しています。学生の皆さんは、実際の臨床事例に即して応用し、指導のもとで実践してください。万一本書の記載内容によって不測の事故等が起こった場合、著者、出版社はその責を負いかねますことをご了承ください。なお、本書掲載の写真は、臨床例のなかから患者ご本人・ご家族の同意を得て使用しています。
- 本書に記載している薬剤・材料・機器等の選択・使用方法については、出版時最新のものです。薬剤等の使用にあたっては、個々の添付文書を参照し、適応、用量等は常にご確認ください。
- 撮影の都合上、ベッドの位置等を通常の病室の位置から移動して写真を撮影しています。

前日
実習前の準備

① 事前学習の確認 …………………………… P11
② 持参物のチェック …………………………… P11
③ 実習当日の朝の注意事項 ………………… P11

何をするの？

●実習前にオリエンテーションを受けて実習の準備をします。また、事前学習や自分の健康管理も行います。

なぜするの？（目的）

●ほとんどの学生は実習が不安でたまらないものです。その不安を少しでも軽減させ、実習で困ったことが起こってもあわてず対処できるように準備をしておきます。
●事前に準備をしておくと、実習がスムーズに運び、学びも深まります。

NavigationPoint
ナビゲーションポイント

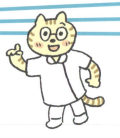

オリエンテーションを受けるポイント

- オリエンテーションの遅刻・欠席は厳禁。
- 身だしなみを整える。
- オリエンテーションでは、実習で学ぶことを確認し一日の流れをイメージする。
- 実習場の特徴や交通ルートなどの情報を得る。
- 病棟（実習場）に特徴的な疾患などの情報を得る。もし事前に受け持ち患者さんがわかっている場合は、年齢、性別、診断名や病期、主な治療、日常生活動作（ADL）などの情報を得る。
- 実習における心がまえ、自己の目標を明確にする。

To Doリスト（実習前に行うことリスト）

- ☐ 健康管理をする（予防注射やワクチン接種、感染予防、健康チェック）。
- ☐ 接遇マナーを習慣づける。
- ☐ 倫理的配慮や看護事故の防止対策と対応について再確認する。
- ☐ 施設までの交通ルートと集合場所を確認する。
- ☐ 緊急時の連絡先を確認する。
- ☐ 事前学習をしっかり行う。
- ☐ 基礎的な看護技術をマスターする。
- ☐ 発達課題や人体の構造と機能、病態などを学習しておく。
- ☐ スタンダードプリコーションを徹底できるようにしておく。
- ☐ 初日の行動計画を立てる。

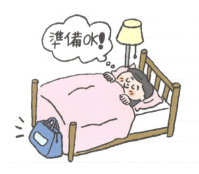

実習前日の準備

- 事前学習した内容を確認する。
- 実習初日の行動計画の記録を完成させる。
- 当日持参する物をチェックし、カバンに用意する。
- 寝坊しないように、早めに床につく。

【実習前の準備】

オリエンテーションを受けるポイント

1 オリエンテーションに臨む姿勢・態度

1）時間の厳守

実習はオリエンテーションから始まります。遅刻や欠席は厳禁です。

2）身だしなみ

ユニフォーム着用が指示されていれば、それに従い、身だしなみを整えて参加します（図1）。

若い世代では当たり前のおしゃれでも、年配の方にとっては理解しがたい場合があります。年代・国籍にかかわらず、あらゆる人々が好ましいと感じる外見に整えることが必要です。

身だしなみを学生どうしで好印象かどうかチェックし合い、どんな患者さんにでも受け入れてもらえる身だしなみに整えましょう。

2 実習のイメージ化

- **オリエンテーションの受け方**：実習の目標・目的、方法を確認し、具体的な行動レベルで臨地実習の一日の流れをイメージしましょう（表1）。
- **実習病院・病棟の特徴**：病院の理念や特徴、病棟に入っている診療科・入院患者の特徴、疾患・検査の特徴、病棟の看護体制や病棟目標、病棟看護師長・臨地実習指導者（指導者）の名前などを把握します。
- **受け持ち患者さんの情報**：患者さんの年齢、性別、医学的診断名、治療方針・内容、症状や障害、日常生活行動などを得たら、それらに関連した発達課題、病態、検査や治療、主な看護などを調べておきます。
- **病院への行き方や連絡場所などの確認**：実習病院や病棟への行き方、更衣室・休憩室の場所、昼食持参の有無、集合時間と場所、欠席や緊急時の連絡先などを確認します。
- **グループでの活動**：実習のグループメンバーは、とても大切な存在となります。積極的にコミュニケーションを図っていきましょう。
- **リーダーの決定**：グループのなかから1人、リーダーを決めます（場合によってはサブリーダーも決めます）。リーダーは率先して経験することが大切です。
- **悩みや疑問**：疑問点はもちろん、健康問題などの悩みや不安があれば事前に必ず担当教員に報告・相談しましょう。

3 実習に対する心がまえと自己の目標の明確化

実習の目標・目的をもとに、自分の実習の心がまえや目標を明確にし、ノートに書き留めておきましょう。くじけそうになったときに初心を思い出してがんばることができます。また、終了時には自己の成長を確認することができます。

図1 身だしなみ：あらゆる人に好感をもたれるユニフォームの着方

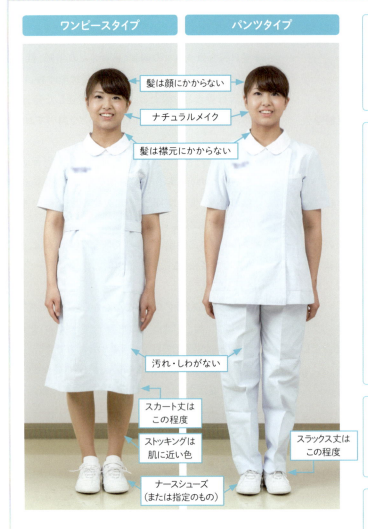

ワンピースタイプ／パンツタイプ

- 髪は顔にかからない
- ナチュラルメイク
- 髪は襟元にかからない
- 汚れ・しわがない
- スカート丈はこの程度
- ストッキングは肌に近い色
- スラックス丈はこの程度
- ナースシューズ（または指定のもの）

顔
- 化粧は濃すぎないナチュラルメイク
- つけまつ毛、マスカラ、カラーコンタクトはしない
- 男性は髭を剃る

髪型・髪色

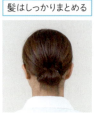

髪はしっかりまとめる

- 清潔
- 色が明るすぎない（カラーNo.5～7をめやすに）
- 襟元にかかる長い髪は結んでまとめる
- 顔を下に向けた際にフロントやサイドの髪が顔にかかるようならピンで留める
- 髪留めは黒・茶などでシンプルなデザインのもの
- 男性は整髪料で髪を立たせたり、固めたりせず、自然なスタイルに
- かつら（ウィッグなど）は原則禁止

爪
- 短く切る
- マニキュア・つけ爪はとる（ペディキュアもしない）

その他
- 時計は秒針付きのシンプルなデザインのもの（衛生上、腕時計は避け、ポケットに留められるクリップの付いているものがよい）
- アクセサリー類（指輪、イヤリング、ピアス、ブレスレットなど）はしない
- 香水、においの強い整髪料はつけない。体臭、口臭にも気をつける

ユニフォーム・エプロン・靴下・靴
- 汚れやしわがなく清潔
- ボタンはすべて留める
- 名札を決められたところにつける
- ストッキングは肌に近い色のもの
- 靴下は白色でくるぶしを覆うもの
- スカート丈は短かすぎず、膝が隠れる程度
- スラックス丈は床を引きずらない程度
- 下着が透けて見えない
- インナーが袖口から出ない
- 靴はナースシューズまたは指定のもの（サンダルは禁止）
- 靴の踵を踏まない
- エプロンは指定のものを着用

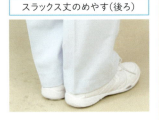

スラックス丈のめやす（後ろ）

表1　臨地実習の一日の流れ（例）

時間	内容	学生の行動	注意すべきこと
家を出る前	自宅での準備	●体温を測定し、健康をチェックする。 ●実習要項、記録物、ユニフォーム、靴、靴下、名札、髪留め、聴診器（ステート）、時計、メモ帳、筆記用具などの忘れ物がないようにチェックする ●実習開始の1時間ほど前に病院へ着するように、家を早めに出る	●家を出る1時間前には起床し、朝食を必ずとる ●遅刻は厳禁であるため、時間的余裕を十分にもって家を出る
7：30〜8：30	病院到着・準備	●病院に着いたら含嗽・手洗いをする ●更衣室でユニフォームに着替え、鏡で身だしなみをチェックする ●病棟に持参する荷物は最小限にする ●病棟に5〜10分前には到着するように行く。着いたら手洗いし、荷物の置場を確認する	●身だしなみは第一印象を決定づける。患者さんとの信頼関係にも影響するため安易に考えず、注意を払う ●時間厳守で行動する。万が一遅れる場合は、必ず連絡を入れる
8：30〜12：00	実習	●病棟の看護師、指導者などに挨拶する ●一日の行動計画を発表し、調整する ●病棟オリエンテーションを受ける ●患者さんに挨拶（受け持ちになることのお願い）をする ●ケアの実施は行動計画に沿って行う ●観察したこと・実施したことなどを報告する ●手洗いをし、挨拶をしてから休憩に入る（病棟に戻る予定時間も伝える） ●患者さんの食事場面にかかわりたい場合は、自分の休憩時間をずらすことを指導者に伝える	●一日の実習の目的とその計画は、理由（根拠）もきちんと言えるようにしておく ●行動計画は前日の評価を踏まえて立てる ●患者さんを受け持つときは同意書が必要となる ●わからないことは勝手に判断せずに確認する
12：00〜13：00	食事・休憩	●食事と休憩をしっかりとる ●午後の実習開始5分前には病棟に着いて手洗いをする	●休憩をきちんととり、午後に備える ●休憩中は周囲の環境に注意し、患者さんの話をしない
13：00〜14：00	実習	●病棟に戻ったことを報告する ●ケアの実施は行動計画に沿って行う ●観察したこと・実施したことなどを報告する ●カンファレンスの準備をする	●連絡・相談・報告を徹底する
14：30〜15：30	カンファレンス	●カンファレンスを主体的に行い、一日の学びを共有する	●事前に進行役とテーマを決めておく。 ●資料がある場合は、事前に印刷しておく ●指導者と教員に事前にテーマを伝え、資料もあれば渡しておく ●積極的に意見交換する
15：30〜	終了	●翌日の行動計画の立案に必要な情報を得る（病棟の週間予定や患者の検査予定など） ●患者さんや病棟スタッフに終了の挨拶をする。手洗いをすませて帰る	●個人情報を漏らさないように記録物の扱いには注意する
通学途中		●実習を終えたら寄り道をせず帰宅する ●人混みのなかではマスクをする	●電車などで患者さんの話をしたり、記録を書いたりしない ●記録物などを途中で落とさないように気をつける
帰宅後		●含嗽・手洗いをする ●その日の記録を整理し、翌日の行動計画を立てる ●疑問点を調べておく ●翌日の荷物などの準備をする ●食事と睡眠を十分とる	●アルバイトや遊びなどは控える ●睡眠は普段どおりにとる。遅くとも午前0時前には寝る

【実習前の準備】

To Do リスト（実習前の行うことリスト）

1 健康管理

- **予防注射などの励行**：学校から指示されている予防注射やワクチン接種をすませておきます。不備があると実習が受けられないことがあります。
- **感染予防**：インフルエンザウイルスやノロウイルスなどに罹患しないように、手洗い、含嗽、マスク着用に努め、人混みのなかへの外出は極力避けてください。
- **健康チェック**：自分の健康を実習の2週間前から表（表2）などを用いてチェックし、体調を整えていきましょう。また、自分の平熱を確認しておくことも大切です。

2 適切な接遇マナーの習慣化

- **接遇の重要性**：接遇は人間関係を構築するうえで重要です。実習では、患者さんや家族だけでなく、実習指導をしてくれる指導者や病棟スタッフへの接遇マナーにも十分気をつける必要があります。接遇の善し悪しは、自分ではなく相手が決めるものです。
- **接遇の基本**：「表情（笑顔）」「挨拶」「身だしなみ」「態度」「言葉づかい」は基本です。実際に鏡を見ながら練習し、家族や友だちに適切かどうかを確認してもらうとよいでしょう（図2）。
- **TPOに応じた挨拶**：時（Time）、所（Place）、場合（Occasion）に応じた挨拶ができるように準備しておきます。
  - **病棟の看護師長、看護師への挨拶**：自分の学年、氏名、受け持ち患者さんが決まっていれば患者名、実習の目的・方法・期間、自分の思いや考えなどをはっきりと伝えられるようにしておきます。
  - **患者さんへの挨拶**：自分の学年、氏名、実習期間

表2 健康チェック表（例）

月／日	体温(℃)		食事量 (全・半・欠)			睡眠時間 (時間)	症状の有無（具体的に）	備考
	朝	昼	朝	昼	夜			
(例) 9/15	36.5	37.1	欠	半	全	4	有・無（腹痛　　　　）	睡眠不足だった
/							有・無（　　　　　　）	
/							有・無（　　　　　　）	

接遇とは

接遇とは一般的に、もてなす（歓待する）ことや応接することで、サービス業や接客業に必要なスキル（身につけた能力、技能）の一つです。特に医療現場では患者さんやその家族との信頼関係を構築するうえで必要です。

対人関係では、最初に会ったときの第一印象が重要です。人の印象は、視覚的要素が55％、聴覚的要素が38％、その他が7％といわれています（メラビアンの法則*）。好感のもたれる清潔感のある身だしなみ、明るい笑顔という見た目の印象が、接遇には重要となります。

*メラビアンの法則：アメリカの心理学者アルバート・メラビアンが提唱した。

と時間、自分が行うこと、患者さんへの配慮や約束することなどを、きちんと伝えられるようにしておきます。

3 倫理的配慮

1) 看護を行ううえで守るべき看護倫理:「道徳」や「規範」

実習で患者さんにかかわるにあたり「人々の生きる権利、尊厳を保つ権利、敬意のこもった看護を受ける権利、平等な看護を受ける権利などの人権を尊重すること」(日本看護協会「看護者の倫理綱領」)をけっして忘れてはなりません。

実習前に、日本看護協会「看護者の倫理綱領」や「ナイチンゲール誓詞」を熟読し、日ごろの行動に反映できるようにしておきましょう。また看護の倫理原則についても確認し、実習場面で倫理的問題に気づける感性を養っておきましょう。

2) 個人情報の取り扱い

- **守秘義務**:保健師助産師看護師法第42条の2には「保健師、看護師又は准看護師は、正当な理由がなく、その業務上知り得た人の秘密を漏らしてはならない。保健師、看護師又は准看護師でなくなった後においても、同様とする」と規定されています。看護学生においても、患者さんに関する情報を厳重に管理しなければなりません。

- **個人情報の保護**:患者さんが特定されないように、記録物には患者さんの実名や年齢、施設名などは記載せず、「A病院B病棟のCさん、50歳代」などと記します。

- **情報漏洩の防止**:通学途中で実習記録を書いたり、友人と実習内容について会話することも情報漏洩の危険が高いため、行ってはいけません。

- **記録類の紛失防止**:患者さんの情報が書かれた記録物(メモ帳も含む)は穴を開けて必ずバインダー類に閉じ込む、メモ帳にはクリップ付きのストラップを使うなどして、落としたり、どこかに忘れたりしないように細心の注意をはらいます。

- **記録のコピー**:記録類を施設外のコンビニなどでコピーし、原稿を置き忘れるといった事故防止のため、施設外や学校外でのコピーは絶対にしないようにしましょう。カンファレンスなどでコピーをした資料やメモは、必ずシュレッダーにかけます。

- **電子媒体使用時の注意**:USBメモリやSDカードなどの電子媒体を使用する場合はロックをかけるなど、学校からの指示を守ります。

- SNS(フェイスブック、ツイッター、ラインなど)などへ

図2 接遇のポイント

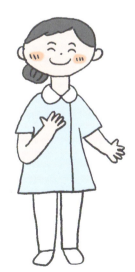

表情(笑顔)
- 心から相手を思う
- 顔や肩の力を抜いて自然な笑顔をつくる
- 笑顔を習慣づける

挨拶
- 「おはようございます」
- 「ありがとうございました」
- 「失礼します」
- 「すみませんでした」
- 「お疲れ様でした」
- 「お大事になさってください」
- 「お待たせしました」

身だしなみ
- ユニフォームを正しく着る(p.4、図1参照)

態度
- 相手の心に寄り添う姿勢で接する
- 相手の立場をつねに考える
- 相手の目をきちんと見る
- 背筋を伸ばし、姿勢を正しくする

言葉づかい
- 敬語を正しく使う
- 相手の年齢、考え方、理解度などに応じた言葉を使う
- 若者言葉や語尾が伸びる話し方はしない

の投稿の禁止：近年ではインターネット上に実習での出来事を掲載し、トラブルになるケースがあります。インターネットは不特定多数の人が閲覧するため、たとえ個人や施設を特定できない情報であっても、インターネット上への掲載・投稿は絶対にしてはいけません。
- SNS、ブログなどで問題となり得る例：①実習中の写真を投稿する、②実習に関する話題を投稿する、③実習中に撮影した動画を投稿する、④実習のことを話題にしている動画を投稿するなど。

3）患者さんを受け持たせていただく同意と説明（インフォームドコンセント）

患者さんを受け持つ実習では、学生が受け持つことを患者さん（もしくは家族）に説明し、同意を得る必要があります。各施設や学校の指定の書面に記されている内容（学生が受け持つ理由、受け持ちの期間や時間帯、学生が行うこと、安全の保障、個人情報の保護など）をよく理解したらサイン（押印）しておきましょう。また、患者さんにわかりやすく説明できるようにしておきます。

4）個人情報保護を遵守する誓約書

実習では患者さんの個人情報や実習施設に関する様々なことを知り得るため、事前に情報を漏えいしないことを誓約する必要があります。所定の誓約書があれば、内容をよく読んで理解し、サイン（押印）しておきます。

4 看護事故の防止対策と発生時の対応の確認

- 注意すべき場面：十分に注意していてもヒューマンエラーは起きます。看護事故の発生件数が多い場面には、①体位・姿勢の保持、②移動・清潔ケア、③環境整備などがあげられています。ケアの実施にあたり、十分な安全対策が必要であることを忘れないでください。
- ケアの実施：ケアはたとえ患者さんから頼まれても1人で行うことは厳禁です。指導者や担当教員の許可を得たうえで一緒に行います。
- 事前の準備：万が一に備えて、事故時の対応をマニュアルで確認しておきましょう。
- アクシデント（医療事故）・インシデント（ヒヤリハット）が起きたら：アクシデントやインシデントが起きてしまった場合は、その場を離れずに、ただちにナースコールを押して看護師を呼びましょう。そしてアクシデントやインシデントの詳細や状況、経緯を指導者や担当教員に報告し、原因は何だったのか、防ぐために何が必要だったのかなどを、きちんと振り返り、教訓にすることが大切です。
- 災害時の対応：実習期間中に火災や地震などの災害が起きた場合は、落ち着いて行動することが大切です。病院では、看護学生の人数を把握し、その安否確認を行いますので、くれぐれも勝手に帰宅することのないようにします。できる範囲で患者さんの避難など、病院の対応に協力しましょう。

5 事前学習

実習で必要となる知識は可能な限り調べ、看護技術も自信がもてるまで練習しておくことが大切です。実習は先手必勝です。

1）早期体験実習やテーマが設定されている実習

- 施設の概要を知る：実習する施設の概要をホームページなどで情報を得ましょう。
- 事前の下調べ：実習の目的・目標・方法から、知っておく必要のある事項を列挙し、事前にテキストなどで調べておきます。

2）患者さんを受け持つ実習

- 患者さんの情報がわかっている場合：受け持つ予定の患者さんに関する情報が事前にわかっている場合、患者さんの年齢に応じた発達課題や疾患の特徴（病態・検査・治療など）、その疾患にかかわる構造と機能、よくみられる症状とそのメカニズムと看護などについて必ず調べ、実習中いつでも確認できるようにしておくことが大切です。
- 患者さんの情報がない場合：受け持つ予定の患者さんに関する情報がない場合、その病棟に特徴的な疾患や治療・検査などを必ず調べて、どのような患者さんを受け持ってもよいようにしておきます。

- 看護技術の練習：実習前までに、学校で学んだ看護技術はすべて不安なく実施できるようになるまで、練習を積んでおきましょう。技術に不安をもっていると、患者さんに伝わり、人間関係を築くのが困難になります。また実習では援助の根拠も問われますので、きちんと言えるようにしておきます。
- 行動計画の立案：実習初日の予定を確認し、行動計画（一日の目標と行動計画）を立案します。
- 実習のシミュレーション：実習前までに本書を一読しておくと、困ったとき、どこを見ればよいかがわかります。また、DVD教材（「患者さんと心がつながる看護学生の臨地実習ナビゲーション」本江朝美監修、アローウィン、2015など）を利用すると、映像から実習をイメージすることができます。

6 実習前に確実にマスターしておきたいスキル：感染予防

1）手指衛生
- 目的：手指に付着した汚れや細菌を除去し、患者さんなどへの手指を介した交差感染を予防します。
- 実施：WHOのガイドラインに示す5つのタイミング（図3）で実施します。

2）個人防護具（PPE）の装着
- 目的：個人防護具（personal protective equipment：PPE）は、血液や体液から皮膚・眼・鼻・粘膜・着衣を保護するためのものであり、スタンダードプリコーション（p.11「マメ知識」参照）の実践に必要不可欠です。患者さんだけではなく、看護者

図3　手指衛生の5つのタイミング

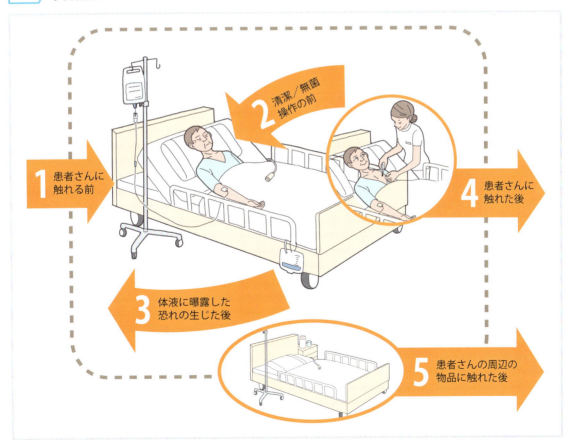

World Health Organization：WHO guidelines on hand hygiene in health care［医療ケアにおける手指衛生に関するWHOガイドライン2009］、2009：123．http://whqlibdoc.who.int/publications/2009/9789241597906_eng.pdf［アクセス日：2019年8月30日］を参考に作成

を感染から守る意義があります。
- **種類**：個人防護具には、帽子、手袋、マスク、エプロン、ガウン、ゴーグル、フェイスシールドなどがあります。マスクのつけ方やガウン（ディスポーザブル）の外し方などは事前に確認しておきましょう（図4）。
- **装着するとき**：個人防護具を装着するときは、必ず手洗いや手指消毒を行います（表3）。
- **外すとき**：個人防護具を外すときは、周囲への汚染が拡大しないよう汚染面に触れずに外し、手洗い・手指消毒をします。

図4　マスクのつけ方

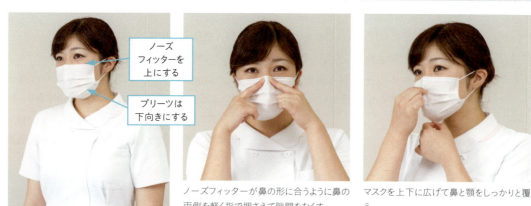

ノーズフィッターを上にする
プリーツは下向きにする
ノーズフィッターが鼻の形に合うように鼻の両側を軽く指で押さえて隙間をなくす。
マスクを上下に広げて鼻と顎をしっかりと覆う。

表3　手洗いの手順

① 必要物品を準備する（液体石けん、ペーパータオルなど）。
② 時計、指輪などを外し、流水で手を濡らし、手に液体石けんを適量取る。
③ 手掌、手の甲をこすり洗いする（以下、すべて両手とも行う）。
④ 指の間を洗う。
⑤ 指の背部を反対の手掌でこすり洗いする。
⑥ 親指の周囲を洗う。
⑦ 指先と爪を反対の手掌でこすり洗いする。
⑧ 手首の上のほうまでよく洗う。
⑨ 流水で石けんを流し、ペーパータオルで拭いて乾燥させる。
⑩ ⑨で使用したペーパータオルを使い（または肘などで）蛇口を締める。

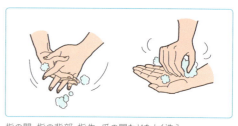

指の間、指の背部、指先、爪の間などをよく洗う。

■ 速乾性手指消毒薬を使う場合
① 手に消毒薬約3mL（ポンプを一度押しきった量）を取る。
② 手洗いと同じ手順で手全体に擦り込む。
③ 消毒薬が乾くまでよく擦り込む。

マメ知識 スタンダードプリコーションとは

スタンダードプリコーション（標準予防策）は、米国疾病管理予防センター（Centers for Disease Control and Prevention：CDC）によって「すべての患者の汗を除く血液、体液、分泌物、排泄物、傷のある患者の皮膚、粘膜は伝播しうる病原体を含んでいるかもしれないとみなして取り扱う」と定義されています。

スタンダードプリコーションの基本方針として、①適切な手洗い、②湿性生体物質（血液、体液、分泌物、排泄物、皮膚・粘膜）に対する接触の予防、③針刺し事故の防止などがあげられます。

【実習前の準備】

実習前日の確認

1 事前学習の確認

事前学習をすべて終わらせたか、ひととおり確認します。

実習初日の行動計画の記録を書き、確認し、翌日に備えます（記録例はp.195参照）。

2 持参物のチェック

- 前日のうちに忘れ物がないように持参物をカバンに用意しておきます（例：実習要項、記録物、ユニフォーム、靴、靴下、名札、髪留め、聴診器、メモ帳、筆記具など）。
- メモ帳は、簡単に外れるものは避け、ノート状になっているものにします。
- 実習施設までの交通経路を調べ、何時に起床すればよいかを計算し、目覚まし時計などをセットします。
- 前日は早めに床につき、睡眠を十分にとるようにしましょう。

3 実習当日の朝の注意事項

- 健康チェック：朝起きたら体温を測定し、健康状態をチェックしましょう。
- 発熱や下痢などの体調不良で欠席する場合：実習を休むと受け持ち患者さんに迷惑をかけ、単位取得にも影響しかねませんが、無理をせず必ず教員に状態を報告・相談のうえ、受診しましょう（診断書が必要です）。感染性疾患の場合は速やかに教員や実習場に連絡してください。
- 朝食と排便：欠食は脳がエネルギー不足となり、集中力、記憶力を低下させます。必ず朝食を摂り、排便をすませてから家を出るようにしましょう。
- 交通機関の運行情報：使用する交通経路に遅延や運転見合わせがないかを確認し、余裕をもって自宅を出ましょう。
- やむを得ず遅刻になりそうなとき：慌てずに学校から指示された方法で教員や実習場に連絡をしましょう。遅刻の原因が交通機関の遅延などによる場合は遅延証明書などを受け取っておきましょう。

よくある困ったQ&A

Q　担当教員（指導者）が怖い…

オリエンテーションで紹介された担当教員は、私が一番苦手な怖くて厳しい先生です。お先真っ暗で、実習がうまくいくとはとても思えません。どうしたらよいでしょうか？

**A　実習は担当教員や指導者で決まるわけではありません。
あなたが患者さんにどう向き合い看護しようとしているかで決まってきます。**

　実習が始まるまで不安かもしれませんが、まずは患者さんと向き合う気持ちをもって、今できる課題に一つずつ着手することから始めてみてください。あなたの実習に向かう姿勢次第で、担当教員や指導者は怖い存在ではなくなり、力強いよき理解者へと変わることでしょう。

　実習では単位を取得するために担当教員や指導者から評価されますが、あなたの看護の評価は、患者さんから受けるものです。担当教員や指導者を怖がるよりも、患者さんに評価してもらえるように専念しましょう。

Q　実習先がとても遠い…

実習先は自宅から片道2時間以上もかかる病院です。近い病院に決まった友人を見ると不公平感を感じます。学校は学生の希望を聞いてくれないのでしょうか？

**A　通常配慮されないのが実状だと思います。
通学時間の有効活用を考えましょう。**

　遠い実習先では、心身の負担が増えます。実習先の選定をする際に希望が配慮されればよいのですが、さまざまな実習場所で学ぶことにメリットが大きいため、通常配慮されないのが実状だと思います。

　すでに決まってしまったことですから、むしろ2時間の通学時間の有効活用を考えたらどうでしょうか。実習では緊張が続きますので、この2時間でクールダウンさせながら実習を振り返ることもできます。焦りで見失いそうなことも見えてきて、自宅での記録もスムースに運ぶはずです。

　また、自宅で過ごす時間が短くなりますが、その分、効率的な時間の使い方を考えましょう。集中力をアップさせると、きっと明日への活力も高まることでしょう。

8:30
一日の行動計画を調整する場面

① 行動計画を発表する時間と方法 ……… P18
② 実習目標 ……………………………………… P18
③ 行動計画 ……………………………………… P18
④ 指導者への質問のしかたや助言の受け方が理解できなかったときの対応 ……… P19
⑤ 行動計画の実行 …………………………… P20

何をするの?

- この場面では、自分の一日の行動計画を発表し、患者さんの病状やスケジュールと照らし合わせて立てた計画が妥当かどうか、また実施方法が具体的で実施可能かどうか、さらに実施時に誰が指導についてくれるかなどについて、臨地実習指導者(指導者)または担当教員から助言をもらいます。場合によっては計画の修正や変更が必要となります。

なぜするの?(目的)

- 患者さん中心の実習ができ、多くの学びが得られるようにするためです。
- 臨床側は、患者さんの看護を保証する責任があるなかで、看護学生を育てる使命感ももっています。そのため学生が患者さんによりよいケアを提供できるようにするためです。
- 学生は学ぶ立場にあり、自己判断や無断行動は許されません。必ず臨床側から助言と許可を得る必要があるからです。

NavigationPoint
ナビゲーションポイント

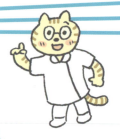

挨拶・コミュニケーション

実習場への入室
- 病棟（実習場）へは5～10分前までに到着するようにする。

自己紹介と挨拶
- 指導者や病棟スタッフに挨拶する。
- 受け持ち患者さんが決まっていれば、挨拶時に患者氏名も伝える。

行動計画を発表する時間と方法
- いつ、どのタイミングで、誰に、どのように行動計画を発表するかを確認しておく。

行動計画発表前に得ておきたい情報

病棟業務に関する情報
- 今日の指導者と受け持ち患者さんの部屋持ち看護師（受け持ち看護師）は誰か？
- 今日の病棟業務の予定は？（例：回診、リネン交換日、入浴日など）

患者さんに関する情報
- 夜間帯の患者さんの状態
- 今日の検査や処置などの予定

グループ行動に関する情報
- 今日のカンファレンスの司会者・時間・場所・内容・資料など

一日の行動計画の発表と調整

行動目標
- 行動目標は自分を主語にして表現する。
- 実習目標や自分の課題を達成するための行動目標をあげる。

行動計画
- 具体的な方法（いつ、どこで、誰と、どのように、何を）を示す。
- 実施するケアの根拠や留意点を示す。特に前日の評価を踏まえて計画する。
- 患者さんにとっての成果を明確にする。

行動計画の修正
- 修正が必要になった場合は、指導者や教員から助言を受けながら適切な時間や方法に調整し、行動計画の記録を修正する。

倫理的配慮
- 行動計画の発表や調整は必ずナース（スタッフ）ステーション内で行う。

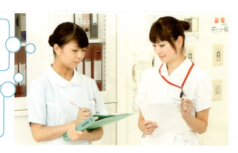

【一日の行動計画を調整する】
挨拶・コミュニケーション

1 実習場への入室

初めて実習場に入るときは、とても緊張するものですが、次のような点を押さえておきましょう。

- **入室時間**：実習開始の少なくとも5〜10分前に病棟（実習場）へ到着します。
- **入室時の挨拶**：「おはようございます。○○学校の学生です。失礼いたします」とはっきりと挨拶をし、ナースステーションに入りましょう。
- **手洗い**：まず手洗いをし、荷物を指示された場所に置きましょう。

先生ナビ
　常に忙しい臨床現場では、緊張している学生への配慮を期待することはできません。
　挨拶をして、もし看護師たちから返事が返ってこなくても、落ち込む必要はありません。冷たくしているわけでも学生に関心がないわけでもなく、仕事に専念しているからととらえましょう。

2 自己紹介と挨拶

病棟に入ると実習を担当する指導者が学生にオリエンテーションをしてくれます。そのときに病棟スタッフなどへの挨拶の機会を設けてもらうようにしましょう。

- **リーダーの挨拶**：グループの代表として、学校名と学年、実習期間と実習時間、実習名と目標、実習学生数、できれば心がまえや意気込みも伝えます。
- **メンバーの挨拶**：氏名を名乗り、受け持ち患者さんが決まっている場合は患者氏名を伝えます。

先生ナビ
　食事と睡眠を十分とって体調を整えて実習に臨みましょう。
　だらだらとした、生気のない姿勢と態度では、実習場では受け入れてもらえません。
「しゃんとした姿勢」「きびきびした態度」「いきいきとした表情」「きりっとした目」「ハキハキとした挨拶」に努めてください。

3 指導者や看護師とのコミュニケーション

指導者や病棟の看護師は、学生が実習するにあたり、患者さんへの看護について示唆を与えてくれたり、一緒に行ってくれたりする頼りになる存在です。しかし、患者さんの看護の責任を担っているため、患者さんに少しでも不利益になることは決して許されません。

学生はインシデントやアクシデントを起こさぬように最善の注意を払い、①学生が実施することは必ず許可を得る、②看護の実施は必ず看護師か教員と行う、③自己判断しない、④わからないことはわからないと言う、⑤患者さんから得た情報はすべて報告することなどを厳守することが大切です。常に挨拶を忘れず、コミュニケーションを積極的にはかっていきましょう。

4 報告・連絡・相談（ほうれんそう）のしかた

- **「ほうれんそう」とは**：報告・連絡・相談を略して「報・連・相（ほうれんそう）」と呼ばれます。マナーであるとともに、医療事故を防ぐ重要な意味をもっています。
- **「ほうれんそう」のタイミングと方法**：対象（患者さん、家族、看護師、医師、学生、担当教員など）、内容（患者さんの状態のこと、実施するケアのこと、学生の個人的なことなど）、緊急度（ただちにか、後でよいのか、帰りのときでよいのか、学内に戻ってからでよいのかなど）によって、タイミングや方法が異なります（表1）。
- **注意点**：よいことだけでなく、ミスについても「ほうれんそう」を行いましょう。たずねられてからするのではなく、自ら進んで行いましょう。

表1　報告・連絡・相談（ほうれんそう）のしかた

	タイミング	方法	注意点
報告	●検温の結果や、物品の準備・片づけなど指示されたことが終わったとき ●行動計画で予定していた時間や方法に不安や疑問を抱いたとき、よりよい方法を考えついたとき、変更や中止が必要となったとき ●患者さんの病状が変わったり、検査が新たに入ったりなどして新しい情報が入ったとき ●ミスをしたとき ●経過が長く、中間報告が必要なとき ●心身の不調を感じたとき	[口頭]（緊急の場合） ●誰の何に関する報告かを伝える ●簡潔に結論から伝える ●その結論に至った経過や状況（原因）を事実のまま伝える ●意見や感想などを求められたら「私の意見は○○です」と個人的なものであることをはっきりさせて述べる ●検温での測定値はメモ帳に記載し、そのメモ帳を見ながら正確に伝える [記述] ●時間や数量、測定値などを確実に伝えるには記述した文書（メモ）を渡して伝える	●まず相手が報告を受けられる状況かどうかを確認してから報告する ●緊急の場合は、その旨を伝える ●緊急でない場合は、いつ報告すればよいか、約束をとる
連絡	●遅刻や早退をするとき ●朝の行動計画の発表やカンファレンスのとき ●休憩に入るとき、休憩から戻ってきたとき ●予定時間が迫っているとき ●実習を終えて帰るとき 注：時間を逸しない	●遅刻や欠席の場合は必ず電話連絡をする。メールでの連絡は見るのが遅れる可能性があるため避ける。親に頼まず自分でする ●簡単なことは口頭で素早くすませる ●重要なこと、複雑なこと、数字が入るもの、書式があるものは文書で連絡する ●5W1H（p.176参照）で的確に連絡する	●重要なことは、確実に伝わったかどうかのフィードバックをもらうとよい（例：連絡を受けた最後の人が最初の人に戻す、または最初の人が最後の人に伝わったかを確認するなど）
相談	●問題や悩みを抱え、解決のめどが立たないとき ●不安や焦燥感など、感情コントロールがつかないとき ●体調に関する悩みがあるとき	●相談する相手を適切に選ぶ ●相談（おおよその内容と緊急性）があることを伝え、相談の場所や時間を決める ●何を相談したいのか、自分なりに明確にしてから相談する ●必要であれば資料も用意する	●一人で考えこまないで早めに相談する

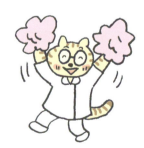

【一日の行動計画を調整する】
行動計画発表前に得ておきたい情報

1 病棟業務に関する情報

- **指導者や受け持ち看護師の確認**：日によって指導者が異なる場合があります。今日の指導者は誰か、受け持ち患者さんの部屋持ち看護師（受け持ち看護師）は誰かを、その日の役割分担表（受け持ち担当表）などで確認します。
- **病棟業務の週間予定の確認**：回診、リネン交換日、入浴日などは必ずチェックし、自分の行動計画に反映させます。

2 患者さんに関する情報

- **患者さんの情報**：勤務交替者間の申し送りや、医師や看護師による記録（電子カルテなど）、患者さんの病室への訪問などから情報を得ます。
- **行動計画の調整前に得ておきたい情報**：患者さんの昨日や夜間帯の様子のほか、今日の治療・診察、検査、病棟で計画されている患者さんの予定を確認しましょう。

- **入院患者の一日の生活スケジュール**：検温の時間、食事の時間、面会の時間なども確認しておきましょう。

先生ナビ
質問することは恥ずかしいことではありません。学生はわからなくてあたりまえですから、積極的に質問しましょう。

3 グループ行動に関する情報

患者を受け持つ実習は個々の行動計画に基づいて実施しますが、グループで見学やオリエンテーション、カンファレンスなどを実施することもあります。

カンファレンスをする場合は、学生間で司会者や時間・場所・テーマを決めておき、リーダーが行動計画を発表するときには代表して指導者と調整するとよいでしょう。配布資料があれば、指導者などの参加者には事前に渡しておきましょう（p.179参照）。コピーが必要な場合はどこでコピーをするか確認し、終わった後、原本をコピー機に忘れないように注意します。

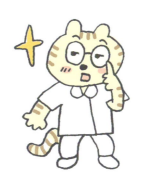

【一日の行動計画を調整する】

行動計画の発表と調整

一日の行動計画は、患者さんの状態に合った実施可能なもので、日々のつながりや積み重ねを大切にしたものにしましょう。

1 行動計画を発表する時間と方法

- **発表する時間**：行動計画を発表する時間は、病棟によって異なりますが、夜勤者から日勤者への引き継ぎ（申し送り）があるときは、その後に引き続き行う場合が多いです。事前に、いつ、どのタイミングで、誰に、どのように行動計画を発表するかを指導者に確認するとよいでしょう。学校によっては、担当教員の指導を受けてから指導者に発表するところもあります。
- **発表する場所**：行動計画の発表は、ナースステーションまたはカンファレンスルームなど、患者さんや家族などの他者がいない場所で行います。
- **発表する方法**：多くは、学生が一人ずつ自分が書いてきた行動計画の記録を示しながら、その内容を発表し、その後、助言を受けます。患者さんの病態や具体的なケア方法がわからなかった場合は、このときに相談しましょう。

先生ナビ
行動計画を発表する時間に、指導者がナースステーションにいない場合があります。患者さんの病室に行っていることが多いため、病棟スタッフの役割分担表（受け持ち担当表）で確認しましょう。

2 実習目標

"自分の今日の実習目標"であるため「私」を主語にして表現します。しかし、患者さんの理解が深まってきたら、患者さんを主語にした"患者さんの目標"にしていくとよいでしょう。また、実習全体の目標や前日に気づいた課題などから今日の実習目標をあげましょう。

実習目標は、具体的な行動レベルで表現すると評価がしやすくなります。

3 行動計画

行動計画では具体的な方法（いつ、どこで、誰と、どのように、何を用いて）を示します。具体的な計画の立て方を図1に示します（記録例はp.195「毎日の実習における行動計画の記録例」参照）。

- **事前の確認**：患者さんの、①病態や病状、②治療や検査の予定、③日常生活行動の範囲、④セルフケア能力（自分で何をどこまでできるか）、⑤希望や意向、⑥病棟の週間予定などを確認しておきます。さらに、前日の実施と評価を次の行動計画にどのように活かすかを考えることが、看護過程のステップを進めていくうえで、とても大切になります。
- **ケアの根拠の確認**：なぜそのケアを実施するのか、どんなことに注意するのかといったケアの根拠や留意点を正確に説明できるようにしておきましょう。調べたことはいつでも確認できるようにしておきます。患者さんの病態や検査データ、健康時の生活習慣や価値観、訴えやニーズ、医師の治療方針などは、ケアの根拠を考える際に重要な情報になります。
- **成果の明確化**：さらに「このケアの実施によって、患者さんが○○になるようにしたいと考えています」というように、患者さんにとっての成果も明確にしておきましょう。
- **行動計画の発表**：行動計画の発表のときには「△△さんを受け持たせていただいている○○です。今日の行動計画を発表させていただきます」と、自分の氏名と受け持ち患者さんの氏名（フルネーム）を伝えてから発表しましょう。また、「昨日の○○について△△と評価したので、今日は□□を計画しました」というように、ケアの根拠を必ず言えるようにしておきます。これが言えなければ実施できないと思って間違いないです。

図1　具体的な行動計画の立て方

1. 患者さんの状態（病態や症状、願いや思いなど）や治療方針などを確認し、根拠を明確にしたうえで必要なケアを考える。

2. そのケアはなぜ必要なのか、患者さんにどうなってもらいたいのかを考え、目標をあげる。

3. ケアの実施にあたり、患者さんの考えや希望、セルフケアの程度（できること・できないこと）、患者さんへのケアで患者さんに負担や危険がないかを検討する。→検討によりケアを行う場所や方法、観察点、留意点などにつなげる。

4. ケアの一連の流れ（始めから最後まで）をイメージし、手順を書いてみる。一般的なケアの手順を参考にしたり、実際に必要物品をそろえてシミュレーションしたりするとよい。その際、一つひとつの行為の根拠や留意点、観察点を明らかにしていく。

5. その患者さんならではの目標を達成させるため、患者さんの個別性を反映させた計画になるように工夫を加える。

6. 最後に、自分以外の人が仕上がった「行動計画書」を見て自分と同じようにケアができるか（具体的か）という視点でチェックする。

前日の実施と評価から、どのようなケアが必要か考える。

4　指導者への質問のしかたや助言の受け方が理解できなかったときの対応

1）指導者への質問のしかた

指導者に「こんなこともわからないの?」と言われるのが怖くて質問できないことがあるかもしれません。しかし、学生に厳しく言ってくれることは「ここは一番大切なところだよ!　しっかり勉強するんだよ!」という思いがあるからです。ためらわずに積極的に質問しましょう。

質問するタイミングは、朝の行動計画の発表やケアの報告のときがよいでしょう。その際、自分で調べられることは調べたうえで、「ここまで調べましたが、○○についてはわかりませんでした。教えてください」と自分がどこまで理解し、何に困っているかを伝えるようにすることが大切です。

2）指導者からの質問や助言の受け方

指導者は学生に質問をします。それは学生の足りない知識や思考過程を導こうとしてくれているからです。もし質問にうまく答えられなくても、考えていること・気づいたことを自分の言葉で伝えられるように努力してみてください。

また、指導者の助言の中には、ケアのヒントがたくさん詰まっています。もし、よく理解できなかったときは、はっきりと「よくわかりませんでした。もう一度教えていただけますか」と伝えましょう。また「……ということでしょうか?」と自分の理解に間違いがないかを確認することも大切です。

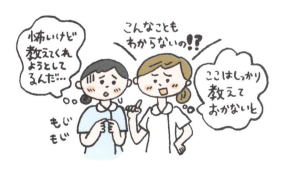

3）課題を出されたときの対応

　学生の学習を促進させるため、課題の出ることがあります。その場合は、いつまでに行えるかを伝え、行った後、必ず報告し、内容を見てもらうようにしましょう。新しい発見があるだけでなく、指導者や担当教員との信頼関係にもつながります。

　「なぜ課題を出されたのかがわからない」「睡眠時間がとれなくなるほど課題が多い」といった場合は、担当教員に相談しましょう。

5　行動計画の実行

　行動計画の調整で決めたことは、きちんと実行しましょう。万が一実施できなくなったときや困ったときは、すみやかに指導者または担当教員に相談しましょう。

　また、指導者に了解を得ていないことはけっして自己判断で実施してはいけません。

My note

よくある困ったQ&A

Q 指導者が出て行ったまま戻ってこない

指導者が「ちょっと待ってて」とナースステーションを出て行ったまま戻ってこないときは、どうしたらよいでしょうか？

A 「待っているように」とのことなので、ナースステーションで待ちましょう。

指導者はけっして忘れて戻ってこないわけではありません。看護学生のことを気にしているはずです。その場でできること、例えばもう一度自分の計画を見なおしたり、カルテを見たり、看護師の動きを観察したりして待ちましょう。ナースステーション内の掲示物や機材、書物などから学ぶことも多いはずです。ただし、指導者が戻ってこないために、他の約束ごとや予定にまで影響が出るときには、どちらの優先順位が高いかを考え、優先順位が高いと思われるほうに必ず連絡をとってください。また、実習にかかわってくれている病棟責任者（看護師長）や他の指導者、もしくはその日のリーダーなどに、必ず現状を伝えて、自分が何に困っているかを相談することも大切です。

Q 指導者に自分の考えを否定された

自分が立てたケア計画を、指導者に真っ向から否定されてしまいました。どうしたらよいでしょうか？

A すべてを否定されたとは思わず、指導者は何か大切なことを自分に伝えたいと思っているのではないかと考えましょう。

指導者があなたに伝えたいと思っていることや指導者の考えに、冷静に目を向けてみましょう。また、あなた自身の考えに不備はないか、再度考えなおしてみましょう。

すべてを否定されたと思い、ショックを受けたかもしれませんが、指導者の言い方などに感情的に反応して「怖い」「意地悪だ」と思う前に、物事の本質をとらえる目を養いましょう。指導者の助言に納得できない場合は、率直にたずねてみることです。気づきのヒントを与えてくれるでしょう。

Q 患者さんの容態が急変して計画を実行できなくなった

患者さんの容態が急変して、自分が計画していたケアができなくなってしまいました。どうすればよいでしょうか？

A あわてず、指導者に相談し、行動計画を修正していきましょう。

患者さんの急変にさぞ動揺してしまったことでしょう。しかし、急変の原因は何だったのか、今の状態はどうなっているのかについて冷静に考えてみましょう。もしわからなければ、積極的に指導者に質問してみてください。

次に、日々のケアでこれからどのようなことに注意すべきかを列挙してみると、自ずと行動計画をどのように修正すればよいかが見えてくるでしょう。指導者に相談しながら行動計画を修正していきましょう。

My note

9：30
環境を整えることへのケア場面

① 病床の環境整備 ……………………………… P31
② ベッドメーキング ……………………………… P34
③ 就床患者のシーツ交換 ………………………… P37

何をするの？

●この場面では、一日の始まりである朝の環境整備を行います。シーツなどのリネンを清潔にし、ベッド周囲を整理、整頓、清掃します。
●この場面で大切な点は、患者さん自身が自分の環境をどの程度安全に保持することができるかを見きわめ、不十分な部分を補うことです。
●自分の目で、実際に患者さんの状態を確認します。そして、今日一日の過ごし方を患者さんと調整しましょう。

なぜするの？（目的）

●患者さんにとって生活の場であり、治療の場であるベッド周囲の環境を、危険がなく（安全性）、気持ちよく（安楽性）、自分で自分のことができ（自立性）、自分らしい（個別性）生活ができるようにするためです。

ナビゲーションポイント

NavigationPoint

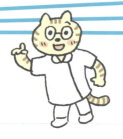

ケアリング

訪問時の自己紹介
- 自分の名前を伝え、一日受け持たせていただくことの挨拶をする。

「自分が感じたこと・気づいたこと」を大切にすること
- 入室時の患者さんの状態に見合った声かけをする。

一日の始まりとしての配慮
- 環境整備を行うことを患者さんに説明し、同意を得る。
- 便意・尿意の有無を確認する。
- 患者さんから得た情報は忘れずにいかす。
- 患者さんのベッドや私物の扱いに注意する。
- 安全面に特に注意する。
- 一日の過ごし方を、患者さんと確認し合う。

アセスメント

夜間帯と現在の状態の把握
- 記録物や申し送りなどから、状態を把握する。
- 訪室して現在の状態を確認する。異常などはすみやかに指導者に報告する。

環境整備実施のポイント
①安全性
- 危険物、不衛生な物、物品の破損・異常の有無
- 物の適切な設置(ベッドのストッパー、ベッド柵の確認)
- 空気が清浄であるか、室温、湿度、気流、光・明るさ、色彩、音、臭気

②安楽性
- 患者さんの五感に心地よい環境か?
- 動きや姿勢・体位に無理はないか?

③自立性
- セルフケア能力
- 認知機能(危険予知、危険覚知)、運動機能(対処行動)
- コミュニケーション機能

④個別性
- 患者さんの好みや入院前の生活習慣

ケア技術

病床の環境整備
- 実施前後に室温を調整し、換気をする。
- ベッド上のほこりや落屑を取り除き、シーツのしわをとる。
- 物の整理整頓をし、ごみを捨てる。
- ベッドを患者さんの起居動作に合った高さにする。
- 物を患者さんが使いやすい位置に配置し、ナースコールを患者さんの手が届く位置に置く。
- 患者さんのベッドや私物に触れる際には必ず了解を得る。

ベッドメーキング
- 崩れにくく、しわのないベッドメーキングを行う。

就床患者のシーツ交換
- 患者さんが寒くないよう配慮する。
- 汚れたシーツと清潔なシーツを適切に扱う。
- 体位変換を行う。
- ベッド上の落屑やほこりを除去する。

【環境を整えることへのケア】

ケアの目的

1 環境整備とは

- **環境とは**：人を取りまくすべてのものであり、看護における基本概念の一つです。
- **環境の2つの側面**：ホメオスタシスなどの内部環境と自然的（物理・化学的、生物学的）、社会的（文化的、経済的）な外部環境の2つの側面があります。
- **環境整備とは**：「朝の環境整備」などという場合、特に外部環境を整えることを意味します。

2 環境整備の意義

人間は、環境と相互に影響を及ぼしながら生活をしています。看護において、この環境の概念を明確化し、環境整備の重要性をいち早く説いたのは、フローレンス・ナイチンゲールです。ナイチンゲールは代表的な著作である『看護覚え書』（1860年）で、患者の生命力を促進し健康を回復させるのに必要なものとして"清潔な空気や水、適切な食事"をあげ、そして"暖かさや身体の清潔"といった環境的要因を整備することで、さらに生命力を増すと述べています。

つまり、呼吸や食事、清潔、体温調節、動きと休息といった生活行為を繰り返している人間を取り囲む環境的問題を解決することは、患者さんの生命力を発揮させるという重要な意義があります。

3 環境整備のケアの目的

- **患者さんにとってのベッド**：生活の場であり、治療を受ける場です。患者さんはベッドで一日の大半を過ごすことになります。
- **環境整備の目的**：危険がなく（安全性）、気持ちよく（安楽性）、自分で自分のことができ（自立性）、自分らしい（個別性）生活ができるようにします（表1）。

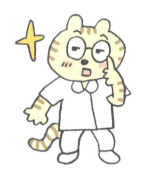

表1　環境整備を行う目的

①安全性	患者さんにとって安全な環境であること
②安楽性	患者さんにとって心地よい環境であること
③自立性	患者さんが自立的に療養生活が送れる環境であること
④個別性	患者さんの好みや習慣がいかされた環境であること

【環境を整えることへのケア】

ケアリング

1 訪問時の自己紹介

訪問時に「本日、Aさんを受け持たせていただきます学生の○○です。入ってよろしいでしょうか？ どうぞよろしくお願いします」と自分の氏名を伝えて挨拶し、自分の責任の所在を明確にして、患者さんに受け持ちの了解を得ます（図1）。

2 「自分が感じたこと・気づいたこと」を大切にすること

「自分が感じたこと・気づいたこと」からコミュニケーションを始めます。

- **患者さんへの挨拶**：朝の環境整備は、一日の実習のなかで初めて病室を訪問する場面です。患者さんに一日を気持ちよく安心して過ごしてもらうために、笑顔で挨拶しましょう。
- **訪問時の第一声の大切さ**：学生の最初の言葉は、患者さんにその学生がどの程度自分に関心をもっているかを感じさせます。入室時の患者さんの姿勢や体位、表情などから、今、患者さんはどのような状態なのかをすばやく察知し、患者さんの状態に見合った声かけをすることが大切です（図2）。
- **リラックスのすすめ**：学生が緊張していると患者さんに伝わります。訪問時には、ドアの外でゆっくり一呼吸し、気持ちをリラックスさせてから入室しましょう。

先生ナビ

患者さんに不安や苦痛様の顔貌や体勢が認められたら、静かなトーン、落ち着いた表情で「痛むのですか？」「何か不安なことがあるのですか？」と率直に確認します。

特に問題なさそうであれば、明るく爽やかなトーン、笑顔で挨拶しましょう。

患者さんがカーテンを閉めきっていたら、「どうしましたか？ カーテンを開けてよいですか？」と声をかけて確認したうえでカーテンを開け、患者さんが日光を浴び、人と接することができる環境に整えていきます。

図1 初めて会う患者さんとのコミュニケーションのとり方

まず始めに
1. ノックをして入室する。
2. 自分の氏名を名乗る。
3. 相手（患者さん）の氏名を呼んで確認する。
4. 自分が訪室した目的（コミュニケーションをとりたい、など）を患者さんに伝える。
5. 患者さんに、今は話をしてもよい状態か、排泄などをがまんしていないかなどを確認する。

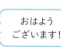

おはようございます！

了解が得られたら

6. 患者さんとの距離を45〜120cm（アメリカの文化人類学者ホール, E.T.の近接理論でいう「個体距離*」）程度まで近づく。
7. 椅子に座り（患者さんの椅子であれば了解を得る）、目線の高さを合わせて、聴く姿勢をとる。
8. 場合により、患者さんにやさしく触れる。

注意点：途中、苦痛顔貌や落ち着きのなさなどの変化を察知した場合は、自分の目的（要件）より、患者さんの状態を優先し、すみやかに対応する。

*個体距離：親しく相手の表情が見てとれる距離。他に密接距離（0〜45cm）、社会距離（120〜350cm）、公共距離（350cm〜）がある。

> 図2　患者さんの状態に合わせた声の調子、言葉での声かけ

患者さんの状態がよいとき

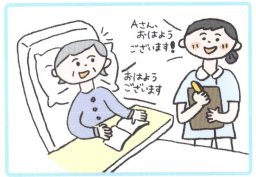

患者さんの状態が悪そうなとき

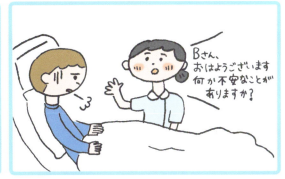

3　一日の始まりとしての配慮

- **患者さんの同意**：環境整備を行うこととその所要時間や方法について、患者さんに説明し、同意を得ます。
- **採光**：カーテンを開けるなどして病室に十分な採光をすることは、患者さんの生活リズムを整えることに役立ちます。
- **排泄の確認**：ケア前には必ず「トイレは大丈夫ですか?」と便意・尿意の有無を確認しましょう。
- **患者さんの希望**：患者さんは、学生が今の自分の状態をどの程度把握し、注意してくれるのかを心配しています。患者さんの状態や希望を十分聴いたうえで、それをふまえた方法や注意点を提案し、ケアを工夫していきましょう。
- **患者さんの情報**：患者さんから得た苦痛、気がかりなこと、症状などについての情報はけっして忘れず、ケアする際に配慮しましょう。このことは患者さんとの信頼関係を築くうえでとても重要です。
- **プライバシーへの配慮**：ベッドや床頭台、オーバーテーブルなどは患者さんのテリトリー(侵されたくない空間)です。物に触れたり、移動させたりするときは、必ず患者さんに意図を説明し、同意を得ます。プライバシーの侵害にならないようにします。
- **安全面への配慮**：環境整備の援助は、患者さんが自分で安全な環境を保持できず、他者に依存しなければならなくなっているために行うものです。安全面には特に注意しましょう。
- **患者さんとのコミュニケーション**：患者さんの思いや考え・生活についての理解を深めます。この朝の場面で、一日の過ごし方を患者さんと確認し合います。特に今日の治療や検査の予定やケアの計画が、患者さんの状態や意向に添って進められるように調整します。例えば、患者さんが眩暈(めまい)を強く訴えていますが、指導者の判断でケアを行う場合は「わかりました。めまいが強いのですね。それでは、シーツを交換するのに一時的に横向きになりますが、めまいが強く出ないようにできるだけゆっくりと行います。もし具合が悪くなったらすぐに言ってください」と説明を加えると、患者さんが安心します。
- **ケアなどの修正が生じた場合**：すみやかに臨地実習指導者(指導者)に報告し、相談しましょう。

【環境を整えることへのケア】

アセスメント

1 夜間帯と現在の状態の把握

- **記録物・申し送り**：朝、病室を訪問する前に、カルテなどの記録物や夜勤者から日勤者への申し送りから、患者さんの夜間から朝方の状態に関する情報を得ます。
- **患者さんの観察**：訪室し、患者さんの現在の状態を直接観察します。患者さんから苦痛や不安などの訴えがあったり、何らかの異常が観察された場合は、すみやかに指導者に報告します。

2 環境整備実施のポイント

生活の場であり、治療を受ける場である患者さんのベッド上とベッド周囲の整備の援助を行うために、前に述べた4つの目的、①安全性、②安楽性、③自立性、④個別性（表1参照）がどの程度満たされているかについて情報を収集し、アセスメントします（図3）。

1）安全性の確認

- **危険物、不衛生な物、物品の破損・異常**がないか確認します。
  - 危険物（医療機材、ハサミやナイフなど）は置いていないか？
  - リネン類に汚染やしわがないか？（足元のシーツにゆとりがないと患者さんの動きを妨げ、尖足の原因になります。リネンのしわや汚れは褥瘡の原因になりますので、注意しましょう）
  - ベッドやテーブルに汚れやほこりがないか？
- **物の設置**が適切か確認します。

図3 環境整備時のチェックポイント

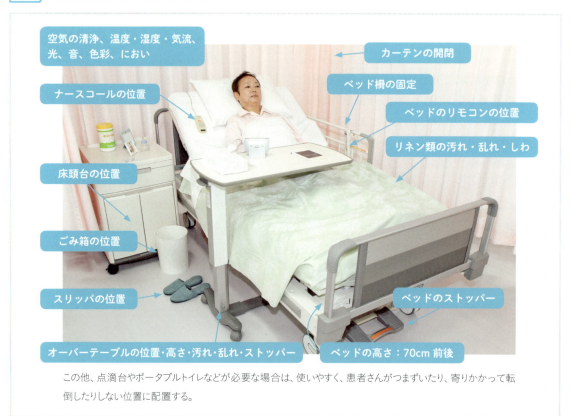

この他、点滴台やポータブルトイレなどが必要な場合は、使いやすく、患者さんがつまずいたり、寄りかかって転倒したりしない位置に配置する。

- ベッドのストッパーはかかっているか?
- ベッド柵などが必要に応じて固定されているか?
- オーバーテーブルなどに寄りかかって転倒する危険の高い患者に対して、ストッパーをかけたり、遠くに配置したりする対処ができているか?
- ナースコールやテレビのリモコンなどが手の届く場所においてあるか?
- スリッパがベッドの下に入り込んでいるなど、転倒を誘発する位置に置かれてないか?

● **換気**が適切か確認します。
- 空気は清浄か?
- 適切な体感温度・湿度であるか?
- 気流は適切か?(患者さんに直接すきま風や空調の風が当たってないか)

● **光・明るさ**が生活のリズムを生み出せるように調整されているか確認します。
- 直射日光が当たってないか?
- カーテンやブラインドで適切に調整してあるか?

● **色彩**は、患者の心情や好みに合ったものか確認します。

● **不快な音**の発生はないか確認します。
- 看護師の靴音や声、医療機器から発生する音などで不眠やストレスを感じていないか?

● **臭気**はないか確認します。
- 便器・尿器がベッドサイドに放置されていないか?
- 腫瘍などの疾患に伴う臭気の脱臭が不十分ではないか?

2) 安楽性の確認
- 患者さんの五感に心地よい刺激を与える環境であるか?
- 患者さんの動きや姿勢・体位が自由で無理がかからない環境であるか?

3) 自立性の把握
- 患者さんのADL(activities of daily living:日常生活行動)に合った環境であるか?
- **セルフケア能力のアセスメント**:朝の環境整備の場面で、看護師がベッド周囲の環境とともに患者さんの環境整備に関する能力について情報収集し把握しておくことは、患者さんの一日を過ごしやすくするために必要不可欠です。つまり患者さんが自力で安全な環境を保持できるセルフケア能力の程度を情報収集し、他者に依存しなければならない部分をアセスメントする必要があります。特に下記のことを念頭におくことが大切です。
- **認知機能の低下、コミュニケーション障害がある場合**:自分で危険の予知や認識ができません。さらにコミュニケーション障害の種類によっては、患者さんは危険を表出して援助を求めることができません。
- **運動機能障害がある場合**:危険の予防や回避するための対処行動がとれません。

4) 個別性への配慮
- 患者さんの健康面に配慮しつつ、入院前の生活習慣や好み、意向が尊重された環境となっているか?

先生ナビ

人間の体感温度は、温度、湿度、気流、輻射熱が組み合わさって得られ、個人差があり、身体活動状態の影響も受けます。例えば、同じ室温でも気流があると体感温度は下がって寒く感じます。

気流:0.5m/秒以下が適切です。

温度(湿度)の快感域:冬季で19±2℃(40〜60%)、夏季で22±2℃(45〜65%)、春季・秋季はこの中間程度です。冷暖房を使用している室内では、夏季では外気温との差を5℃以内とし、冬季では20±2℃(50±5%)に保つようにしましょう。ただし、清拭などのときには24±2℃とします。

病室の明るさ:昼間は300〜750ルクス、夜間は50ルクス程度に整えましょう。

【 環境を整えることへのケア 】

ケア技術

1 病床の環境整備

環境整備は、①患者さんにとって適切な環境か、②患者さんが自分で安全な環境に整えることができるか、という2点をアセスメントしながら行います。

2 ベッドメーキング

ベッドメーキングでは崩れにくく、シーツにしわがないように敷いていきます。シーツの角を三角に折って敷き込んでいくのがポイントです。

3 就床患者のシーツ交換

ベッド上の落屑やほこりを除去し、汚れたシーツと清潔なシーツを適切に扱って交換していきます。

My note

環境を整えることへのケアの実際の流れ

① 病床の環境整備

必要物品

1. 雑巾（ディスポーザブルのエタノール含浸綿が衛生的で簡便）
2. 速乾性手指消毒薬
3. ディスポーザブル手袋
4. 粘着ローラー式クリーナー
5. ビニール袋（ごみ入れ用）

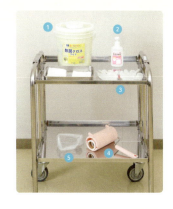

実際の流れ

手順1　患者さんにケアについて説明する

- 環境整備の目的・方法などについて説明し、同意を得る。
- 便意・尿意の有無を確認する。
- 患者さんが病室の外に移動できる場合には、ホールなどで待ってもらうなどの協力を得る。

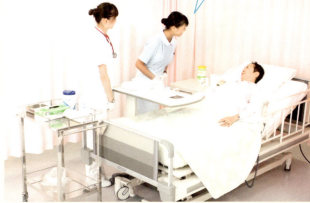

「10分くらいかかりますが、始めてよろしいでしょうか？　トイレに行かなくても大丈夫ですか？」

手順2　ケアができる環境に整える

- ベッド回りのカーテンを閉める（多床室の場合）。
- 室温を調整した後、窓を少し開けて換気をする。
- ベッドのストッパーがかかっていることを確認する。
- ボディメカニクスが使えるようなベッドの高さにする（高さのめやす：援助者が立位で手を下げたときの手首とマット面の位置を合わせるとよい）。

先生ナビ　窓を開けるかどうかは、天候や気温（室温）、気流、同室の患者さんへの配慮などから判断します。

① 病床の環境整備

手順3　患者さんがベッドにいる場合は、側臥位にする

- 2人で患者さんを側臥位にする場合：必ず両サイドに分かれて、患者さんの前面から1人が支える。
- 1人で患者さんを側臥位にする場合：患者さんが転落しないように援助者の反対側のベッド柵を立てる。
- 患者さんの頭部を援助者のほうに向け、援助者から見て患者さんの遠方の上肢が上に被さるように両腕を組ませる。

側臥位にする方法①（ボディメカニクスを活用する方法）

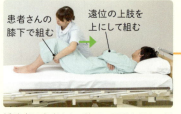
援助者は患者さんの膝下で両腕を組む。援助者の腰を患者さんの下方から上方へ平行移動させることで組んだ腕もそのまま移動させ、腕力を使わず患者さんの下肢を立てる。

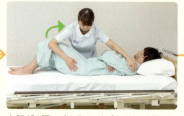
大腿部と肩に手を当て、まず下肢を手前に倒す。

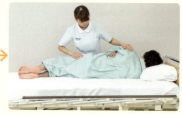
次に肩を手前に引き寄せる。

側臥位にする方法②（患者の自立を促進する方法）

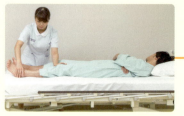
患者さんの遠方の下肢を外旋させて股関節をゆるめてから、援助者は遠方の膝部を軽く支え、足首を支えながら上方へ移動させ、患者さんの下肢を立てる。

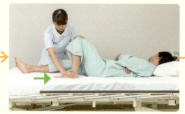
遠方の下肢の足底部を体軸よりやや外側の位置でベッド面に密着させる。
患者さんが下肢に少しでも力があれば、この足の位置でベッドを蹴りやすいかどうかを確認するとよい。

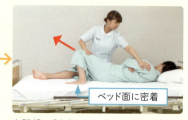
大腿部に手を当て、ベッドを蹴るように患者さんに促す（場合によっては両手で大腿部をつかんで➡の方向へ引く）。
ベッドを蹴ることによって腰が浮いてきたら肩に手を当て、両手でしっかり受けとめる。

手順4　ベッド上のほこりや落屑を取り除き、シーツのしわを伸ばす

- 粘着ローラー式クリーナーなどでほこりや落屑を取り除く。
- 1人で行っているときで、患者さんが反対側を向いているときはベッド柵を立てる。
- 下シーツをいったん崩して、しわのないように入れ直す。

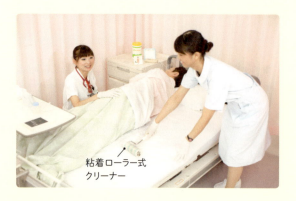
粘着ローラー式クリーナー

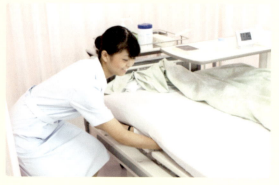

| 手順 5 | 反対側も同様に行う |

| 手順 6 | 枕や掛け物を整える |

| 手順 7 | ベッド周囲の掃除、整理・整頓をする |

- オーバーテーブル、床頭台、ベッド柵などを拭き、ごみを取り除く。
- オーバーテーブル、床頭台、椅子、ごみ箱、スリッパなどを適切な位置に置く。
- ナースコールを患者さんの手が届く位置に置く。
- ベッド柵を戻す。

| 手順 8 | 患者さんの体位・寝衣を整え、ベッド周囲の環境を整える |

- 患者さんの体位・寝衣を整え、ベッドを患者さんの起居動作に合う適切な高さに調整する。
- ベッドのストッパーがかかっているか再確認する。
- ベッド回りのカーテンを開ける（多床室の場合）。
- 窓を閉め、室温を調節する。
- 患者さんの全身状態に問題はないか、便意・尿意の有無を確認する。
- ごみを捨てる。

先生ナビ
認知機能に問題がある患者さんの場合は、治療環境に問題はないか、転倒・転落の危険要因はないかに、特に注意します。

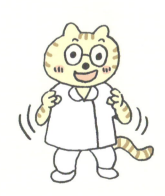

② ベッドメーキング

② ベッドメーキング

必要物品（ベッドメーキング・シーツ交換）

リネン類（枕カバー、マットレスパッド、下シーツ、上シーツ、ラバーシーツ、横シーツ、スプレッドなど）

※上から順に使用しやすいように置く。
※リネンは通常ベッドの右側から敷きやすいようにたたまれている。

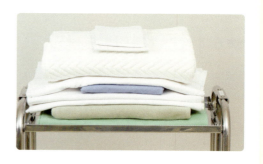

実際の流れ（2人で行う場合）

手順1　ベッドを調整する

- ベッドのストッパーがかかっていることを確認する。
- ボディメカニクスが使えるベッドの高さにする（p.31［手順2］参照）。

手順2　マットレスパッドの上に下シーツを敷き片側だけで広げる

- ベッドの中心点とシーツの中心点を合わせ、頭側から上下に広げて敷く。

\ コツ /
シーツにしわが寄らないように簡単に広げるコツ

- シーツの扱いは片手では行わず、シーツがよじれがないように2点で把持して広げる。

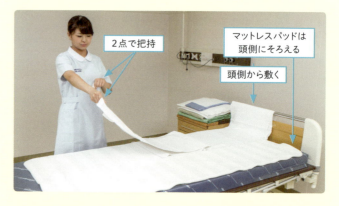

2点で把持
マットレスパッドは頭側にそろえる
頭側から敷く

- 遠位側のシーツは、シーツの中央線より遠位でまとめておく。

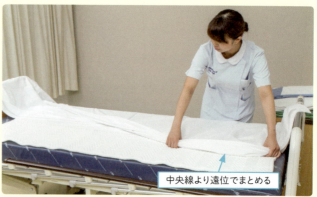

中央線より遠位でまとめる

| 手順 3 | マットレスの下にシーツを敷き込む |

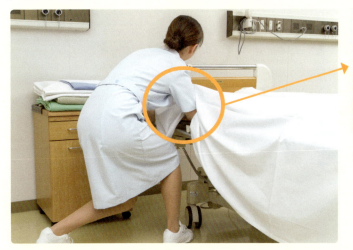
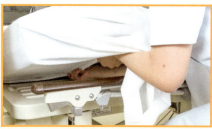

マットレスを持ち上げすぎず、手前に引いて伸ばしながら敷き込む。

\ コツ /
シーツをベッドの下に敷き込み、崩れないようにするコツ

- シーツは、向こうに押すのではなく、手前に引いて伸ばす。
- シーツを引く際は片手でなく必ず2点を両手で把持し、しわをなくした状態を保つ。
- しわがない状態のシーツを手背でマットレスに固定しながら敷き込む。
- シーツを敷き込む際は腰を落とし、マットレスを必要以上に持ち上げない（持ち上げすぎると、すでに敷き込んだシーツがゆるむため、せいぜい腕1本分に抑える）。

| 手順 4 | シーツの下側の垂れた部分で角をつくり、敷き込む |

- 頭側から作成する。
- マットレスの側面にシーツを三角になるように当てた後、仕上がりの形に整え、手背でシーツを押さえながらマットレスの下に敷き込む。

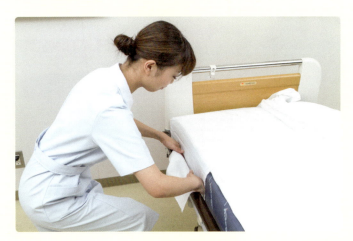
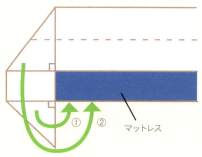

①②の順に敷き込む。②の動作は次の[手順5]の手順。

② ベッドメーキング

| 手順 5 | シーツの上側の垂れた部分で角をつくり、敷き込む

- 上側の垂れた部分のシーツで角をつくり、三角になるよう整え、そのまま手背で押さえながらマットレスの下に敷き込んでいく。
- 敷き込んだ後、少し持ち上げて整える。マットレスを必要以上に持ち上げないように腰を落として行う。

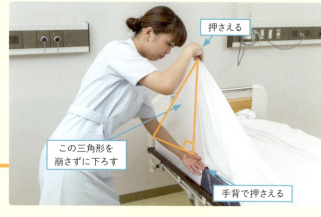

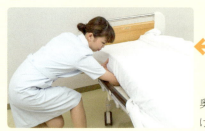

奥まで敷き込み、片手でマットレスを少し持ち上げて整え、摩擦を取り除いてから腕を抜く。

| 手順 6 | 足側の角も同様に行う

- 足元側のシーツを下方にしわを伸ばしながら敷き込む。

| 手順 7 | 反対側も同様に敷いていく

| 手順 8 | 上掛けをかけ枕にカバーをかける

- 上掛けは、毛布の頭側の端でスプレッドを内側で折り返し、その上から上シーツを外側に折り返してくるむ。
- 枕カバーの縫い目が患者さんの体に直接触れないように考えて枕を置く。

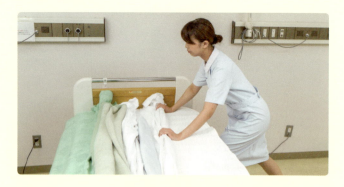

| 手順 9 | すぐに就床する場合は、オープンベッドにする

- 患者さんがすぐに就床する場合は、上掛けを扇子折りにして、足もとにたたんでおく(オープンベッド)。
- すぐに使用しない場合は、頭側までスプレッドをかけたクローズドベッドにしておく。

③ 就床患者のシーツ交換

実際の流れ（2人で行う場合）

手順1 　患者さんにケアについて説明する

- シーツ交換の目的・方法などについて説明し、同意を得る。

手順2 　ケアができる環境に整える

- カーテンを閉める、室温を調節する、作業域を確保する、ベッドのストッパーをかけるなど。
- エプロン、マスクを着用する。患者さんにもマスクを着用してもらう。

手順3 　シーツを外す

- マットレスの下に頭側から足元方向へと手を入れ、マットを片手で少し持ち上げながら下シーツと横シーツを外す。
- 寒いようなら上掛けをかけたまま行う。

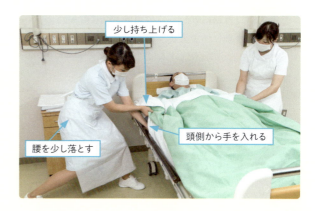

少し持ち上げる
頭側から手を入れる
腰を少し落とす

手順4 　側臥位にして汚染したシーツを丸め込む

- 側臥位になった患者さんの背部側で、汚染したシーツをベッドの中央まで落屑や粉塵が舞わないように内側に丸め込む（側臥位にする方法は、p.32「側臥位にする方法」参照）。
- 横シーツなどを交換する場合も同様に行い、先に丸めたシーツの下に後から丸めたシーツを挟み込んでいく。

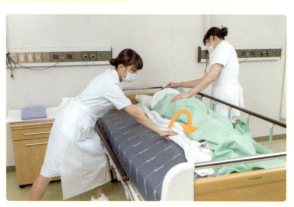

手順5 　マットレスのほこりを粘着ローラー式クリーナーで取り除く

③ 就床患者のシーツ交換

| 手順6 | 新しいシーツを片側のみ敷く |

- 新しいシーツを片側のみ順番に敷き込み、表生地が内側になるように丸め込んでいく。
- シーツの中央線とマットレスの中央線が重なるように敷く。
- ベッド中央に丸め込んでおいた汚染したシーツの山の下に、挟み込むように添わせる。

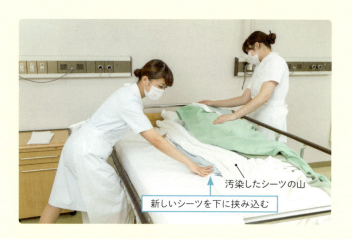

汚染したシーツの山
新しいシーツを下に挟み込む

| 手順7 | 患者さんを手前に体位変換する |

- 患者さんに、背部にあるシーツの山を越えてもらうことを説明し、手前に体位変換する。
- 患者さんの顔が向いている側の看護師が患者さんを支える。
- 1人で実施する場合：ベッド柵を立て、転落予防をする。

先生ナビ
「まんなかのシーツの山を越えて反対側を向きます。よろしいですか？」と声をかけてから行いましょう。

| 手順8 | 汚染したシーツを取り除き、反対側も新しいシーツを敷く |

- 患者さんの背部側から、汚染したシーツを頭側から足側に、ほこりや落屑が舞わないように取り除く（写真左）。
- マットレスのほこりを粘着式クリーナーで取り除く（写真右）。
- 新しいシーツを敷く際、中心線がベッドの中央にくるように注意し、しわが寄らないようにシーツを伸ばして敷き込む。

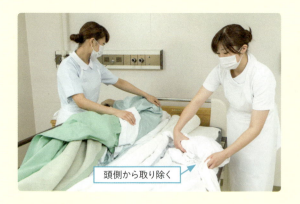 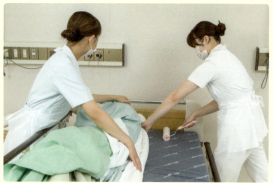

頭側から取り除く

| 手順9 | 患者さんの体位・寝衣を整え、ベッド周囲の環境を整える |

- 患者さんの状態を観察する。
- 上掛けを整えるなど、療養環境を整える。

【環境を整えることへのケア】

学生の受け持ち事例から学ぶケアリング

ミトンで抑制された患者さんへのケアから

【学生の語り】

　私は、脳梗塞で気管切開（気道確保のための気管部の切開）部にカニューレが挿入されているAさんを受け持ちました。Aさんに挨拶するため訪室すると、声を出せなくなっているAさんとアイコンタクトを交わし、意思が通っていると感じました。嬉しくなって握手をしたいと手に視線を落とすと、手にはミトンがはめられていました。驚き躊躇しましたが、恐る恐るミトンの上からAさんの手を握りました。

　すると、Aさんの手は私の手を握ろうとしていていましたが、ミトンが分厚く、思うようにならないようでした。指導者さんにミトンの理由をたずねると、Aさんがカニューレを無意識に抜去したため、本人の了解を得てミトンを装着したということでした。私はミトンの中で思うように動かせないAさんの手が気になって仕方ありませんでしたが、抑制は本人が同意し、死に直結する危険行為の予防のためなので、仕方ないと思いました。

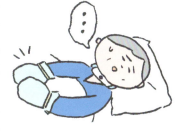

あなたならどうするか考えてみましょう

【先生からのヒント】
- 動かせない手が気になったのはなぜ？
- すべて「仕方がない」とあきらめたままで、なすすべはないのか？

- Aさんの不自由さや苦しみ・悲しみを感じて、寄り添ってケアしたいと思ったからでは。
- やむを得ないとしても、Aさんの思いに寄り添い、装着時間を減らし、手をケアするなど、苦痛を最小限に留めたい。また装着時の不自由さを少しでも軽減したい。

【学生の語り】

　私は環境整備のために訪室しました。すると必死に「せなか」と口でパクパクしながら、ミトンの手で腰あたりを叩いてきました。思わず「背中がかゆいのですか？」とたずねると、大きく頷きました。Aさんは「背中がかゆい」ことを訴えるために、誰かがくるのをひたすら待ち続けていたのでしょう。ナースコールは置いてありましたが、ミトンではナースコールを握って押すという動作ができなかったようでした。

　そこで私は指導者さんに相談し、握らずともボタンを押せるようにナースコールをベッド柵に固定しました。Aさんは私に、ほっとした笑みを返してくれました。

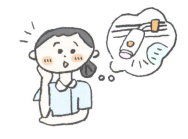

この事例から学ぶポイント

【ケアリングへの意志】
　患者さんの苦しみや悲しみに触れたとき、それを受けとめる勇気と覚悟が必要です。そして、ケアの必要性に気づき、ケアへの意志をもつことがケアリングの出発点となります。

【その人のもつ力と強みから可能性を探る】
　患者さんは「できなくなった」からといって、すべてが不可能なわけではありません。患者さんは、しばしば自分では気づきませんが、その人のもつ力や強み、さまざまな資源から、患者さんとともに患者さんができることを探っていくことが大切です。

よくある困ったQ&A

Q 元の置き場所を忘れた

患者さんの床頭台の上を整理・整頓しているうちに、どこに何が置いてあったかを忘れてしまいました。どうすればよいでしょうか？

A 患者さんと一緒に考えて、安全で使いやすい場所に置きましょう。

床頭台の上は患者さんのテリトリーで、どんなに散らかっているように見えても患者さんなりに使い勝手がよいように配置していることもあります。しかし、以前置いてあった場所が、患者さんの安全面などを考えると適切ではない場合もあり、必ず同じ場所に戻さないといけないわけではありません。

患者さんと一緒に「安全性・安楽性・自立性・個別性」の原理原則をふまえて、どこに何を配置するとよいかを考えて配置しましょう。

Q 患者さんが急変

1人でシーツ交換をしていたら、突然患者さんが気分不良を訴え、嘔吐してしまいました。私にはどうすることもできず、たまたま通りがかった看護師さんが対応してくれました。そういう対応でよかったでしょうか？

A それでよいと思います。看護学生が1人で、無断でケアを行ってはいけません。シーツ交換の許可を得た場合は、何かあった場合の対応を事前確認しておき、急変時などは自己判断せずに看護師を呼ぶことが必要です。

1人でシーツ交換をしたのは、指導者から許可を受けていたのでしょうか？　患者さんはいつ病状が変化するかわかりません。患者さんへのケアの責任は施設側にありますから、学生が1人で、それも無断でケアを行ってはいけません。

もし1人で行ってもよいと許可を得ていたとしても、事前に何かあった場合の対応を確認しておく必要があります。急変時などは、自己判断せずに、すみやかにナースコールを押すなどして看護師を呼んでください。

Q 患者さんの私物を破損した

環境整備をしていたら、誤って患者さんの置時計を落とし、破損してしまいました。どうすればよいでしょうか？

A まずは患者さんにけがなどがなかったかを確認して、誠意をもって謝りましょう。

患者さんの物を落としてしまったとき、まずは患者さんに、けがなどがなかったかを確認してください。そのうえで、まずは誠意をもって謝罪することが大切です。

時計の弁償については、学生は保険に加入していると思いますので、担当教員または学校事務に報告し、指示を得てください。

なぜ患者さんの置時計を落としてしまったのかを振り返り、原因を究明し、今後繰り返さないために、あなたがすべきことを明らかにしましょう。

10:00 バイタルサインの測定と観察の場面

① ベッドサイドでの情報収集 P48
② 測定前の準備 P55
③ 体温の測定 P56
④ 脈拍の測定 P57
⑤ 呼吸の測定 P58
⑥ 呼吸音の聴取 P58
⑦ SpO_2の測定 P60
⑧ 血圧の測定 P60
⑨ 腹部の観察 P62
⑩ 測定後の片づけ P64

何をするの?

● 患者さんとのコミュニケーションや観察から意図的に必要な情報を得ます。
● 意識、体温、呼吸、脈拍、血圧などのバイタルサイン(生命徴候)を測定したり、胸腹部を聴診・打診したりします。
● 患者さんと向き合う貴重な機会でもあり、病気や治療に対する思いや心配ごとなどについても情報を得ます。

なぜするの?(目的)

● 患者さんに"今"何が起こっているかを把握するためです。
● 看護ケアの実施の判断根拠や実施後の評価指標になります。
● 病状の急変などを予見させるデータや前駆症状を、すみやかに的確につかむためです。
● バイタルサインの測定で得られたデータをモニタリング(経過表などに記録)することにより、病状の変化や治療の効果(検査の影響など)の判断材料にします。
● 医師など、他の医療関係者へ情報提供するという大きな意味ももっています。

NavigationPoint
ナビゲーションポイント

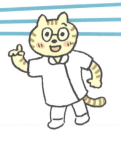

ケアリング

気がかりなことはないか意識する
- 情報収集の視点をいつも忘れない。
- 五感を働かせる(時に直観も大切)。
- 気がかりなことはないかと、意識を向ける。

コミュニケーションから必要な情報を引き出す
- 信頼関係構築に必要な要素を押さえておく(自己紹介、表情、身だしなみ、動作、触れる、生活空間の尊重)。
- よい笑顔のポイントを知っておく。
- 傾聴する技術を身につける。
- 質問形式(オープンクエスチョンとクローズドクエスチョン)を使い分ける。

バイタルサインの測定時の気づかい
- プライバシーを尊重した環境に整える。
- 患者さんの緊張を解いた状態で測定する。
- 冷えた手や聴診器は温めて、患者さんの不快さを取り除く。
- 患者さんの苦しみに関心を寄せ、訴えを傾聴する。

アセスメント

意識の状態
- 意識レベル(JCS、GCS)

呼吸・循環動態
- 体温
  - 体温の異常とその原因
  - 発熱の随伴症状の有無(皮膚の湿潤、発汗、悪寒・戦慄など)
- 脈拍
  - 脈拍数、リズム、大きさ、緊張度
- 呼吸
  - 呼吸運動、姿勢・体位、呼吸数・パターン・深さ、リズム、呼吸音
  - 動脈血酸素飽和度(SpO_2)
- 血圧
  - 収縮期血圧値、拡張期血圧値、脈圧
- 随伴症状

腹部の状態
- 腹部膨満感、腹痛、腸蠕動など

バイタルサインの測定
- 体温の測定
- 脈拍の測定
- 呼吸の測定
- SpO_2の測定
- 血圧の測定
- 腹部の観察

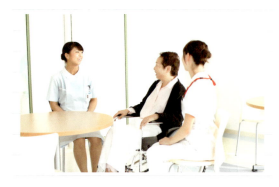

【バイタルサインの測定と観察】
情報収集の目的

1 情報収集とは

- **情報収集とは**：患者さんに関するあらゆる情報のなかから看護をするうえで特に重要となるデータを収集することをいいます。情報収集は「看護過程」では第1段階の「アセスメント」に位置づけられます。
- **情報収集の目的**：患者さんの感情や思考、価値観、生理学的・物理学的な反応に関する情報をとらえ、患者さんの強みやニーズを明らかにすることです。

2 主観的情報と客観的情報

1）主観的情報

- **主観的情報**（subjective data：S情報）**とは**：患者さんが直接訴えたことを指します。
- **記録の方法**：主観的情報は、訴えた言葉をそのまま記録します。例えば「あまり痛くはないんだけど……」と訴えたことを"患者は「痛くない」と言った"と表現を変えて記録するのは誤りです。
- **得られるデータ**：主観的情報から、患者さんの疾患や障害の受けとめ方、症状の感じ方、思いなどに関するデータを得ることができます。

2）客観的情報

- **客観的情報**（objective data：O情報）**とは**：血圧や脈拍などの測定値や検査結果および表情や動作、喀痰の性状などの客観的な観察によって得られたデータを指します。
- **記録の方法**：客観的情報には観察者の主観を入れてはいけません。例えば"皮膚の発赤は大きかった"ではなく（「大きい」と思うかどうかは、人によって異なります）、"皮膚の発赤は2×2cmであった"と客観的な指標により記録します。

3 情報収集の視点

情報は身体的側面だけでなく精神的・社会的・経済的側面など、さまざまな側面から収集する必要があります。

また、得られたデータを分析・解釈するために、さまざまな看護理論や枠組みを用います。代表的な枠組みは、ヘンダーソン（Henderson, V.A.）の「14の基本的看護の構成要素」、オレム（Orem, D.E.）の「3領域のセルフケア要件」、ロイ（Roy, C.）の「適応様式」、NANDA-I看護診断の「9つの人間の反応パターン」、ゴードン（Gordon, M.）の「11の機能的健康パターン」、ローパー・ローガン・ティアニー（Roper, N.–Logan, W.W.–Tierney, A.J.）の「12の生活行為」などです。

4 バイタルサインの測定

患者さんの病状は常に変化する可能性があります。バイタルサインの測定によって、病状の変化やその前駆症状をすみやかに、的確につかむ必要があります。

バイタルサインの測定は、病状によって1日1回であったり、1時間に1回など患者さんによって異なります。

バイタルサインの測定で得られたデータはモニタリング（経過表などに記録）し、患者さんの病状の変化や治療の効果、バイタルサインの測定の影響などを判断します。また、看護ケアの判断・評価とともに、他の医療関係者への情報提供に用いられます。

- **看護ケアの判断**：ケアが可能かどうかを判断します。例えば発熱している場合は代謝が亢進し消耗しており、入浴など循環変動が激しいケアは避けます。
- **看護ケアの評価**：ケアの実施によって、患者さんに疲労を与えたり、心臓に負担をかけることがあるため、過負荷になっていなかったかを評価します。
- **他の医療関係者への情報提供**：医師などの他の医療関係者へ提供された情報は、治療効果や検査の影響などを評価するために使用されます。

バイタルサインの測定は、患者さんと向き合う貴重な機会にもなります。患者さんは病気や治療に対して不安や悩みをしばしば抱えています。患者さんの思いに耳を傾け、不安や心配ごとなどについての情報を得ていきます。

【バイタルサインの測定と観察】

ケアリング

1 気がかりなことがないか意識する

情報収集は、とりわけ時間を決めて行うものではありません。いつでも重要な情報を見逃さないセンサーをはたらかせておく必要があります。例えば、朝の挨拶のときも、部屋の前を通り過ぎるときも、情報収集の機会となっているのです。

1) 五感を使う

情報収集の視点を意識し、五感をはたらかせましょう。五感の感度を上げるには、気がかりなことが見えるか？ 聴こえるか？ におうか？ 触れるか（感触はどうか）？ と、五感の一つひとつに意識を向けることです。

患者さんのベッドサイドを訪室するときは、患者さんが"今、どのような環境下で、どのような状態か"を五感で感じ、また思考して、気づいたことを言葉にしていきましょう。

例えば、患者さんが眠そうにしていれば、夜間の様子をたずねてみましょう。「昨夜は眠れましたか？」「朝食は召し上がれましたか？」と患者さんに言葉をかけることで、重要な情報を得るだけでなく、あなたが患者さんに関心を向けていることが患者さんに伝わります。

2) 観察する

会話をすると同時に、患者さんの表情や姿勢などの様子も観察します。患者さんのなかには、実際には眠れていないのに「大丈夫です」と答える人もいます。患者さんが「大丈夫です」と言う主観的情報と"顔色""眼の充血"などの客観的情報を合わせてアセスメントすることが大切です。

- **ベッド周囲の環境**：きれいに片づけられているかどうかや物の配置の状態で、日常生活動作（activities of daily living：ADL）に制限が生じていることがわかったり、シーツや寝衣の汚れの状態を観察することによって、充足されていないニーズ（看護援助の必要性）に気づけたりします。
- **患者さんの状態**：点滴が増えた、寝衣が変わってい

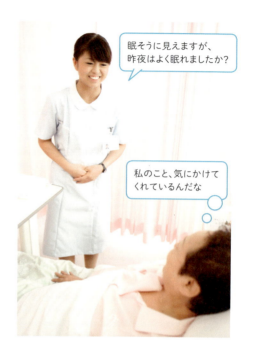

眠そうに見えますが、昨夜はよく眠れましたか？

私のこと、気にかけてくれているんだな

るなど、病床環境や患者さんの状態が昨日と違った場合は、記録類を見たり臨地実習指導者（指導者）にたずねたりして、必ずその理由について確認しましょう。

2 コミュニケーションから必要な情報を引き出す

1) 信頼関係構築に必要な要素

①自己紹介

初対面の人と接するときに自分の名前を名乗ることは、人間関係を築く際の基本的なマナーです。

実習中は患者さんからたくさんのことを学ばせていただくことになります。自分がどのような存在なのかをきちんと伝えて、患者さんに安心感をもってもらえるようにしましょう。

②表情

非言語的コミュニケーションのなかで、笑顔はとても重要な役割を果たしています（図1）。

笑顔は相手に対し「親密になりたい」「好感をもって

いる」といったメッセージになり、気持ちのよい笑顔を見ただけで相手はやさしい気持ちになったり、癒されたりします。

③身だしなみ

患者さんに受け入れられる身だしなみに整えましょう（p.1「前日：実習前の準備」の章を参照）。

図1 よい笑顔のポイント

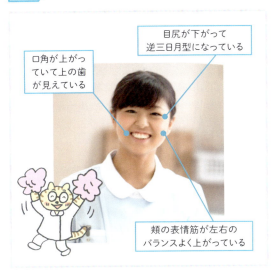

- 口角が上がっていて上の歯が見えている
- 目尻が下がって逆三日月型になっている
- 頬の表情筋が左右のバランスよく上がっている

④動作

何気なくした動作が、患者さんを不快にしたり、悪い印象を与えてしまったりするため、注意しましょう（図2）。

- 見下されている印象を与える：ポケットに手を入れる、足や腕を組む、立ったまま見下ろすなどの動作は、偉そうに見え、見下されている印象を患者さんに与えます。
- 話を聴いていない印象を与える：会話中に時計を気にする、貧乏ゆすりをする、手で髪の毛やペンを触って落ち着かないなどの動作は、話を真剣に聴いていないという印象を患者さんに与えます。
- 忙しそうという印象を与える：せわしない動作をすると、「忙しそう」という印象を与え、患者さんが遠慮してしまうことがあります。

⑤触れる

「触れる」は、患者さんに安心感を与えたり、なぐさめたりする効果があります。

ただし「触れる」に対する意識は、患者さんの生まれ育った文化によって影響を受けており、触れられることに違和感をもつ患者さんもいるため、注意が必要です。

患者さんがつらい話をしているときや苦痛を感じて

図2 不快感や悪い印象を与える動作

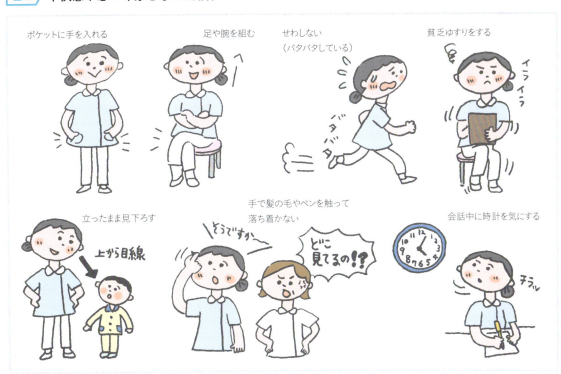

いるときに手を握ったり、コミュニケーションのときに肩に触れたり、揉んだりなどしてみるとよいでしょう。触れるときは「手を握ってもいいですか？」などと必ずたずねるようにしましょう（p.153、p154「触れるケア」参照）。

⑥生活空間の尊重

人には、侵されたくない空間があり、これを「テリトリー」といいます。自身の空間が必要以上に侵された場合、人は警戒したり脅威を感じたりします。

患者さんのベッドを囲っているカーテンの内側には、必ず許可を得てから入るようにしましょう。

2) 傾聴する技術

傾聴とは、相手の感情や思考に沿って、相手の話に耳を傾けること[1]とされています。患者さんの話を傾聴することによって、その考えや思いを知り、情報を得ることができ、理解につながります。

話を傾聴する際は、前項「1) 信頼関係構築に必要な要素」であげた6項目に留意し、「あなたに関心を向けている」というメッセージを込めて聴くように心がけましょう。

先生ナビ
傾聴の姿勢として具体的には、①一定の距離を保つ、②相手のほうを向き、視線の高さを合わせる、③話に合った表情をする、④適度に相づちを打つ、を実践するとよいでしょう。

3) 質問形式：オープンクエスチョンとクローズドクエスチョン

患者さんに質問をする際には、オープンクエスチョン（open questions）とクローズドクエスチョン（closed questions）を使い分けます（図3）。

- **オープンクエスチョン**：内容や状況、患者さんの状態に応じて自由に回答できる質問形式。まだ関係性が築けておらず、患者さんのことをもっと知りたい、思いを共感したいという場面では、オープンクエスチョンを用いると効果的です。
- **クローズドクエスチョン**：「はい・いいえ」で答えることができる質問形式。苦痛を伴う症状が出現している場合や症状の確認など、的確な回答を求めたい場面では、クローズドクエスチョンを用いるようにしましょう。

図3　オープンクエスチョンとクローズドクエスチョン

学生「今日の朝食は食べられましたか？」
患者さん「はい」
学生「そうですか」

（話がこれで終わる）

学生「今日の朝食はどのくらい食べられましたか？」
患者さん「スープは全部飲みましたが、ご飯は半分残しました」
学生「食欲があまりないのですか？」

（次の質問に会話が広がる）

五感とは

五感とは、ヒトや動物が外界を認識するために用いる、以下の5つの感覚です。

五感の種類	観察の視点
視覚	表情、動作、外見の変化、分泌物の量や性状など
聴覚	発言、声のトーン、環境音、呼吸音など
嗅覚	環境のにおい、患者さんのにおいなど
触覚	肌の感触、体温など
味覚	食事の味（例えば患者さんと同じ低タンパク食を食べ、味を確かめるなど）

3 バイタルサインの測定時の気づかい

1）プライバシーを尊重する

バイタルサインの測定時は、ベッド回りのカーテンを閉めるなどして周囲からの視線を遮り、プライバシーを守ります。

2）緊張や不快を取り除く

患者さんは、血圧を測られるだけで緊張してしまうことがあります。緊張して肩に力が入ると血圧値が通常より高値になったりします。患者さんに緊張している様子がみられたら、深呼吸を2〜3回促し、緊張を解きほぐし、リラックスした状態で測定できるように配慮しましょう。

冷たい手や冷えた聴診器（ステート）を急に皮膚に当てると、患者さんに不快感を与えてしまいます。また正しい測定値も得られません。聴診器を温めてから当てるなど、細やかな気づかいが必要です。

3）患者さんの訴えを傾聴する

バイタルサインの測定時は、それのみをすればよいと考えてはいけません。患者さんを苦しめているさまざまな事柄に関心を寄せましょう。症状の程度や認識、予測される問題など幅広く隅々まで観察し、情報を得ていきます。

患者さんは心の内面に不安や悩みを抱えています。患者さんの椅子をお借りして座り、患者さんの訴えを傾聴しましょう。また、患者さんによっては不安や悩みを言葉にできないこともよくあります。普段と違う声のトーンや何気ない表情の変化などにも気づいていく必要があります。周囲に他者がいる状況であれば、傾聴する場所を変えるなどの気づかいも大切です。

バイタルサインの測定と観察の場面

My note

【バイタルサインの測定と観察】

アセスメント

1 ベッドサイドでの情報収集

1）患者さんから直接情報を得る

情報収集と聞いて真っ先に「カルテ」を思い浮かべる人は多いのではないでしょうか。カルテなどの記録類から得られる情報も大切ですが、最も大切なのは"今の患者さんに何が起きているか"です。

"今、患者さんに何が起きているか"は、ベッドサイドの患者さんから直接得ることができます。ベッドサイドは情報の宝庫です。ただし、患者さんと接するにあたり気をつけなければならないことがある場合もありますので、事前に臨地実習指導者（指導者）に確認しておくことが大切です。

- ベッドサイドで得られる情報：バイタルサインの測定時などで直接患者さんから得られる情報には、患者さんの、①症状や思いなどの訴え、②身体的所見、③ADL（日常生活動作）の状態、④療養環境などがあります。
- 情報を得る視点：表1に示したさまざまな視点から観察をします。

2）記録に残す

得られた情報のなかで「患者さんが話したこと」「患者さんの行動」「観察できた客観的データ」を記載します。

- 整理して記載する：関連するすべての情報を整理して記載するとアセスメントしやすくなります。例えば呼吸苦のある患者さんの場合、「息苦しい」という発言を中心に医師の診断・検査データ・検温の結果、移動の際の様子などをまとめて記載します。
- 客観的に記載する：「いつ」「どこで」「だれが」「なにを」「なぜ」「どのように」を客観的に記載します。

2 意識の状態

1）意識レベルの評価

訪室した際にいつもより反応が鈍い場合や状態に変化がみられる場合は、意識レベルをスケール（表2、表3）で客観的に評価します。

2）意識の状態の表現

意識の状態は次のように段階的に表現されます。

- 傾眠：呼べば覚醒して応えるが、すぐまた入眠する。
- 嗜眠：強い刺激や大声でやっと覚醒するが、すぐ眠ってしまい、睡眠を持続する状態。
- 半昏睡：眠ったままで声などの刺激に対しては反応

表1 ベッドサイドでの情報を得る視点

- 安全であるか
- 安楽であるか
- 自立的であるか
- 生活する場として整っているか
- 治療を受ける場として問題はないか
- ニーズの充足・未充足はどうか
- 適応しているか
- 健康時と現在では、生活行為にどのような変化があるか
- 食べる、排泄する、動く、呼吸する、眠る、遊ぶなどの生活行為に問題はないか
- この他、さまざまな看護理論やアセスメントの枠組みではどうか

があるが開眼しない状態。
- **昏睡**：反射だけが残ってまったく覚醒しない状態。

3）随伴症状の観察

随伴症状（瞳孔不同・対光反射消失などの瞳孔の異常、麻痺、感覚異常など）の出現がないかも観察します（図4）。

3 呼吸・循環動態

1）体温

人間の体温は、基準になる体温（視床下部のセットポイント）がおよそ37±1℃の範囲にあり、通常ほぼ一定に維持されています。これによって体内の酵素の作用や化学変化の反応速度が一定に保たれます。

体温測定結果から、①異常がないか（表4）、②異常が認められれば、その原因は何か、③随伴症状（皮膚の湿潤、発汗、悪寒・戦慄など）はあるか、④本人の自覚症状はどうか、⑤それにより生活行為に影響はないか、をアセスメントします。

2）脈拍

脈拍数・リズム・大きさ・緊張度（血管壁の性状）を観察することによって、体のなかで何が起きているかをアセスメントすることができます（表5）。

脈拍に影響するものには次のようなものがあります。
- **運動・精神的緊張**：心臓が収縮する回数は、交感神経系と副交感神経系（迷走神経）によりコントロー

表2　日本昏睡スケール（JCS）、3-3-9度

I	覚醒している（1桁の点数で表現）
0	意識清明
I-1	見当識は保たれているが意識清明ではない
I-2	見当識障害がある（日時や場所がわからない）
I-3	自分の名前・生年月日が言えない
II	刺激に応じて一時的に覚醒する（刺激がなくなると覚醒しなくなる）（2桁の点数で表現）
II-10	普通の呼びかけで開眼する
II-20	大声で呼びかけたり、強く揺すったりすると開眼する
II-30	痛み刺激を加えつつ、呼びかけ続けるとかろうじて開眼する
III	刺激しても覚醒しない（3桁の点数で表現）
III-100	痛み刺激に対して払いのけるなどの動作をする
III-200	痛み刺激で手足を動かしたり、顔をしかめたりする
III-300	痛み刺激に対しまったく反応しない

注）R：restlessness（不穏）、I：incontinence（失禁）、A：akinetic mutism, apallic state（無動性無言・自発性喪失）
記載例：JCS III-200-I

表3　グラスゴーコーマスケール（GCS）

E　開眼（eye opening）	4点	自発的に、または普通の呼びかけで開眼する
	3点	強く呼びかけると開眼する
	2点	痛み刺激で開眼する
	1点	痛み刺激でも開眼しない
V　言語（verbal response）	5点	見当識が保たれている
	4点	会話は成立するが見当識が混乱
	3点	発語はみられるが会話は成立しない
	2点	意味のない発声
	1点	発語みられず
		発声ができない場合は「T」と表記し合計点をつける際は1点とする
M　運動（motor response）	6点	命令・指示にしたがい四肢を動かす
	5点	痛み刺激に対して手で払いのける
	4点	指への痛み刺激に対して四肢を引っ込める
	3点	痛み刺激に対して緩徐な屈曲運動（除皮質硬直）
	2点	痛み刺激に対して緩徐な伸展運動（除脳硬直）
	1点	運動みられず

注）満点は15点。最も重症な深昏睡は3点。記載例：E1点、V1点、M1点、合計3点

ルされているため、運動をしたり精神的に緊張したりしたときには、必然的に脈拍数も増加します。

- **発熱**：発熱などの代謝亢進時にも組織への酸素供給が増加し、脈拍数が増加します。通常、体温が1℃上昇するごとに脈拍数は8〜10回/分増加するといわれています。
- **心機能・動脈の状態**：心臓は刺激伝導系により自律的に収縮・弛緩を繰り返していること、冠状動脈から栄養を受けていること、肺循環の影響を受けることなどから、それらに何らかの問題があると脈拍にも影響が現れます。したがって脈拍の触知からは、心機能（心臓のポンプ作用や刺激伝導系など）はもちろん動脈の状態や精神の緊張まで、さまざまな状態を推察することができます。

図4　瞳孔と瞳孔反射のアセスメント

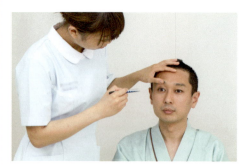

光を当てたときに瞳孔が左右対称か、収縮しているかを確認する。片眼に斜めから光を当て、左右の瞳孔の大きさの変化（縮瞳の有無）を観察する（直接・間接対光反射）。

3）呼吸
①呼吸運動

呼吸のリズムなどに異常がみられないか、また異常が認められる場合の原因は何かをアセスメントします（表6）。

- **外呼吸のアセスメント**：外呼吸（肺胞での換気とガス交換）は、呼吸数、パターン、深さ、リズム、努力呼吸の有無などからアセスメントします。
- **内呼吸のアセスメント**：内呼吸（組織細胞でのガス交換）は、呼気ガスや血液ガスの分析によって行います。
- **呼吸運動**：呼吸筋による呼吸運動は、主として内・外肋間筋による胸式呼吸と、主として横隔膜運動による腹式呼吸、それらが同時に運動する胸腹式呼吸があります。これらに左右差はありません。
- **呼吸の異常**：十分な酸素を吸息できない場合は、胸腔内が陰圧になり陥没呼吸と呼ばれる努力呼吸が観察されます（表6、図5）。

②姿勢・体位

酸素の取り込みが十分でない場合、人は呼吸困難に対応する体位をとろうとします。例えば、少ないエネルギーでたくさんの酸素を取り込むために、重力によって胸郭を拡げたり、横隔膜が下降しやすいように起座位をとったりします。

③呼吸数・パターン・深さ（1回換気量）

呼吸数は、体位や体格、胸部の疾患や手術歴の影響を受けやすく、個人差があります。

- **呼吸数**：運動や発熱など代謝の亢進によって酸素消費量が増加すると併せて呼吸数も増加します。

表4　体温の異常の種類

	種類	特徴
高体温	発熱 （体温調節中枢の異常による高体温）	● 視床下部で体温を一定に保つために設定されたセットポイントの上昇、またはセットポイントを司る視床下部の障害によって体温が上昇した状態 ● 原因：セットポイントまで体温を上昇させるよう、交感神経が優位となり、皮膚末梢血管を収縮させて熱放散を防ぎ、運動神経を介して骨格筋を収縮させて（震えを起こし）熱産生を促進する ● 疾患に特有の発熱パターン：稽留熱、弛張熱、間欠熱、波状熱
	うつ熱 （体温調節中枢の異常によらない高体温）	● セットポイントは正常でも、熱産生量が放熱量を上回って体温が上昇した状態 ● 原因：風通しの悪い高温の室内で長時間過ごしたりすることなど
低体温		● 直腸温（核心温度とみなす）が35℃以下まで体温低下したもの ● 原因：寒冷環境にさらされて熱放散が熱産生を上回った場合（偶発性低体温・一次性低体温）、疾患や薬物の影響・摂取エネルギーの不足により熱産生が低下した場合、加齢変化により代謝が大きく低下した場合など（二次性低体温）

- **パターン**：安静時の呼吸パターンは、吸気に続きすぐに呼気が起こり、一定の休息の後、また吸気が起こります。呼気は吸気よりやや長めです。
- **深さ（1回換気量）**：安静時の成人の1回換気量は、約400～500mLで、呼吸の回数をゆっくりすると増し（深い呼吸）、速くすると減ります（浅い呼吸）。

④**リズム**

正常な呼吸のリズムは規則的です。

⑤**呼吸音**

呼吸音は、呼吸をするときに発する気管音（非常に強く高い）、気管支音（強く高い）、気管支-肺胞音（中くらい）、肺胞音（弱く低い）があります。前胸部、背部のそれぞれで、肺野で聴かれるべき音が聴取できるか、左右差はないか、異常呼吸音（表7）が発生していないかを聴き分けます。

- **異常呼吸音のアセスメント**：異常呼吸音の聴取から、分泌物貯留の状態や狭窄の可能性、または間質性肺炎などの拘束性肺疾患の可能性などをアセスメントします（表7）。
- **入院患者の聴診**：入院中は安静のため臥床している時間が長くなります。背側に分泌物が貯留し、無気肺や肺炎を起こしやすくなるため前胸部だけではなく背部もしっかり聴診する必要があります。

表5 脈拍のアセスメント

	基準	基準からの逸脱（異常）	解釈（考えられること）
脈拍数	60回/分以上100回/分未満（成人）	徐脈：60回/分未満	・洞性徐脈（ふらつきやめまいなどの症状がなければ様子観察でよい） ・不整脈（房室ブロック、脚ブロック、洞機能不全など） ・その他：甲状腺機能低下症、神経原性ショック、閉塞性黄疸、代謝低下、副交感神経緊張、交感神経機能低下、洞結節障害、電解質異常、頭蓋内圧亢進（血圧上昇、脈圧上昇を伴う） ※運動選手や高齢者の徐脈：徐脈でも正常の場合がある
		頻脈：100回/分以上	・洞性頻脈（循環血液量の減少や低血圧、運動） ・不整脈（期外収縮、発作性上室性頻拍、心房細動、心房粗動） ・その他：ショック（出血性、敗血症性）、心機能亢進、代謝亢進（炎症）、前負荷減少、交感神経緊張など ※新生児・乳児・幼児の基準値：新生児120～140回/分、乳児110～130回/分、幼児90～130回/分
リズム	整脈	リズム不整（不整脈）結滞（脈拍欠損）	呼吸性不整脈（吸気で早く呼気で遅くなる）、期外収縮（心室性・心房性）、心房細動、房室ブロックなど ※結滞時の測定：結滞の際に心拍と脈拍を同時測定する（聴診器で心拍を聴取しながら脈拍をとる）と、①心音聴取できず脈もない（心室が収縮していない房室ブロック）と、②心音聴取できるが脈がない（心室が収縮しているが血液を駆出できていない期外収縮）、が判別できる
大きさ	動脈拍動の振幅（収縮期血圧と拡張期血圧との差）が一定	大脈	動脈硬化による収縮期血圧の上昇、拡張期血圧の低下、大動脈弁閉鎖不全（速脈を伴う）、甲状腺機能亢進症（バセドウ病）、多血症
		小脈	収縮期血圧の低下、拡張期血圧の上昇、左心室収縮力低下、大動脈弁狭窄（遅脈と左室機能低下を伴う）
		交互脈（大脈と小脈を繰り返す）	動脈硬化性心疾患、心筋症、左心室不全
緊張度	しなやかに伸縮を感じる（動脈を指で圧迫したときの末梢側での拍動の触知の度合い）	硬脈（緊張度が高い）	収縮期動脈圧の上昇 ※血管が肥厚し固く蛇行している場合は動脈硬化（血管壁へのアテローム沈着）が考えられる
		軟脈（緊張度が低い）	収縮期動脈圧の低下

表6 呼吸の観察

	基準	基準からの逸脱（異常）	呼吸の型	解釈（考えられること）
呼吸数と深さ	15～20回/分 約30秒 1回換気量：約500mL	頻呼吸：25回/分以上		発熱・炎症性疾患、疼痛、代謝性・呼吸性アルカローシス
		徐呼吸：12回/以下		頭蓋内圧亢進後の続発、麻酔・睡眠薬投与時の呼吸抑制
		多呼吸：25回/分以上＋深さが増加		運動時や高熱時、過換気症候群、肺塞栓
		少呼吸：12回/分以下＋深さ減少		呼吸中枢活動低下
		過呼吸：呼吸の深さのみ増加		強い緊張、過換気症候群、運動時
		無呼吸：安静呼気時で呼吸の一時停止		睡眠時無呼吸症候群
リズム	一定	呼吸リズムに異常がある場合は、重篤な状況が考えられる		
努力呼吸	認めない	下顎呼吸：下顎を下方に動かして口から空気を取り込もうとする		（一時的）閉塞性睡眠時無呼吸症候群、終末期昏睡
		鼻翼呼吸：鼻翼が呼吸に応じてピクピク動き、鼻孔を広げて空気を取り込もうとする		呼吸困難、気管支喘息重責発作、細気管支炎
		陥没呼吸：胸腔内が陰圧になるために、吸気時に肋間が陥没（図3）		特発性呼吸窮迫症候群（idiopathic respiratory distress syndrome：IRDS）
		肩呼吸：肩を上下させて呼吸（呼吸補助筋である大・小胸筋、前鋸筋の効果を大きくするため）		呼吸困難、換気量不足

杉山光子：呼吸様式．道又元裕監修，見てわかる呼吸器ケア，照林社；2013：100．を参考に作成

図5 陥没呼吸

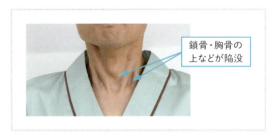

鎖骨・胸骨の上などが陥没

⑥動脈血酸素飽和度（SpO$_2$）

経皮的動脈血酸素飽和度（サチュレーション、SpO$_2$）は、酸素のヘモグロビン（Hb）との結合の度合いを示します。SpO$_2$が低いほど動脈血酸素分圧（PaO$_2$）も低下し（図6）、組織に十分な酸素が行きわたっていないことがわかります。

- 呼吸不全：PaO$_2$が60Torrで、SpO$_2$が90％を切ると呼吸不全と定義され、酸素療法の絶対的適応となります。
- 測定：SpO$_2$はパルスオキシメータのプローブを指先

表7 呼吸音の聴取

異常呼吸音		解釈(考えられること)
呼吸音の減弱・消失		気胸、胸水、肺気腫、気道内腫瘍・異物、無気肺
呼吸音の増強		肺線維症による呼吸困難、気管支炎
呼気延長		閉塞性肺疾患(気管支喘息、COPD*)
断続性副雑音 (湿性ラ音)	捻髪音:パチパチ、チリチリ、パリパリ(髪の毛を擦り合わせたときのような音)	間質性肺炎、マイコプラズマ肺炎、クラジミア肺炎、過敏性肺炎など
	水泡音:ボコボコ(鍋に湯が沸騰しているような音)	肺水腫、肺炎、気管支拡張症、気道分泌物を伴う慢性気管支炎など
連続性副雑音 (乾性ラ音)	いびき音(低調性):ウーウー(低いいびきのような音)	炎症や腫瘍、気道分泌物の貯留による狭窄
	笛音(高調性):ヒューヒュー(口笛のような音)	気管支喘息、細気管支の炎症、腫瘍が原因の分泌物による狭窄
胸膜摩擦音	キューキュー、ギュッギュッ(擦れ合うような音)	胸膜の炎症

＊COPD:chronic obstructive pulmonary disease；慢性閉塞性肺疾患

図6 酸素解離曲線

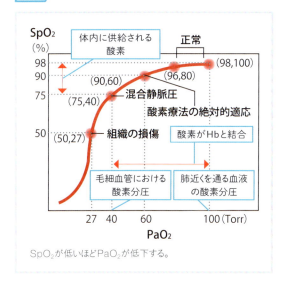

SpO_2が低いほどPaO_2が低下する。

や耳につけて、経皮的に簡便に侵襲なくできます。
- 正常値:96%以上です。

先生ナビ
SaO_2(動脈血酸素飽和度)の"a"は動脈血、SpO_2の"p"はパルスオキシメータにより「経皮的」に測定するという意味です。

4)血圧

血圧とは、心臓から一定のリズムで駆出される血液が動脈の血管壁に与える圧力をいい、収縮期血圧(最高血圧)と拡張期血圧(最低血圧)で表されます(表8)。

血圧は「血圧＝心拍出量×末梢血管抵抗」で表されます。

- **心拍出量**:心臓が周期的に繰り返す収縮は血液を動脈に駆出するポンプ作用を反映します。うっ血性心不全などでは心拍出量が低下し、それに伴って収縮期血圧も低下します。

- **末梢血管抵抗**:血管の弾性や細動脈の収縮状態などが影響します。末梢に浮腫があると血管抵抗が増し、特に拡張期血圧が上昇します。

血圧が高いと血管が破綻しやすくなり、さまざまな疾患を誘発します。原因をアセスメントし、それに応じた対策(食事指導など)を講じていきます。

- **脈圧**:動脈硬化の指標の一つになっています。動脈硬化が進むと脈圧は高くなります。

脈圧＝収縮期血圧－拡張期血圧

5)随伴症状

呼吸・循環器系の異常は生命の危機状態に直結しがちです。その初期に現れる随伴症状を見逃さないようにします。

バイタルサインの測定値に異常がみられた場合は、特に随伴症状の出現にも気をつけます(表9)。

精神的症状として、呼吸困難を訴えたり、末梢に冷汗・湿潤をもたらし血圧が上昇したりすることがあります。注意して観察しましょう。

表8 成人における血圧値の分類

分類	診察室血圧(mmHg)		家庭血圧(mmHg)	
	収縮期血圧	拡張期血圧	収縮期血圧	拡張期血圧
正常血圧	＜120 かつ ＜80		＜115 かつ ＜75	
正常高値血圧	120-129 かつ ＜85		115-124 かつ ＜75	
高値高血圧	130-139 かつ／または 80-89		125-134 かつ／または 75-84	
I度高血圧	140-159 かつ／または 90-99		135-144 かつ／または 85-89	
II度高血圧	160-179 かつ／または 100-109		145-159 かつ／または 90-99	
III度高血圧	≧180 かつ／または ≧110		≧160 かつ／または ≧100	
(孤立性)収縮期高血圧	≧140 かつ ＜90		≧135 かつ ＜85	

日本高血圧学会高血圧治療ガイドライン作成委員会編：高血圧治療ガイドライン2019、日本高血圧学会、2019：表2-7. より許可を得て転載

表9 バイタルサインの異常と起こり得る随伴症状

項目	起こりうる随伴症状
体温の異常	悪寒・戦慄、体熱感、倦怠感、痛み(関節痛、頭痛)など
呼吸の異常	呼吸困難感、咳嗽、喀痰喀出、喀痰の性状変化、喘鳴、胸痛、爪床のチアノーゼ、易疲労性、興奮、意識レベルの低下など
脈拍の異常	呼吸困難感、動悸、胸痛、冷汗、チアノーゼ、末梢の冷感や湿潤など
血圧の異常	高血圧の場合：頭痛、頭重感、胸痛、動悸、めまい、顔面紅潮など 低血圧の場合：めまい、立ちくらみ、頭痛、倦怠感、肩こり、不眠、動悸、発汗、冷感など

4 腹部の状態

腹部のアセスメントでは、腹腔内の臓器の位置や状態、腹水の有無、腸の活動状態などが把握できます。腸の活動状態をみるための腸の蠕動音の聴取では、事前に食事の状態や排便の状態を確認しておきます。

入院中は、環境の変化や活動量の低下、食欲低下や不安感など、さまざまな要因により便秘に傾きがちです。検温の際には、本人から訴えがなくても腹部の様子を観察しておきましょう。

【バイタルサインの測定と観察】

バイタルサインの測定

検温時には、体温測定だけでなく、脈拍、呼吸の測定、呼吸音の聴取、SpO$_2$・血圧の測定というバイタルサインの測定、腹部の観察を行います。

正しい測定のしかたを身につけておくことが重要です。

バイタルサインの測定と観察の実際の流れ

必要物品

1. パルスオキシメータ
2. 時計（ストップウォッチ）
3. 消毒用アルコール綿　2枚
4. 体温計
5. トレイ
6. 血圧計（アネロイド式など）
7. 手指消毒薬
8. 膿盆
9. 聴診器（ステート）など

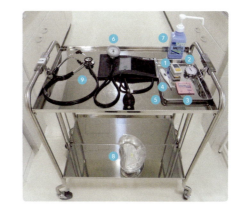

バイタルサインの測定と観察の場面

① 測定前の準備

実際の流れ

手順1　援助者の準備：手を洗う

- 手を洗った後、手を温かくしておく。

手順2　必要物品を準備する

- 物品に故障、電池切れ、その他の不備がないかを点検する。

手順3　患者さんにバイタルサインの測定について説明する

- バイタルサインの測定の目的・方法などについて説明し、同意を得る。
- 少なくとも30分以上安静にしていたか（飲食や運動、喫煙などしていなかったか）、便意・尿意の有無を確認する。

 バイタルサインは、自律神経の影響を受けるため、身体活動や精神的興奮などによって常に変動しています。正しい測定結果を得るためには安静が必要です。

- 食後や入浴、運動後は、30分以上経ってから測定する。

55

① 測定前の準備

手順4 │ 観察ができる環境を整える

- 室温や湿度、気流を確認する。
- プライバシーが守られるよう、必要に応じてベッド回りのカーテンを閉める。

手順5 │ 安楽な体位にする

- できるだけ良肢位に近づける。また、患者さんにリラックスしてもらえるように説明する。

② 体温の測定

実際の流れ

手順1 │ 体温測定部位を選択する

- 測定部位は、皮膚が重なり外気と触れることが少なく動脈が付近を走行している腋窩や、体腔内(口腔、外耳道、直腸、膀胱など)など核心温度に近い部位を選択する。
- **側臥位の場合**：下になっている側は圧迫により血流が減少し体温が低く測定されるため、避ける。
- **麻痺がある場合**：麻痺側は血液循環が滞りやすく健側に比べ測定値が低くなるため、健側で測定する。
- **測定部位の発汗**：体温測定部位(腋窩)に発汗がないかを確認し、発汗していればタオルで汗を拭き取る。測定中の発汗は無視してかまわない。

 発汗があると、気化熱により体温が奪われて低い値が測定されてしまうためです。

手順2 │ 体温計を当てる

- 消毒用アルコール綿で体温計を消毒する。
- 腋窩の最深部に体温計の感温部が当たるように、下から30〜45度の角度で挿入する。
- 患者さんが自分で挿入できる場合は挿入してもらい、正しく挿入されたかを確認する。
- 腋窩を閉鎖する。

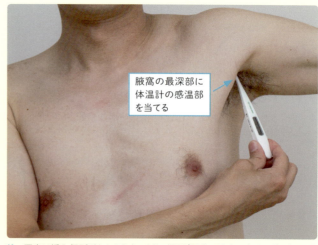

腋窩の最深部に体温計の感温部を当てる

注：写真は挿入個所がわかりやすいように撮影(通常は臥床で寝衣を着用)。

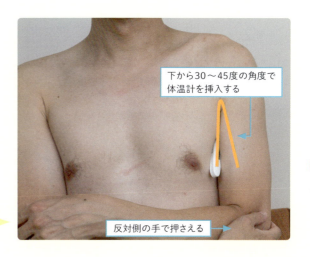

下から30〜45度の角度で体温計を挿入する

反対側の手で押さえる

先生ナビ
測定する側の上腕のみで脇を閉めようとすると、筋緊張により腋窩に空間が生じて体温計が密着しないため、反対側の手で上腕を押さえてもらうようにしましょう。
　腕力がなかったり、麻痺がある患者さんの場合は、看護師が軽く押さえます。

手順3　体温を測定・確認する

- 測定部位により温度差があるので、注意する。
- アルコール綿で体温計を消毒し片づける。
- 体温の異常を認めたら、随伴症状（皮膚の湿潤、発汗、悪寒・戦慄など）がないかを確認する。

体温測定部位による差

腋窩温 ＜ 口腔温・鼓膜温 ＜ 直腸温
　　　（＋0.2℃）　　　（＋0.3℃）

③ 脈拍の測定

実際の流れ

手順1　触知する動脈を選択する

- 動脈が浅く走行している部位を選択する（通常は橈骨動脈）。

なぜ 脈を触れることができる動脈は図に示すとおりいくつかありますが、橈骨動脈は心臓に近く衣服に覆われることも少なく、脈拍測定に適しているためです。

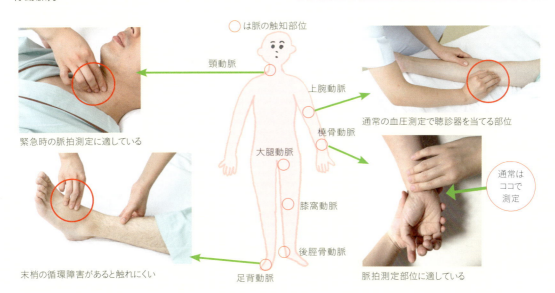

○は脈の触知部位

頸動脈 — 緊急時の脈拍測定に適している
上腕動脈 — 通常の血圧測定で聴診器を当てる部位
橈骨動脈 — 通常はココで測定
大腿動脈
膝窩動脈
後脛骨動脈 — 脈拍測定部位に適している
足背動脈 — 末梢の循環障害があると触れにくい

バイタルサインの測定と観察の場面

③ 脈拍の測定

| 手順2 | 患者さんに脈拍を測定することを説明する |

- しばらく話をせずに測定することを説明する。
- 脈拍測定の後、続けて呼吸数もみる場合は2分間かかるため、正確に測るため少し時間がかかることを事前に伝えておく。

| 手順3 | 測定する |

- 動脈の走行に合わせ、示指、中指、薬指の指腹部を当てる。

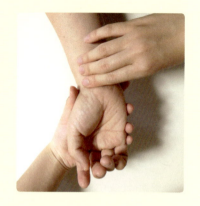

 母指を用いないのは、自分の母指血管の拍動を患者さんの脈拍と誤る可能性があるためです。

- 1分間、脈拍を正確に測定する。
- リズム・大きさ・血管壁の形状（緊張度）を観察する（p.51、表5参照）。
- 脈拍欠損（結滞）を認めたら、心拍と脈拍を同時測定する（p.51、表5参照）。

④ 呼吸の測定

実際の流れ

| 手順 | 呼吸を測定・確認する |

- 患者さんには呼吸を測定されていることを意識させないように、脈拍を触れながらそのまま呼吸を1分間測定する。
- 呼吸数を数えながら、呼吸のリズム・深さ、努力呼吸の有無をみる。
- 体位による呼吸変化などがないか、確認する。

 先生ナビ 呼吸に異常がある患者さんや心不全の患者さんは臥位で苦しくなる場合があるため、普段からどのような体位で呼吸しているかも把握しておきましょう。

⑤ 呼吸音の聴取

実際の流れ

| 手順1 | 着衣を脱いでもらい、胸部を露出する |

- プライバシーに注意する。
- 口を軽く開けて、軽く深呼吸をするように促す。

| 手順2 | 聴診器のチェストピースを手で温める |

| 手順3 | 聴診部位に聴診器を当てる |

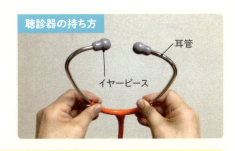
聴診器の持ち方

- 聴診器の耳管の向きを写真のようにして持ち（イヤーピースの角度がやや前方を向いた形、「ハ」の字の形）、イヤーピースを耳に装着する。向きを逆にすると、音が聴こえにくくなるため、注意する。
- 装着後、音が聴こえているか必ず確認する。

 先生ナビ チェストピースを回転させて膜型とベル型を使いわけます。聴診器を使用する際は必ず確認しましょう。

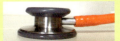 膜型チェストピース使用　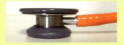 ベル型チェストピース使用

\ コツ /
聴診器の当て方のコツ

聴診部のチェストピースの膜面を皮膚にしっかり押しつけるように当てる。このとき、膜面全体を均等に密着させることが大切である。持ち方は、写真のいずれの方法でもよい。

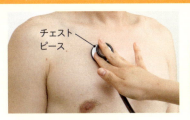 チェストピース　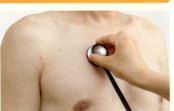

| 手順4 | 呼吸音を聴取する |

- 口でゆっくり深呼吸してもらい、「吸って」「吐いて」と声をかけながら、必ず呼気と吸気を観察する。
- 左右交互に比較しながら、前胸部と背部、側胸部を、肺尖から肺底部に至るまで胸部全体を聴診する。
- 呼吸音が小さく聴き取りにくいときには、深呼吸を促す。

肺の位置と呼吸音の聴取部位　①→⑭の順に聴取する。

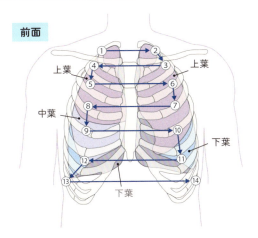
前面

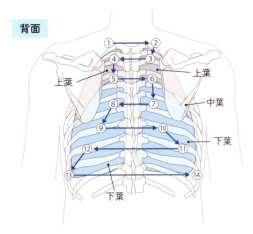
背面

⑤ SpO_2 の測定

実際の流れ

手順1 | パルスオキシメータを装着する

- パルスオキシメータを装着する部位に冷感がなく、マニュキュアやつけ爪がついていないことを確認し、装着する。

手順2 | 測定する

- 爪側から赤い光が当たるように装着し、脈波の感知、SpO_2測定値が安定したら、脈拍数とSpO_2値を読み取る。

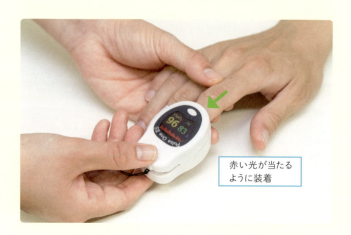

赤い光が当たるように装着

⑥ 血圧の測定

実際の流れ

手順1 | 普段の血圧および服薬状況を確認する

手順2 | 作業域を確保し、患者さんの準備をする

- 測定部位を選択し、露出させる。寝衣で測定部位が圧迫されるようであれば脱ぐ援助をする。
- マンシェットを巻き、心臓と測定部位が同じ高さになるかを確認する。
- マンシェットを巻く位置は肘関節から2～3cm上に、ゴム嚢の中心が上腕動脈と一致するように巻く。また、マンシェットを巻いたとき、指1～2本が入る程度に巻く。
- <u>水銀血圧計</u>：最近では使われなくなってきているが、使用する場合は、水平で、倒れる可能性の低い場所に置く。

肘窩から2～3cm
ゴム嚢の中央線
上腕動脈の位置

マンシェットの幅は上腕の約2/3。指1～2本入る程度にゆるく巻く

先生ナビ
麻痺側は血流が悪いため正しく測定できません。健側で測定します。
上腕に外傷などがあって測定できない場合は、大腿や下腿で測定します。測定部位の太さに応じた幅の広いマンシェットに取り替えましょう。

手順3　測定する

①触診法
- 橈骨動脈または上腕動脈を触診しながら加圧し、脈が触れなくなる圧力を読み取る(p.53参照)。
- 普段の血圧がわからない場合は、触診法を行ってから聴診法で測定する。

> **なぜ** 聴診法で測定すると、聴診間隙がある人の場合、収縮期血圧を読み誤ることがあり、必ず触診法で収縮期血圧を確認する必要があります。

②聴診法
- 肘関節の上腕動脈を触れて確認する。
- チェストピース（聴診器の膜面）を肘関節の上腕動脈上に当て、送気球のネジを閉めて普段の収縮期血圧（または触診法での測定値）より20〜30mmHg程度高い圧力まで、すばやく加圧する。
- 約2mmHg/秒のスピードで減圧し、圧迫を解除していくと血流が再開する。
- 血流が再開し始めたとき圧迫により乱流となるため、心臓の駆出に合わせて音（コロトコフ音）が生じる。コロトコフ音の聴こえ始め（収縮期血圧）と消失したとき（拡張期血圧）の値を読み取る。
- 拡張期血圧が読み取れたら送気球のネジを全開にし、一気にマンシェットの空気を抜いて外す。

先生ナビ 聴診法の収縮期血圧は触診法の値よりやや高くなります。これは音の伝導のほうが触知するより早いからです。

血圧値に影響する要因

血圧値に影響する測定時の要因があるため、以下の点などに注意します。
- **マンシェットの幅**：幅が広いと実際の血圧値より低い値となり、幅が狭いと高い値になります。
- **血流の障害**：寝衣で腕が締めつけられていると血流が障害され、低い値になります。
- **末梢のうっ血**：何度も測定し直したり、減圧する速度が遅すぎたりすると、末梢のうっ血のため拡張期血圧が高くなります。
- **衣服**：重ね着されていると、衣服がクッションとなって高く測定されます。

コロトコフ音とスワン点

コロトコフ音とは、マンシェット動脈内圧より高い圧を加えた後に、徐々に減圧していくと、心臓側の血管から勢いよく血液が末梢側に流れ出すときに起こる渦流によって生じる血管音です。

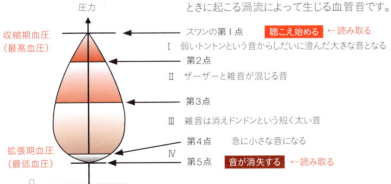

⑥ 血圧の測定

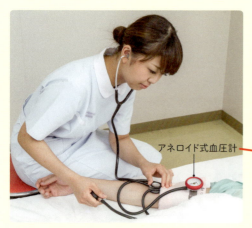
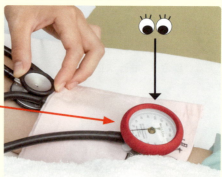

ゲージは正面から見える位置に
アネロイド式血圧計

- アネロイド式血圧計を使用する際は、ゲージを正面から見えるように配置して（写真右）目盛りを読み取る。
- 測定部位と心臓の高さが一致しているか、ゴム嚢の中心と上腕動脈が一致しているか確認する。
- チェストピース（聴診器の膜面）を肘関節の上腕動脈上に当てているか確認する。

⑦ 腹部の観察

実際の流れ

手順1　問診を行う

- 腹痛や膨満感の有無や、排泄の状況を問診する。
- 通常の排便パターンや便の性状を把握しておくことも重要である。

> **先生ナビ**
> 腹部の観察の順番は、①問診→②視診→③聴診→④打診→⑤触診です。これは、打診や触診により物理的刺激を加えると、腸管の動きに変化が出たり、腹部の痛みによりその後の観察に影響が出たりするためです。そのために、侵襲の少ないものから実施します。

手順2　視診を行う

- 腹部をよく観察できるように、膝を伸ばして腹部を露出する。
- 腹部に、腹部膨満、腫瘤、発疹、手術瘢痕、静脈怒張、皮膚線条などがないか視診する。

手順3　聴診を行う

- 臍の周辺の1か所にチェストピース（聴診器の膜面）を当て、腸蠕動音が亢進しているか、減弱しているかを聴診する。
- 1分間に5回以上、腸蠕動音が聴取できるのが正常である。5回/分未満で減弱、まったく聴取できなければ消失となる。

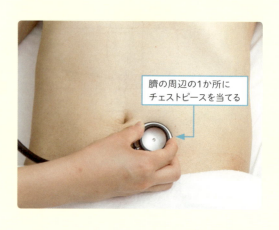

臍の周辺の1か所にチェストピースを当てる

手順4　打診を行う

- 患者さんの膝関節と股関節を屈曲させて、腹筋をゆるめる。
- 腹部全体（9か所：左季肋部、左側腹部、左鼠径部、恥骨上部、臍部、心窩部、右季肋部、右側腹部、右鼠径部）を打診する（下図参照）。
- ガスが貯留していると鼓音が聴かれる。
- 痛みがある部位は、最後に実施する。

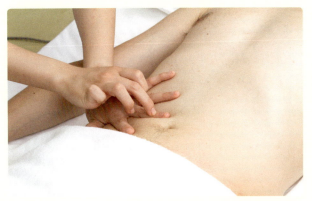

軽く置いた左手（利き手ではない手）の中指（遠位指節間関節）の背面に、右手（利き手）の中指先端で垂直に叩打する。その際、右手（利き手）首のスナップをきかせるとよい。

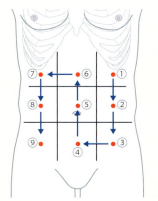

①左季肋部→②左側腹部→③左鼠径部→④恥骨上部→⑤臍部→⑥心窩部→⑦右季肋部→⑧右側腹部→⑨右鼠径部の順で行う。

手順5　触診を行う

- 患者さんの膝関節と股関節を屈曲させて、腹筋をゆるめる。
- 浅い触診：皮膚を1〜2cm押し下げる。圧痛、弾性などを診るほか、表在性の腫瘍などを触れる。
- 深い触診：両手で皮膚を3〜5cmの深さまで押し下げる。内部臓器の位置、圧痛の部位、腫瘍の有無・可動性などを診る。
- 腹膜炎を起こしていると、圧痛部を徐々に圧迫し、急に手を離したときに痛み（反動痛）が出る（ブルンベルグ[Blumberg]徴候）。
- 痛みがある部位は、最後に実施する。

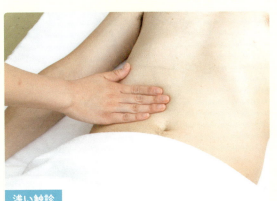

浅い触診

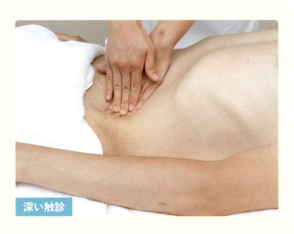

深い触診

⑧ 測定後の片づけ

⑧ 測定後の片づけ

実際の流れ

| 手順1 | 患者さんの体位・寝衣を整える

| 手順2 | ベッド周囲の環境を整える

- 測定のために移動した患者さんの私物やオーバーテーブル、床頭台、カーテンなどを患者に確認しながら適切な場所に配置する(p.28「図3 環境整備時のチェックポイント」参照)。
- 使用した物品を片づける。患者さんに直接触れた聴診器のチェストピースや自分が用いたイヤーピースなどをアルコールで清拭する。

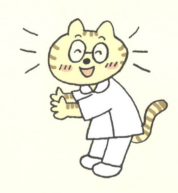

【バイタルサインの測定と観察】

学生の受け持ち事例から学ぶケアリング

不安を抱く患者さんのバイタルサインの測定をする場面から

学生の語り

私は、胆嚢炎のため手術目的で入院してきた80歳のBさんを受け持ちました。Bさんは高齢を理由に手術を拒否されていましたが、ようやく承諾され、明日手術することになりました。

そこで私はバイタルサインの測定の際にBさんの不安を聞かなければと思って訪室しました。しかし、Bさんを前にすると何も聞けずじまいで、心臓がどきどきしたまま、バイタルサインの測定を始めてしまいました。脈拍数は92拍/分、呼吸回数は23回/分でした。明らかにいつもより高めでしたが、そのまま血圧も測ると168/104mmHgでした。あっと思って顔を持ち上げると、そこには口元をぎゅっと絞めて天井を凝視しているBさんの顔がありました。しまった、Bさん緊張しているんだ、そう察知すると、自分の顔がかぁっと熱くなるのを覚えました。すると先生が私の肩にやさしく触れて、大きくうなずいてくれていました。

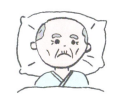

あなたならどうするか考えてみましょう

【先生からのヒント】
- 測定で大切なことはスピード？ それとも正確さ？
- そのとき、あなたはどんな状態だったか？

▶ ⓐ 条件を整えて正確な値を測定することが大切。緊張は測定値に影響するため、取り除かなければなりません。
ⓑ 過度に緊張していた。それが患者さんにも伝わったと思われる。

学生の語り

やさしく触れ、うなずいてくれている先生を見て、我に返った私は、ゆっくり深呼吸を2〜3回しました。すると、すっと気持ちが楽になってきたのを感じました。そして「Bさん、いつもより少し高めだったので、ちょっと深呼吸をしてから、もう一度測らせてください」と言って、Bさんの腹部に手を当てて、ゆっくり長く息を吐くのを3回誘導しました。

Bさんの緊張した表情はふっと和らぎました。血圧を測定すると138/90mmHgに下がっていました。Bさんは「本当は明日の手術が怖くってね。でも少し緊張がとれたよ」と語ってくれました。

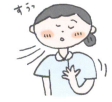

この事例から学ぶポイント

【自分をケアする（調える）】
看護師の緊張や動揺などの感情は相手に伝わるものです。ケアする前には、必ず自分の背筋を伸ばして「からだ」の緊張を解き、しっかりと腹から息を吐き出して「呼吸」をし、自分の「心」を調えましょう。自分を調えケアすることが、人をケアする始まりです。

【正確な知識と技術】
ケアリング実践の前提として正確な知識と技術が必要です。バイタルサインの測定では、特に交感神経系の緊張の影響を受けやすいため、食事や運動、便意・尿意などはもちろん、精神的な緊張についても、患者さんの声のトーンやスピード、表情や皮膚の紅潮、落ち着きのなさや筋緊張などを、すみやかにキャッチし、リラックスを図りましょう。

【リラクセーションを図る呼吸法のすすめ】
数回の腹式呼吸を促すだけでも緊張緩和に効果的です。特に十分な吐息を誘導することがポイントになります。

よくある困ったQ&A

Q すでに自分で測定したと言われた

体温を測定しようとしたら、患者さんが「自分で体温測定はしました」と言いました。もう一度測定したほうがよいでしょうか？

A 医療者が正確に測定する、もしくは測定できていることを確認することが原則です。

いつも自分で測定している人かもしれないため、指導者にその患者さんはいつも自分で正しく測定でき、その値を信頼して情報として得ているのかを確認しましょう。もしそうでないのならば、再度測定させてもらいましょう。

Q 血圧測定の減圧ネジの操作がうまくいかない

血圧測定の際、減圧ネジの操作がうまくいかず、収縮期血圧が正確に測れたか自信がないときは、どうすればよいでしょうか？

A 患者さんに素直に謝罪し、再度測定させてもらえるようお願いしましょう。

一度腕が圧迫されたので腕をさすり、十分うっ血を取り除いてから再度測定します。何度も血圧を測定して苦痛を与える可能性がある場合は、けっして無理強いをせず、測定をあきらめ、指導者に報告しましょう。

減圧ネジの動きが悪い場合は、あらかじめ潤滑油を一滴落とした後、ネジを動かし、なじませます。

Q 「私、大丈夫かな？」と患者さんにたずねられた

検温後に、「私、大丈夫かな？」と患者さんにたずねられました。どのように返答したらよいでしょうか？

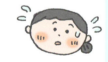

A 「大丈夫です」と安易に答えず、まず患者さんの知りたいこと・不安なことを把握しましょう。

「大丈夫です」と答えがちですが、安易に答えることは非常に危険です。「大丈夫」とは何についてたずねられているのでしょうか。

患者さんに「何か不安なことや困ったことがあるのですか？」と逆にたずねてみましょう。そのうえで自分で答えられることを判断します。そして指導者や担当看護師に患者さんにたずねられた内容と自分の対応を報告しましょう。

Q 指導者の測定方法が教わった方法と違う

脈拍測定や呼吸数測定の際、指導者は30秒測定して2倍したり、20秒測定して3倍にしたりしています。私もそのような方法で測定してもよいでしょうか？

A 測定値の単位は「回/分」で、1分間測定することが基本です。基本の方法で測定しましょう。

2倍法や3倍法では脈拍数の誤差が生じます。また、不整脈のある患者さんでは、それを取り逃してしまう危険性もあります。

指導者は患者さんの状態を熟知し、影響を考えたうえでその方法を実施していると考えられます。学生のあなたの場合は、1分間、きちんと測定しましょう。

バイタルサインの測定と観察の場面

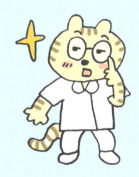

My note

10：30
記録物からの情報収集の場面

① 記録物から情報を得る ……………………… P71
② 必要な情報の種類と優先順位 ………… P71
③ 電子カルテからの情報収集 ……………… P71
④ 検査データの記録 ………………………… P72
⑤ 記録の記載 ………………………………… P73

何をするの？

●患者さんに関する情報を記録類からも収集します。
●記録物からの情報収集の場面で大切な点は、看護の記録だけではなく、医師をはじめとする他職種の記録や検査データなど幅広い記録物から収集することです。

なぜするの？（目的）

●記録物は、患者さんの"今"に起きている事象（生活に現れている現象や問題）にいたる根拠となります。看護はもちろん他職種の視点から収集されたすべての情報を収集することで、患者さんが抱えている問題と、その原因および今後起こりうる危険性などのアセスメントに役立てることができ、患者さんの全人的理解を助けます。

NavigationPoint
ナビゲーションポイント

情報収集のスキル
- 記録物から情報を得る。
- 情報を記録に残す。

必要な情報の種類と優先順位
- 看護実践に必要な情報を知っておく。
- 情報収集の優先順位を理解する。

電子カルテからの情報収集
- 知りたい情報のある場所を知っておく。

記録の記載
- 規則に従い、情報を記録に記載する。

アセスメントに必要な基準値
- 患者さんのデータと基準値を照合して判断する。

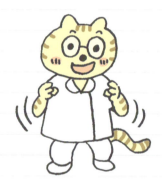

【記録物からの情報収集】

情報収集のスキル

1 記録物から情報を得る

看護記録や医師および他職種の記録などから情報収集し、そこから得られた情報をもとに、患者さんの"今"に起きている事象(生活に現れている現象や問題)の原因(根拠)や今後起こりうる危険性についてアセスメントします。

患者さんとのコミュニケーションで得られた主観的情報も、患者さんに起きている問題の根拠を示す情報として重要ですが、記録物から得られた情報は援助者が観察した情報と同様に客観的情報として重要な判断材料になります。したがって記録物からの情報はいつの時点の情報かを必ず確認し、患者さんの病状や生活諸側面の変化のプロセス(経過)として把握する必要があります。

2 必要な情報の種類と優先順位

看護を実践するうえで必要となる情報は多岐にわたります。以下に主な情報をあげます。情報収集の優先順位は図1に示します。

1) 疾患や治療に関するもの

医学的診断、検査結果、経過表、治療方針・治療内容、入院までの経過(現病歴・既往歴)、入院後の経過など。

2) 患者さんの生活に関するもの

生活歴、職業、家族背景、趣味・嗜好、信仰、経済状況、性格、思い、キーパーソン、日常生活動作(ADL)など。

3) 症状や疾患などの受けとめに関するもの

自覚症状、ストレス、活動・睡眠状況、病識、治療への期待など。

3 電子カルテからの情報収集

1) 電子カルテとは

- **電子カルテ**:パソコンなどの機器を用いてカルテ(診療録)を記述し、その情報を電子媒体に保存するシステムをいいます。
- **電子カルテ導入の経緯**:1999年に厚生省(現在の厚生労働省)が「診療録等の電子媒体による保存について」という通知で、一定の基準を満たせば診療録の電子媒体への保存を認めるとしました。これを契機に医療施設のIT化が進みました(図2)。

2) 情報収集にかかわる主なシステム

情報収集にかかわる主なシステムには、オーダリングシステム、電子カルテシステム、看護支援システムがあります(表1)

3) 電子カルテから情報収集するには

電子カルテからの情報収集も紙カルテからの情報収集も、基本は同じです。しかし、電子カルテでは、パソコンの操作に慣れておくことや、知りたい情報がどこを開けばわかるのかを知っておくことが大切です。各情報は次のような流れで情報収集するとよいでしょう。

- **入院前の生活状況**:患者プロフィール(基本情報)から情報収集します。
- **治療内容**:診療記録から治療方針に関する情報収集を行い、実際にどのような治療が行われているのかを内服指示や注射指示、食事指示といったオーダ

図1 情報収集の優先順位

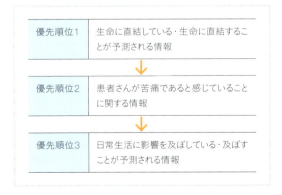

優先順位1	生命に直結している・生命に直結することが予測される情報
優先順位2	患者さんが苦痛であると感じていることに関する情報
優先順位3	日常生活に影響を及ぼしている・及ぼすことが予測される情報

リングシステムから情報収集します。
- 治療の結果：検査結果レポートや経過表の観察結果で確認します。
- 情報の共有：電子カルテは、さまざまな部門や職種から発信された最新情報を共有できる利点があります。医師や看護師からの情報のみではなく、多くの専門家からの情報を収集するようにしましょう。
- 情報漏洩の防止：電子カルテを開く際には、ID番号とパスワードが必要になります。使用の際は、施設の電子カルテ使用上の注意事項を厳守し、情報漏洩がないようにしなければなりません。

4 検査データの記録

ここでは特に臨床でしばしば見かける心電図検査やX線検査を取り上げ、その基本をおさえます。

1）心電図の基礎知識

心臓は、右心房にある洞結節から、かすかな電気が流れることによって拍動しています。洞結節から発生した電気刺激は「洞結節－心房－房室結節－ヒス束－脚（左脚と右脚）－プルキンエ線維－心室筋」と伝わります。

- 心電図検査とは：体表面に電極を装着し、心臓で発生する微小な電気を取り出して記録する検査です。
- 心電図の基本波形：P波、QRS波、T波、U波よりなります。
  ・P波：心房の興奮（収縮）。
  ・QRS波：心室の興奮（収縮）。
  ・T波：心室の回復（拡張）。
  ・U波：成因はいまだにわかっていません。
- 正常心電図波形のポイント：P波、QRS波、T波が正しく規則的に現れて、一定のリズムで繰り返される（図3）。心拍数：60～80回／分（成人）。

2）X線画像読影の基礎知識

X線画像と聞くと白と黒の画像を思い浮かべる人は多いのではないでしょうか。それでは、この白と黒は何を表しているのでしょうか。それは、X線が身体を通過

表1　情報収集にかかわる主なシステム

システム	内容
オーダリングシステム	診察予約、検体・病理・生理検査、手術、処方、注射、食事　など
電子カルテシステム	診療録、経過表、患者基本情報、検査レポート、手術記録　など
看護支援システム	患者プロフィール、看護記録、看護計画、看護要約、看護指示　など

図2　電子カルテイメージ（例）

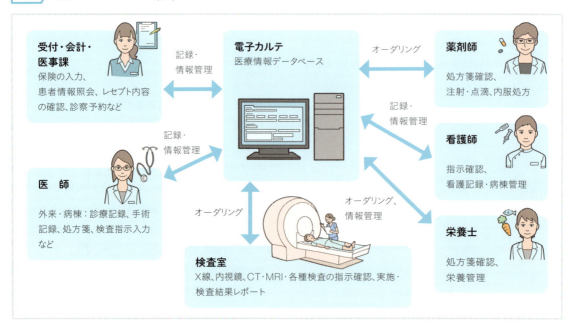

したときのX線の通りやすさを白黒の濃さとして表しているのです（図4）。

一般的にX線が通りやすいのは空気を多く含んでいる肺で、X線画像では黒くなります。一方、X線が通りにくいのは空気の少ない心臓、骨、血管、胃などの臓器で、X線画像では白くなります。

3）MRI読影の基礎知識

人体の断面像を、CT（computed tomography：コンピュータ断層撮影）がX線を利用して撮るのに対し、MRI（magnetic resonance imaging：磁気共鳴画像）は磁力と電磁波を用いて撮ることができます（図4）。代表的なMRIの撮像法にT1強調画像とT2強調画像があり、表2のような特徴があります。

5 アセスメントに必要な検査基準値

情報収集をしたら、バイタルサインの測定結果や検査データなどを基準値と照合し、患者さんの状態が健康な状態から逸脱していないかどうかを判断します。

アセスメントに必要な検査基準値はp.214参照。

6 記録の記載

収集した情報の記録の記載については、学校ごとに決まりごとがある場合はそれに従います。

- **記録用紙**：収集した情報は、学校で定められた用紙に記載しましょう。病院のカルテに記載したり、電子カルテに入力したりすることは厳禁です。
- **記載方法**：記載する際は、誰が見てもわかるように簡潔に記載します。略語などの使用も注意が必要です。ボールペンで記録して間違えた場合は二重線を引き、訂正印を押して修正します。看護記録やカルテは、記録の改ざん防止の観点から修正液の使用は厳禁となっています。

文献
1) 日本看護科学学会看護学学術用語検討委員会編：看護行為用語分類　看護行為の言語化と用語体質の構築, 日本看護協会出版会, 東京, 2005：198.
2) 牧潤二：できるナース・ブック　ナースのための電子カルテ運用マニュアル　看護が生き生きする医療情報システム化への道, 医学芸術社, 東京, 2002.

図3　正常心電図波形

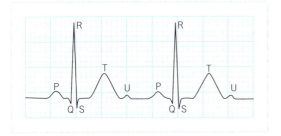

表2　MRIの代表的な撮像法

画像の映り方	T1強調画像	T2強調画像
白く映る ↕ 黒く映る	脂肪 筋肉 脳白質 脳灰白質、浮腫 水	水 脂肪 脳灰白質、浮腫 脳白質 筋肉

図4　胸部のX線写真と頭部のMRI写真（イメージ）

胸部X線写真

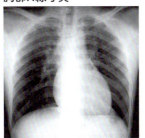

頭部MRI写真

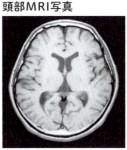
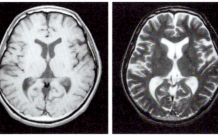

T1強調画像　　T2強調画像

よくある困ったQ&A

Q カルテをスマートフォンやタブレットで撮影してもいいでしょうか？

カルテに記載されている内容を書き写すのが大変なので、カルテや電子カルテの画面を撮影したいのですが、よいでしょうか？

A カルテ（電子カルテの画面を含む）に記載されている情報は、すべて個人情報で取り扱いに細心の注意が必要です。

たとえ患者さんの氏名が記載されていなくてもスマートフォンやタブレット端末、カメラなどで撮影することは厳禁です。

特にスマートフォンやタブレット端末は、インターネットに接続する機能があり、撮影した画像がインターネットやSNSに流出する危険性があります。一度、個人情報を含む画像が流出してしまうと完全に削除することが難しく、取り返しのつかないことになってしまいます。

カルテに記載されている情報を記録用紙に書き写すことは大変かもしれませんが、必要な情報を見極めることで書き写す情報量は減るはずです（次のQ&A参照）。

Q どこまで情報収集したらよいかがわからない…

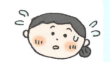

情報収集をしているうちに、すべてが大切な情報に思えてきてしまい、丸写しをしてしまいます。どこまで情報収集をすべきでしょうか？

A 何のためにどのような情報を、何から収集すればよいか（優先順位）を思い出しましょう。

カルテには膨大な情報が入っていますが、すべての情報を書き写す必要はありません。患者さんに必要な援助を導き出すため、何のために、どのような情報を、どのような優先順位で情報収集すればよいか思い出しましょう。

疾患による症状やバイタルサインの測定結果および検査結果、治療内容・治療方針は、経過が読みとれる程度に抜粋しておきます。医師からの病気についての説明は、きちんと把握しておきましょう。

入院前の生活状況や入院後に学生が受け持つ前までの患者さんの生活状況および看護に関する情報は、生活の変化や看護の成果がわかるように収集します。

10:30
清潔にすることへのケア場面

① 清拭 P85
② 清拭の各部の拭き方 P88
③ 洗髪 P91
④ 部分浴（ベッド上の足浴） P95
⑤ 入浴・シャワー浴 P98

何をするの？

●患者さんが自分で清潔行為が行えず他者の援助を必要とする場合、清拭や洗髪、足浴などの清潔ケアを行います。
●患者さんが少しでも自分で自分の清潔が保持できるようにケアします。

なぜするの？（目的）

●身体各部の清潔を保つことは、感染や皮膚の損傷などを予防するだけでなく、爽快感や心地よさを得るとともに個人の尊厳を守ることにもつながります。

NavigationPoint
ナビゲーションポイント

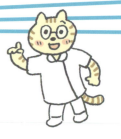

ケアリング

患者さんの五感にはたらきかける
- 誰もが心地よいと感じる刺激や患者さんの好み（個別性）の刺激になるように配慮する。

患者さんの心地よさを追求する
- 患者さんの心に触れるケア（人間関係の構築）を行う。
- 常に今の患者さんの状態を確認する。
- 具合が悪くないか、ケアをしても大丈夫かを確認する。
- ケアは、患者さんと協力し、心を合わせて行う。
- 力の強さ、スピード、温度の加減などを患者さんに確認しながら行う。

アセスメント

清潔ケア前
- 身体の清潔状態
- 清潔行為に影響する患者さんの健康状態と治療内容
- 清潔習慣
- 清潔にする行為の自立状態
- 清潔にする行為への意欲・心理状態
- 清潔援助設備や人的資源
- 清潔ケア方法の選択

清潔ケア中
- 全身の汚れの程度や異常の有無
- 病状の進行や治療による副作用の徴候の有無
- 心理的・社会的側面の重要な情報
- 清潔にする行為の自立性
- 心身の反応（寒気、羞恥心）

ケア技術

湯の調整
- 清拭をするベースンの湯の温度は50℃程度とする。
- 入浴・足浴・洗髪の湯の温度は38〜41℃とする。
- ややぬるめの温度から始め、患者さんに確認しながら温度を高くしていく。

拭く順序
- 清潔度の高い部位から低い部位へと行う。
- 遠位から近位へと行う。

タオルの外し方・保温の仕方
- タオルを外すときは、上から下へ押さえて拭き下ろしながら保温用タオルで覆う。
- 気流を起こさないように注意する。

タオルの扱い
- タオルは拭く（蒸す）ときの大きさにたたんでから、しっかりと絞る。
- 絞ったタオルは、拭く直前まで広げない。
- 拭くときはタオルを皮膚から離さない。
- 適度な強さとスピードでリズミカルにしっかりと拭く。
- 蒸す場合は、タオルを厚め・広めにし、程よく圧迫する（もしくはマッサージ）。
- 石けん拭きは小さいウォッシュクロスを用いる。
- 石けんは、しっかり泡立てる。
- 拭き取りには、厚め・広めのタオルを用いる。

【清潔にすることへのケア】

ケアの目的

1 患者さんにとっての清潔とは

　身だしなみを整え、清潔を保持する行為は健康であれば誰もが当たり前に行っている行為ですが、病気や障害によって自分でできなくなったときは、かなりの苦痛を伴います。

　抵抗力が低下した患者さんは、さまざまな皮膚トラブルや感染症などが発症する可能性が高まります。また、汚れによる瘙痒感や悪臭などの不快症状の出現が、心理的・社会的にマイナスにはたらき、闘病意欲の低下をもたらすこともあります。

2 清潔にすることへのケアの目的

　生理的側面、心理的側面、社会的側面それぞれに目的があります。

1) 生理的側面

- 汚れの除去によって、皮膚・粘膜などを保護し、生理機能(保護作用・知覚作用・体温調節作用・呼吸作用・分泌作用・吸収作用)を正常に保ちます。
- 瘙痒感などの不快症状を取り除きます。
- 皮膚を摩擦することによって、マッサージ効果が得られます。
    - 血管への作用：皮膚血管は拡張し、血行が盛んになります。反射的に深部の血管も拡張して疲労物質や病的産物の排出が効果的に行われます。
    - 筋および神経への作用：適度なマッサージによって筋肉の緊張が反射的に高まり、他動的に筋を運動させるとともに神経末端部を刺激します。
- 関節拘縮や筋力低下を予防し、それらの運動を維持します。

2) 心理的側面

- 気分爽快となり、自分に自信や誇りをもつことができます。
- 心の安寧が得られ、健康感や回復意欲が高まります。
- ケアをとおして、心身のリラクセーション効果が得られます。
- 清潔行為の習慣化(1日、1週間)によって、生活全体にリズムや豊かさが生まれます。
- スキンシップ(触れることによるコミュニケーション)が得られます。
- 神仏に祈る前に身を清めるという宗教的儀式(清め、みそぎ)となります。
- 心地よい清潔ケアによって清潔が保たれて気分が一新すると、病気や障害による苦痛を受けとめ、前向きな感情や思考が生まれる可能性が高まります(この前向きな感情や思考は、看護者との人間関係にも大きく関与し、患者さんが不安や悩み、困ったことを相談するきっかけともなります)。

3) 社会的側面

- 積極的に人や社会とかかわれるようになります。
- 清潔行為の場をとおして、憩いの場・交流の場をもつことができます。

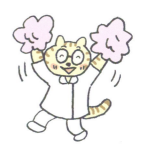

【清潔にすることへのケア】

ケアリング

1 患者さんの五感にはたらきかける

生活行為の援助技術のほとんどは「触れること、見守ること、聴くこと、語ること、嗅ぐこと、傍にいること、行うこと」を介して行われます。

石けんのやさしい香り、シャワーの爽やかな音、温いタオル……、これらは患者さんの五感へのはたらきかけであり、ケアリングそのものです。

- **五感へのはたらきかけ**：一般に誰もが心地よいと感じる刺激や患者さんの好み（個別性）の刺激を行います。
- **清潔ケアのケアリング**：ケアする人とケアされる人との間で、互いのエネルギーの振動数が同調し合うものです。たかが清潔ケアと考えていると、両者間に心と体の交流は生まれません。患者さんの息づかいに耳を傾けながら、単なる体ではなく心に触れる気持ちでケアを行うことが大切です（マメ知識「トランスパーソナル・ケアリング」参照）。

2 患者さんの心地よさを追求する

- **相手の気持ちに沿う**：清潔ケアをとおして患者さんの心に触れるには、まず相手の気持ちを考えることが大切です。患者さんは今、何を思っているのか、どのような状態にあるのか、具合は悪くないか、ケアを進めても大丈夫なのかを考えて行動しましょう。
- **心地よいケアの追求**：次に、ケアは患者さんと協働で行うという意識をもって、患者さんに、洗う力の強さ、スピード、温度の加減などがちょうどよいかを確認し、心地よいケアを追求していきましょう。
- **人と人との交流**：これらのやりとりをとおして、患者さんが真に望んでいたフィーリング（感情）を看護者も共有し、人と人との深いレベルでの交流をもつことができます（マメ知識「トランスパーソナル・ケアリング」参照）。

心地よいケアは患者さんとの人間関係の構築につながります。

 マメ知識 ― トランスパーソナル・ケアリング

ヒューマンケアリングの理論家であるワトソン（Watson, J.）は"人間は心・体・魂をもった全体的存在であり、全体としての自己の一致感や、自己を超えて他者と結びつくことを求める存在である"ととらえています。そして、看護におけるケアリングの場面では、時として個人を超え、人と人が深いレベルで交流をもつ瞬間が訪れるとし、これを「トランスパーソナル・ケアリング」と名づけています。

ワトソンは、看護師が自己の存在をまるごと使い、今ここを他者と共有し、相互にフィーリングを交換し合うとき、飛躍的に潜在的な可能性が広がり、信頼関係（ラポール）の形成に至ると説明しています。

【清潔にすることへのケア】

アセスメント

1 清潔にすることへのケアの前のアセスメント

1) 清潔にすることへのケアの前の主なアセスメント

　身体の清潔状態（汚れの程度）や清潔にする行為に影響する患者さんの健康状態と治療内容の観察項目を表1にあげました。

2) 清潔にすることへのケアの方法を選択するためのアセスメント

　以下のアセスメントのポイントに注意して清潔ケア方法を選択していきます。

- 患者さんはどのような問題を抱えているか、自分でできること・自分でできないこと（自立度）は何か。
- 循環・呼吸機能や栄養・代謝・免疫機能に問題があるか。老化や障害による関節可動域の制限や筋力低下があるか。ある場合は、ケア方法で考慮すべきことは何か。
- 清潔を図ろうとする部位に創傷や炎症はないか。ある場合は、創傷の治癒を妨げ炎症を悪化させないようにケアする方法はあるか（例えば、中耳炎の急性期の患者さんへの洗髪は禁忌であるため他の方法を考える、など）。
- 何を補助すれば患者さんのニーズに合ったケアができるか（患者さんの自立の妨げとなっていることを理由に"すべてできない"と決めつけてしまわないように注意する）。

先生ナビ
　例えば患者さんが歩けないから、尿道に留置カテーテルを挿入しているからといって入浴ができないと短絡的に決めつけてはいけません。歩行ができないなら浴室まで移動介助を行い、留置カテーテルが挿入されているのなら、それに対する処置を行うなど、自立の妨げになっていることを補助しつつ、その患者さんのニーズに、より即した清潔ケアの方法を選択しましょう。

- 患者さんの通常の清潔ケアの習慣、患者さんの清潔観はどのようなものか（患者さんが清潔の必要性をどのように認識しているかを考えるにあたっては、患者さんの健康時の清潔習慣や清潔に関する意識について事前に情報を得ておくことが大切。これらの情報は、患者さんの意向に沿った細やかなケアの実施につながり、問題の原因が見えてくることもある）。

表1　清潔にすることへのケアの前の主な観察項目

身体の清潔状態（汚れの程度）	●皮膚や粘膜の汚れ（発汗、乾燥、湿潤、瘙痒感、落屑などの有無） ●皮膚や粘膜の状態（発赤、腫脹、発疹、びらん、感染症、擦過傷、褥瘡などの有無） ●皮膚の生理機能への影響要因の有無（感染症、創傷の有無）
清潔にする行為に影響する患者さんの健康状態と治療内容	●過去の清潔にする行為に関する習慣 ●疾病や治療による規制・制限 ●循環・呼吸機能、栄養・代謝・免疫機能 ●老化・障害の程度（関節可動域、筋力など） ●倦怠感などの症状 ●栄養状態、体重、BMI（体格指数）、TP（総タンパク）、Alb（アルブミン） ●バイタルサイン、全身状態
清潔にする行為に関する状態	●清潔にする行為の自立度 ●清潔にする行為に関する知識 ●清潔にする行為に対する認識 ●清潔にする行為に対する満足感 ●清潔にする行為に対する意欲　など

> **なぜ** 習慣は日常的に反復されながら形成されてきた行動様式で、体が記憶しています。したがって、その人の習慣となっていた行動様式への刺激はセルフケアを引き出すのに有効です。しかし、疾病や障害などで行動を変容しなければならない場合は、その習慣を尊重しつつ、少しずつ新しい行動様式を加え、継続させていきます。

3）その他のアセスメント

- 清潔援助の設備・物品や人的資源についても、ケアの実施が可能かどうか確認しておきます（洗髪台はあるか、浴室は使えるかなど）。

2 清潔ケア中のアセスメント

1）全身の汚れの程度や異常の有無

　清潔ケアの場面は、患者さんの身体各部の状態を観察できる重要な機会です。皮膚の重なり合う部位や粘膜の部位などは、特に発赤や潰瘍・びらんなどがないかに注意して観察します。

　褥瘡のリスクの高い患者さんは、骨突出部（仙骨部、肩甲骨部、大転子部、踵部など）の皮膚を必ずチェックします（図1）。

2）病状の進行や治療による副作用の徴候の有無

　患者さんの訴えがなくても、身体各部に病状の進行や薬物療法・放射線療法などのさまざまな治療による副作用が現れてくることがあります。それらの徴候を見逃さないように注意深く観察しましょう。

3）心理的・社会的側面の重要な情報

　心地よいケアが患者さんの心を開き、内面に閉じ込めていた思いを表出させるきっかけになることも多いため、患者さんの心理的・社会的側面の重要な情報を見逃さないように意識しましょう。

4）清潔行為における自立性

　患者さんが清潔行為を自分でどの程度行えるかを、患者さんの動き（体力、筋力、関節可動域の範囲など）や意欲などの面から把握し、患者さんが少しでも自分で行えるようにサポートします。

> **先生ナビ**
> ささいなことに思えても、自分で自分の体を思いどおりに洗ったり拭いたりできることは、患者さんの自立心を高め、病気に対して前向きになります。
> 患者さんの気持ちが落ち込み、依存的になりがちな場合は「ご自分で拭いてみませんか？　さっぱりしますよ」と勧めてみることも大切です。

5）心身の反応（寒気、羞恥心）

　清潔ケアは体の露出を伴うケアです。そのため患者さんが寒気を感じていたり、羞恥心を感じていないかにも注意が必要です。

3 清潔にすることへのケアの後のアセスメント

- 清潔にすることへのケアの目的が達せられ満足を与えることができたか、ケアによって疲労や呼吸困難などが生じていないかなどを観察します。

図1　褥瘡の好発部位（背側）

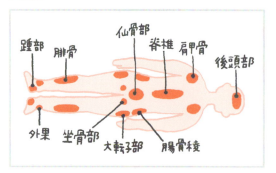

【清潔にすることへのケア】

ケア技術

1 清潔にすることへのケアの質を決定づけるポイント

1) ケアの質は患者さんが決める
ケアの質を評価するのは患者さん自身です。その患者さんにケアを心地よいと感じてもらうには、援助者がその人にとって最高の心地よさを提供しようと心がけることが最も重要になってきます。

2) 心地よさの決めてとなる温度管理
湯で絞ったタオルの表面が直接身体に触れたときに温かく感じることが大切です。タオルをいくら熱い湯で絞っても、不用意に広げて温度を下げてしまうと意味がありません。温度が下がらないように、事前に拭く面を整えた状態で湯を絞り、拭く直前にその面を広げて拭くようにするとよいでしょう。

3) 実施時のポイント
①関節の内側など細かい部分は小さめのウォッシュクロスでていねいに拭く、②腕や腰背部などでマッサージ効果をねらうのであればフェイスタオルを畳みこんで適度な圧力とスピードで行い、③前胸部や腹部、腰背部などを温める目的であればフェイスタオルを厚めに重ねて覆った上から優しく手を添えて行う、といったその人に寄り添うケアを駆使することが大切です。

2 安全性、安楽性、自立性、個別性

清潔にする行為は、患者さんにとって心地よい行為になり得ますが、湯の扱いもあり、熱傷や転倒といった危険も潜んでいます。患者さんの病態を踏まえてケアの目的や根拠を明確にすることはもちろん、どこで、誰と、何を用いて、どのように、何に注意して行うかといった方法についても、事前に十分検討したうえで行う必要があります。

3 清潔ケアの方法の決定

清潔ケアは、その方法によって心身に及ぼす影響に違いがあります（表2）。患者さんの状態に応じた方法を、図1の流れに沿って選択します。

- **清潔ケアの方法**：①清拭（拭く）、②洗浄（洗い流す）、③温浴（湯に浸かる）があります。
- **方法を選択するポイント**：①ケア方法が患者さんの心身に負担や危険を及ぼさないこと、②患者さんの健康時の清潔習慣により近いこと、③患者さんのセルフケアを促すものであること、④心身へのよりよい効果をもたらすものであること、などです。

先生ナビ
歩行ができない患者さんでも車椅子などの移送手段を用いて、できる限り洗面所で手洗い、歯磨きを実施しましょう。
ベッド上の手浴であっても、一方的に洗うのではなく、患者さん自身がベースンの中で手をすすぐことなどができるように工夫しましょう。

4 清拭

清拭には、部分清拭と全身清拭があります。患者さんの状態やニーズに合わせて清拭方法、順序を決めます。

- **入浴ができない患者さん**：清拭に足浴や殿部・陰部洗浄などを組み合わせて実施します。
- **臥床している患者さん**：体位変換が少なくてもすむように「上肢・上半身の前面→下肢→背部→殿部→陰部」の順で拭きます。
- **ベッド上で座位になれる患者さん**：上半身は座位のまま患者さんに自分で拭ける部分を拭いてもらい、その後、自分では拭けない部分（背部など）を清拭します。下半身は仰臥位で拭きます。

表2 清潔ケアの方法の違いが心身に及ぼす影響

清潔にする方法	心身に及ぼす影響	ケアの留意点
温浴(全身浴、足浴、手浴など)	● 温熱作用：体を芯まで温める、保温効果を与える。ただし、42℃以上の入浴では、交感神経が刺激され、入浴直後に一過性の血圧上昇が起こり、続いて血管が拡張して血圧が下降するため、血圧変動が大きく循環器系に大きな負担となる ● 静水圧作用：水深が増すごとに静水圧(静止した水中にはたらく圧力)が上昇する。そのため、肩まで湯につかる全身浴では特に下半身から腹部への静水圧が高まり腹腔内圧が上昇し、横隔膜を挙上させ、呼吸運動を抑制し、結果的に循環器・呼吸器系への負担が増す。したがって、全身浴より部分浴は負担が軽減する ● 発汗：長時間の温浴で発汗が促進される ● 禁忌：発熱など、消耗性の疾患や炎症性の疾患に罹患している患者は禁忌である	→循環器系疾患を有する人は、ぬるめの湯(38〜40℃程度)にする →呼吸器系・循環器系疾患を有する人は、呼吸困難感を生じやすくなるため、全身浴よりみぞおちまでつかる半身浴がよい(p.99参照) →患者の状態に合わせて、部分浴にする →発汗による脱水予防のために温浴前後に飲水摂取(500mL程度)を促す
洗浄(シャワー浴、洗髪、陰部洗浄など)	● エネルギー消費は入浴より少ない ● 爽快感を与えることはできるが、温まるという感覚は得がたく、室温が低いと気化熱を奪われやすい ● 洗い流すため衛生的である	＼コツ／ ● バスタオルなどを肩に掛け、その上からシャワーで湯をかけると、入浴したような保温効果が得られる(p.99参照)
清拭(全身・部分)	● 入浴やシャワー浴ほど保温効果や爽快感は得にくいが、ケアによるエネルギー消耗は少ないため、病状が重く、治療や処置が施されている患者でも適用しやすい ● 清潔にするだけでなく、関節運動を促したり、循環を促進させたり、セルフケアを促したりすることができる	→患者の体力やとれる体位によって、清拭に洗浄または部分浴を組み合わせて実施することができる →部分的にでも拭ける部位は患者自身に拭いてもらうと、満足度や爽快感が高まる

5 洗髪

洗髪の場所・体位を選択して、ベッド上(洗髪車やケリーパッドを使用)や洗髪台で実施します(図2)。

- ベッドに臥床している患者さん：仰臥位でケリーパッドを使用して実施します。
- ストレッチャー移動が可能な患者さん：ストレッチャーのまま洗髪台で実施します。
- 座位可能な患者さん：リクライニング式の椅子を用いて、洗髪台で仰向けにして実施します。
- 車椅子使用の患者さん：前屈の状態で洗髪台で実施します。ただし前屈が難しい患者さんもいるため、その点を配慮します。

6 部分浴(足浴)

- 清拭場所・体位の選択：ベッド上、ベッドサイド、浴室などで(図3)、適切な体位で行います。
- ベッド上で足浴を実施する場合：可能な限りベッドをファーラー位にします。
- 車椅子使用の場合：車椅子のまま洗面所で実施します。

7 入浴・シャワー浴

- 温浴(入浴・部分浴)による体の影響を考慮して行います。

先生ナビ
呼吸困難感のある患者さんは、顔に湯がかかる前屈の姿勢より、仰向けの姿勢がよいでしょう。また、胸腹部に創のある患者さんは、腹部が弛緩する前屈が適しています。

図1　患者さんに合った清潔ケアの方法を選択するためのフローチャート

■ポイント：患者さんの病状に合わせて、できるだけ健康時の習慣に近づけたものにする！

1. 身体各部位の清潔ケアの方法を決める

部位	頭髪	顔	手・上肢	足・下肢	殿・陰部	上・下半身	全身
清拭	アルコール清拭	清拭	清拭	清拭	清拭	清拭	清拭
洗浄	洗髪	洗顔	手洗い	シャワー浴	陰部洗浄	シャワー浴	シャワー浴
温浴	―	―	手浴・肘浴	足浴	殿部浴	半身浴	入浴

各部位のケアの方法（組み合わせ）を決める

2. 実施場所を決める
（詳細は各項参照）

場所	病室	洗面所・シャワー室・浴室

3. 体位を決める
（詳細は各項参照）

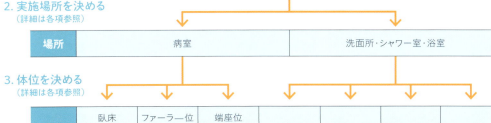

体位	臥床	ファーラー位	端座位	椅座位	車椅子	ストレッチャー	立位
	組み合わせ*						

＊患者さんが部分的にでも自分でできる場合は、まずは患者さんがしやすい体位で行い、次いでできなかった部位を看護師がしやすい体位に変換して行う

4. 目的・方法に応じた必要物品をあげる（各ケア技術の項参照）

図2　洗髪の場所・体位の選択

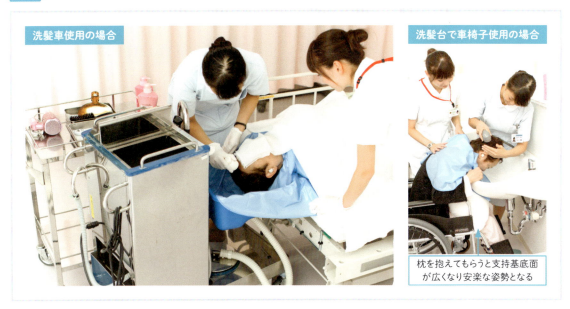

洗髪車使用の場合

洗髪台で車椅子使用の場合

枕を抱えてもらうと支持基底面が広くなり安楽な姿勢となる

図3 足浴の場所・体位の選択

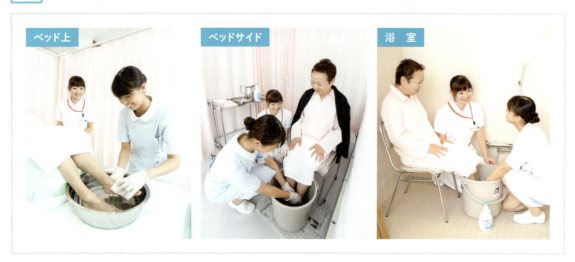

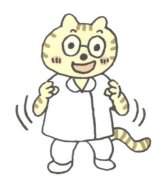

清潔にすることへのケアの実際の流れ

① 清拭

必要物品

1. 清水用バケツ（約50～55℃の湯入り。バケツがなければ大ピッチャーで代用）
2. ディスポーザブル手袋
3. 水温計
4. 石けんまたはボディソープ
5. ウォッシュクロス（石けん清拭用）
6. ベースン（2個準備できれば、清潔なタオル用と汚れたタオル用に使い分ける）
7. 保温用バスタオル（タオルケットがあれば望ましい）
8. 拭き取り用バスタオル（湯分拭き取り用）
9. ガーゼまたは使い捨てタオル（殿部・陰部専用）
10. 小ピッチャー（湯汲み用）
11. 蒸し用フェイスタオル（蒸し・仕上げ拭き用。石けん分で汚さない）
12. 拭き取り用フェイスタオル（石けん分拭き取り用）
13. 大ピッチャー（70～80℃の湯入り。差し湯用）1個
14. ゴミ袋
15. 汚水用バケツ
- その他：保湿剤、新聞紙など

＊殿部・陰部や口腔などの粘膜部分の清拭や体液に触れる可能性があったり、感染症が疑われたりする場合は、必ずディスポーザブル手袋を準備し、装着する。

■陰部洗浄をする場合の追加物品
　（手順はp.115参照）
- シャワーボトル（約38～40℃程度の湯入りを同温度の湯で湯煎しておく）、ガーゼまたは使い捨てタオル（殿部・陰部専用）数枚、便器、バスタオル（保温用）、防水布、ディスポーザブル手袋など

＊必要物品は、患者さんの持ち物や施設にある物品を確認して臨機応変に準備する。

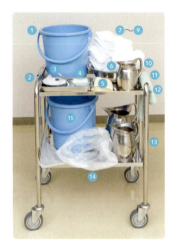

なぜ ベースンに入れる湯の温度を最低50℃以上でキープします。なぜなら患者さんの素肌に心地よい温かさを感じさせる約40～45℃（部位や状態によって感じ方は異なります）で拭くためです。
いくら熱い湯で絞っても患者さんを拭くときに温度が下がってしまっては意味がないので注意しましょう。
50℃は、おおよその学生が素手で繰り返しタオルを絞れるぎりぎりの温度です。自分の可能な温度を確かめておきましょう。どうしても50℃に耐えられない人は、絞るときだけゴム手袋をするなど、工夫が必要です。

実際の流れ

手順1　患者さんにケアについて説明する

- 清拭の目的・方法などについて説明し、同意を得る。

手順2　ケアができる環境に整える

- ベッド回りのカーテンを閉める（多床室の場合）。

 患者さんの清潔ケア中のプライバシーを尊重するためです。

① 清拭

- 室温を24±2℃程度に保ち、隙間風（気流）が入らないようにする。

 体感温度を下げるなどの不快を与えないためです。

- 椅子、床頭台、ベッドなどを移動させて作業域を確保する。
- ケア中、常に患者さんに背を向けることのない物品の配置にする。

 常に患者さんに意識を向けることは、患者さんの状態の観察だけでなく、リスクの回避にもつながります。

手順3 患者さんの体位を整える

- 患者さんの体を援助者のほうに引き寄せる。
- 必要時、安楽枕やタオルなどで患者さんの体の隙間を埋めて、支持基底面を広くとる。

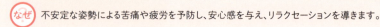 不安定な姿勢による苦痛や疲労を予防し、安心感を与え、リラクセーションを導きます。

- 患者さんが自分でできるところは自分で行えるような体位に整える（例えば、顔、腕、頸部、胸部、腹部などは自分で行えるようであれば、上半身を起こした座位やファーラー位などにする。患者さんが自分で行うことができない部位については、患者さんに了解を得て、安全、安楽、かつ効率よく清拭できる体位に整える）。
- 必要時、ベッドや椅子のストッパーやベッド柵を使用する。

 転倒・転落などを予防するためです。

- 患者さんの寝衣を上掛けの下で外し、保温用のバスタオル（タオルケットがあれば望ましい）をかけ、その下で上掛けを下ろす。

 先生ナビ テープ、ドレッシング材を貼り替える場合は、端の一部を少しめくり、皮膚と平行に少しずつ剝がします。有毛部は毛の流れの方向に剝がします。皮膚の表面の組織を傷つけないためにも、皮膚と垂直（上方向）に剝がしてはいけません。

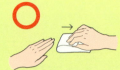
皮膚と平行に少しずつ剝がす

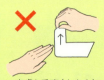
皮膚と垂直（上方向）に剝がさない

手順4 各部の清拭を実施する

- 全身をくまなく観察する。
- 清潔度の高い部位から低い部位へと「顔・耳・顎→上肢→胸部・腹部→下肢→背部→殿部→陰部」の順に行う。
- 一つひとつの行為のつど、苦痛や疲労など状態の変化はないか、ケアに対する評価はどうか、ケアに対する希望はないかなどを確認する。

何をされるか先が読めないと患者さんに不安を与えてしまいます。一つひとつ確認しながらケアを進めていくことで、安心感やケアを協同で行う意識を生み、ケアの質を高めます。

- 体位変換が負担にならないような手順（体位変換の回数を少なくする）で行う。
- 湯の交換とタオルをすすぐタイミングを間違えないように注意する。

湯の交換とタオルをすすぐタイミング（各部共通）

1 蒸す
①清拭部の寝衣を外し、保温用バスタオルをかける。
②ベースンに湯を入れる（タオルを絞った際に50℃以下にならないようにする）。
③蒸し用フェイスタオルを絞り、清拭部を蒸す。

【熱布清拭をする場合】
ゴム手袋をして60℃程度の湯で絞ったバスタオルを、援助者の前腕内側で熱さを確認した後、患者さんの皮膚に直接当て、その上からビニールシートで覆い、さらに保温のためのバスタオル（または毛布など）をかけて、手を当てる

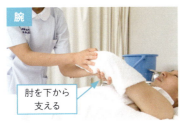
腕　肘を下から支える

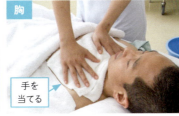
胸　手を当てる

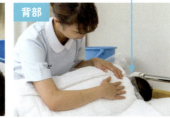
背部

④蒸し用フェイスタオルを外し、清拭部に拭き取り用バスタオルをかける。

2 清拭をする
①ウォッシュクロスに泡立てた石けん（ボディソープ）をつけて清拭した後、清拭部に拭き取り用バスタオルをかける。

＼ コツ ／
- 蒸し用フェイスタオルを当てるときは、必ずその上から手で押さえ、温かさを浸透させることが大切。

＼ コツ ／
- 泡立て用のネットで泡立てた石けんを小さいボールに入れて準備し、その泡をウォッシュクロスにつけて清拭すると、石けんの界面活性剤の作用をよりいかして、汚れを泡の中に取り込んで落とすことができます。

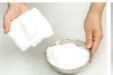
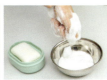

②拭き取り用フェイスタオルを湯で濡らして絞り、拭き取り用バスタオルを一旦外して、石けん分を拭き取った後、清拭部にまた拭き取り用バスタオルをかける。
③拭き取り用フェイスタオルをすすいで絞り（もしくは面を変えて）、拭き取り用バスタオルを一旦外して、もう一度石けん分を拭き取った後、清拭部にまた拭き取り用バスタオルをかける。
④ベースンの湯で、拭き取り用フェイスタオル、ウォッシュクロスの順番にすすぐ。
⑤ベースン内側の汚れを手で落として汚れた湯を捨て、きれいな湯に交換する。

3 仕上げ拭きをする
①蒸し用フェイスタオルを湯ですすぎ、仕上げ拭きする。
②清拭部を拭き取り用バスタオルで押さえ拭きし、保温用バスタオル（またはタオルケット）をかける。
③次の清拭部位に移る（もしくは終了）。

注：保温用バスタオルは、保温専用とする。
　　拭き取り用バスタオルは、湯分の拭き取り専用とする。拭く間は一時的に保温を兼ねる。
　　蒸し用フェイスタオルは、局所を蒸して温める専用とする（石けん分で汚さない）。
　　拭き取り用フェイスタオルは、石けん分拭き取り専用とする。

① 清拭

> **手順 5** 患者さんの体位や寝衣を整え、ベッド周囲の環境を整える

- ベッドを適切な高さにし、ベッドのストッパーがかかっているか再確認する。
- 床頭台やオーバーテーブル、ごみ箱、スリッパ、ナースコールなどを適切な位置に置く。
- カーテンを開け、窓を閉め、室温を調節する。

寝衣の着せ方

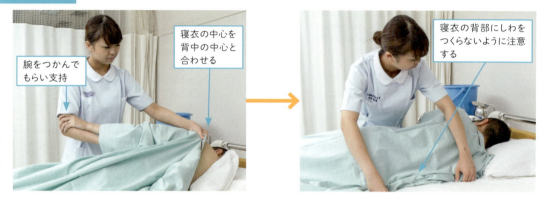

② 清拭の各部の拭き方

実際の流れ

顔・耳・顎
①ウォッシュクロスを手に巻く。
②目のまわりを「目頭→目尻→下眼瞼→上眼瞼」の順に拭く。
③「額→頬→口」の順に拭き、小鼻、口の周囲、顎、頸部、耳、耳の後ろなどを拭いていく。

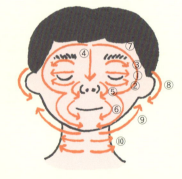

 先生ナビ
できるだけ患者さん自身に拭いてもらうようにすると、満足感が得られます。十分拭けなかったときには補助をしましょう。

上肢
①保温用バスタオル（タオルケット）の下で寝衣の袖を脱がせた後、拭き取り用バスタオルで拭く上肢をくるむ。

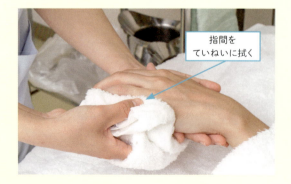
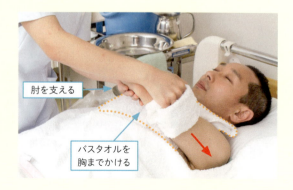

②ウォッシュクロスを手に巻く(巻き方はp.90「心地よい清拭にするためのタオルでの拭き方、温め方のポイントと根拠」参照)。
③手を拭くときは、手首を支えながら指間もていねいに拭く。腕を拭くときは、肘を支えながら「前腕→上腕→腋窩」の順で拭く。
④拭き終わったら、拭き取り用バスタオルで残っている湯分を取る。

頸部・胸部・腹部
①保温用バスタオルなどを用いて、不必要な露出部分は覆う。
②円を描くように胸を拭く。
③タオルケットを恥骨上縁まで下ろし、臍を起点に「の」の字を描くように拭く。

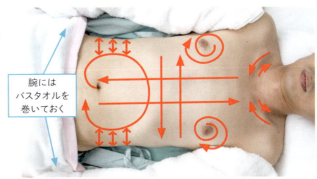

腕にはバスタオルを巻いておく

下肢
①下肢の下に保温用バスタオルを敷く。不必要な露出部分は覆う。
②患者さんの膝を立てて、膝をしっかり支え「下腿→大腿」の順に拭く。
③踵部を持って支えながら足部を拭く。指間もていねいに拭く。

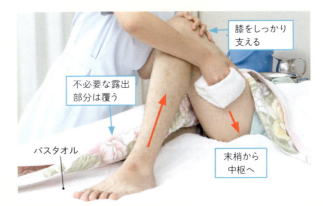

膝をしっかり支える
不必要な露出部分は覆う
バスタオル
末梢から中枢へ

末梢から中枢に拭き上げたタオルは皮膚から離さないまま末梢に戻し、再度中枢に拭き上げる(気流を起こさないようにする)。

背部・殿部
①患者さんをベッドの中央から援助者側を向いた側臥位にする。
②蒸し用フェイスタオルまたは保温用バスタオルを腰背部に当てて蒸す。
③脊柱に沿って上下に拭いた後、半円を描くように左右を拭く。
④後で殿部、肛門を拭く(または陰部洗浄を行う)。

背部の拭き方
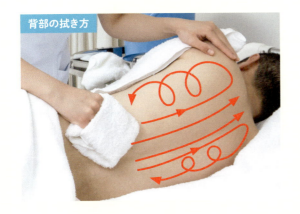

殿部の拭き方
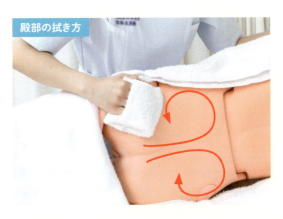

清潔にすることへのケア場面

② 清拭の各部の拭き方

心地よい清拭にするためのタオルでの拭き方、温め方のポイントと根拠（重要！）

ポイント	ねらい・根拠
●タオルを皮膚に当てるときの状態にたたんでから絞る ●タオルを絞った後はむやみに広げず、そのまま接触面のみを平らにして速やかに拭く ●ウォッシュクロスを扱う場合も同様（下の写真のようにたたんだ後、手から外し、再度温かい湯に浸して絞ってから手に持つとよい）	●絞ったタオルを広げることでタオルの表面温度は一気に下がる ●絞った後のたたみ直しをしなくてすむように、あらかじめ拭くときの状態にたたんでから絞ると効率的である

ウォッシュクロスのたたみ方①

端を中へ折り込む

ウォッシュクロスのたたみ方②

※ウォッシュクロスのたたみ方は①②のいずれでもよい。①は皮膚との接触面を広くとることができ、②は踵部など、局所的に力を加えて拭くことができる。

●しっかり絞ったタオルで拭く	●絞り方がゆるいと、水の熱伝導はよいため熱く感じさせる一方、タオルを外した際に皮膚に水分が残り、皮膚から気化熱を奪って冷たさを感じさせる
●皮膚との接触面が平らで広くなるように、きちんとたたまれたタオルで拭く	●きちんとたたんだほうがタオルの温度が下がりにくい ●タオルの皮膚との接触面が広いほど温かさを感じる
●リズミカルで適度な圧力とスピードで拭く	●圧力が弱すぎるとくすぐったく、強すぎると痛い ●ある程度の圧力とスピードは皮膚・筋肉に刺激を与え血液循環を促進する
●皮膚からタオルを離さず一気に拭く ●上下肢であれば末梢から中枢に拭き上げてから、そのままタオルを皮膚から離さず末梢に戻し、さらに中枢に拭き上げることを繰り返す ●胸部や腹部などの広範囲の面では、タオルを皮膚から離すことなく、部位に応じて円を描くように拭いたり筋肉の走行に沿って拭いたりする	●皮膚からタオルが離れる際に生じる気流で気化熱が奪われ体表温度が下がるのを防ぐ
●温めたい場合は、厚めのタオルを皮膚に広範囲にあてがう。そのまま温度に慣れてきたら徐々に圧迫したりマッサージをしたりする ●熱布清拭にしたい場合は、さらにその上にビニールシート（ビニール袋でもよい）をかけ、バスタオルなどで保温する ●患者さんに意識を集中させ、息づかいに耳を傾け、ともにいるという時間も大切にする	●温かさは体の深部まで伝わり、心も体も癒す ●温かい手をとおして、双方の交流が生まれるきっかけとなる
●細かい部分を拭くときは薄手のタオルを用いる ●保温効果を得るには厚手のタオルを用いる	●タオルが厚いほど温度は下がりにくいが、厚いほど細かい部分は拭きにくい
●タオルで温めたり拭いたりして皮膚から外す際は、タオルを皮膚に押し当ててゆっくり拭き取るようにしながら、隙間をあけずに保温用のタオルをかけていく	●皮膚が空気に曝されないように保温すると、温かさがそのまま温存される

③ 洗髪（ベッド上でケリーパッドを用いる方法）

必要物品

1. 安楽枕（膝下部用）
2. フェイスタオル（拭き取り用、頸部の保護用）2枚
3. バスタオル（拭き取り用）
4. ケープ（防水シート）
5. 防水布
6. ケリーパッド
7. 空気入れ
8. 大ピッチャー（60℃程度の湯入り。差し湯用）
9. 鏡
10. 水温計
11. ウォッシュクロス
12. 青梅綿（小、耳栓用）
13. ガーゼ（顔被い用）数枚
14. シャンプー・リンス剤
15. 清水用バケツ（40～42℃程度の湯入り。なければピッチャーでも可）
16. 小ピッチャー（湯汲み用）
17. 汚水用バケツ
18. ゴミ袋
19. ドライヤー
20. 新聞紙

その他：ヘアブラシなど

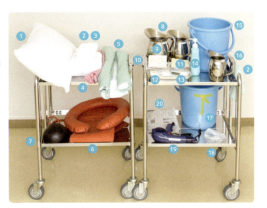

実際の流れ

手順1　患者さんにケアについて説明する

- 洗髪の目的・方法などについて説明し、同意を得る。

手順2　ケアができる環境に整える

- ベッド回りのカーテンを閉める（多床室の場合）。
- 椅子、床頭台、ベッドなどを移動させて作業域を確保する。
- 患者さんの頭側のベッドサイドの床に新聞紙を敷き、汚水バケツを置く。
- ケリーパッドに空気入れて膨らませ、排水路をU字型に整える。

手順3　患者さんの体位を整える

- 患者さんをベッドの対角線上に位置する仰臥位にする。
- 患者さんの安楽を保つために、膝を曲げて腹筋をゆるめ、膝下に安楽枕を挿入する。

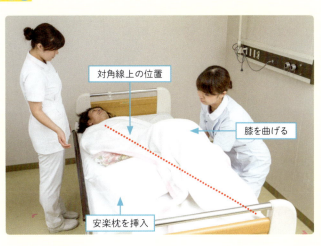

③ 洗髪

> **手順4** 患者さんの準備をする

- 防水布の上にバスタオルを重ねて、患者さんの頭部から肩の下に敷く。

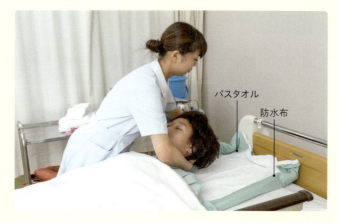
バスタオル
防水布

- 患者さんの寝衣の襟元を広げて、寝衣が濡れないように首にフェイスタオルを巻く。

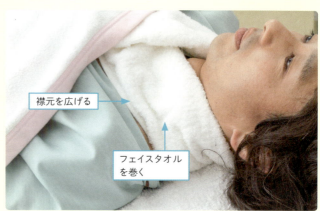
襟元を広げる
フェイスタオルを巻く

- ケリーパッドの上に頭部を置く。

先生ナビ
患者さんの肩の下にケリーパッドの空気注入口が入りこまないようにします。
患者さんの頭がちょうどケリーパッドの窪みの中央に位置するように、ケリーパッドを患者さんの肩の下に押し込みます。
安楽な体位をとるために安楽枕を必要に応じて用います。

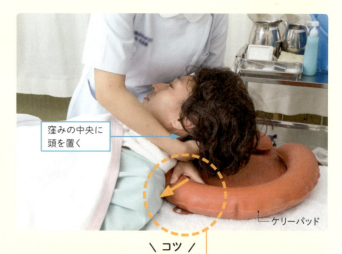
窪みの中央に頭を置く
ケリーパッド

＼コツ／
ケリーパッドの挿入

- ケリーパッドのこのあたりを持って、患者さんの肩の下に入れ込む。
- ケリーパッドのエアーは多めに入れておき、挿入した後、患者さんに聞きながら抜く。

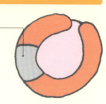

- ケープ（防水シート）を首に巻く。

先生ナビ　フェイスタオルはケープの外にはみ出さないようにします。
　ケープの襟は内側に入れ込まず、外側に立てて、首に沿わせるように巻きます。ただしケープが直接肌に触れると不快を与えるため、首のまわりにきつく巻きすぎないように注意しましょう。

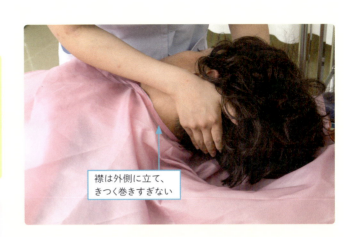

襟は外側に立て、きつく巻きすぎない

 襟を外側に立てるのは、襟元から湯が入り込んで寝衣やシーツを濡らさないためです。

- ケリーパッドの排水路を汚水バケツの中に入れる。
- 顔をガーゼで覆う。ガーゼは眉が隠れる程度にする。
- 耳に耳栓（青梅綿：水をはじく綿）を詰める。耳栓をする前に「耳に水が入らないように耳栓をします」と患者さんに声をかける。

 髪の生え際までガーゼで覆ってしまうと、洗髪中にガーゼが濡れて不快感を与えます。

手順5　湯で髪を濡らす

- 髪を濡らす前にブラッシングをする。長髪の場合は毛先からとかす。
- 患者さんの湯の温度の好みを参考にしつつ、湯の温度を38～41℃に調整する。最初は低めの温度から始める。
- ケリーパッドの排水溝に少量の湯を流して流れ具合を確認した後、少量の湯を頭皮にかけ、「お湯の温度はいかがですか？」と声をかけて患者さんにちょうどよいかを確認する。
- 自分の手を添えて毛先から湯をかけていく。温度を調整する。

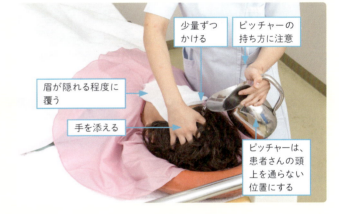

少量ずつかける
ピッチャーの持ち方に注意
眉が隠れる程度に覆う
手を添える
ピッチャーは、患者さんの頭上を通らない位置にする

- 頭皮・頭髪を湯ですすぐ（遠位から近位）。顔や耳に湯がかからないように、手で覆いながら湯をかける。湯は断続的にかけ、適当な湯量をキープする。
- 頭髪の間に指を入れ、頭皮に湯が行きわたるようにする。

反対側を流す場合

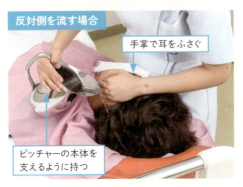

手掌で耳をふさぐ
ピッチャーの本体を支えるように持つ

手前を流す場合

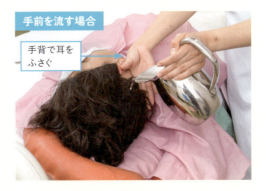

手背で耳をふさぐ

③ 洗髪

| 手順6 | シャンプー剤をつけてマッサージする |

- 爪を立てず、指腹で洗う。
- 力の加減が適切か、患者さんに確認しながら行う。

 頭皮を傷つけず、マッサージ効果を得るためです。

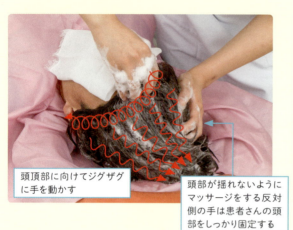

頭頂部に向けてジグザグに手を動かす

頭部が揺れないようにマッサージをする反対側の手は患者さんの頭部をしっかり固定する

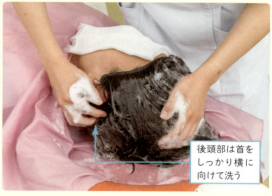

後頭部は首をしっかり横に向けて洗う

- 遠位から近位へとリズミカルに手のスナップを効かせて洗う。
- 頭皮・頭髪に発疹や湿疹などの問題がないか観察し、かゆみなどの有無を確認する。
- 汚れがひどい場合は、二度洗いする。一度目は軽く汚れを落とす程度とし、二度目はていねいに洗う。
- 頭頂部は皮脂腺が多いため、特にていねいに洗う。
- 後頭部は首を横に向けて洗う。

| 手順7 | 洗い流す |

- ヘアブラシもしくはタオルでシャンプーの泡を取ってから湯ですすぐ。
- 必要時、リンス剤もしくはトリートメント剤をつけて、洗い流す。
- 手で髪の水分を軽く絞る。

＼ コツ ／
- 患者さんの皮膚が、湯の温度に順応してくるため、洗い始めよりもやや温度を高めにすると、さっぱりした感じがする（40〜41℃）。

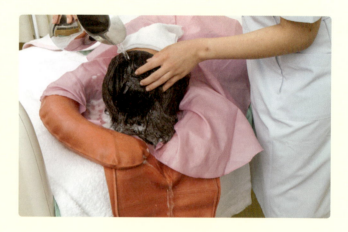

| 手順8 | 頭髪を拭き、ドライヤーをかける |

- 頭髪を乾いたタオルでくるんでケリーパッドを外し、バスタオル・ケープ（防水シート）の上に載せる。
- タオルまたはバスタオルで濡れた頭髪を拭き、手をかざしながら、頭髪からドライヤーを10cm以上離してかける。
- ヘアブラシやクシなどで患者さんの好みのヘアスタイルに整え、鏡を見て確認する。

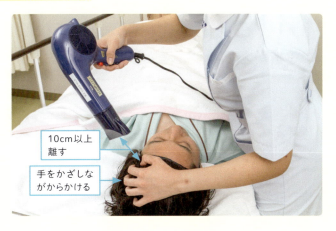

10cm以上離す

手をかざしながらかける

| 手順9 | 患者さんの体位や寝衣を整え、ベッド周囲の環境を整える |

- 挿入した安楽枕を取り外し、患者さんの体位や寝衣を整える。
- ベッドを適切な高さに戻し、ベッドのストッパーがかかっているかを確認する。
- 床頭台やオーバーテーブル、ごみ箱、スリッパ、ナースコールなどを元の位置に戻す。
- ベッド回りのカーテンを開ける。

④ 部分浴（ベッド上の足浴）

必要物品

1. ウォッシュクロス
2. フェイスタオル（必要時）
3. バスタオル（保温用、拭き取り用）2枚
4. ベーセン
5. ディスポーザブル手袋（未滅菌）
6. 水温計
7. 爪切り（必要時）
8. ボディソープ
9. ガーゼ
10. ケープ（防水シート、必要時）
11. バケツ（清水用：40℃程度の湯入り、汚水用）2個
12. ゴミ袋
13. 防水布
14. 新聞紙
15. 小ピッチャー（湯汲み用）
16. 中ピッチャー（60℃程度の湯入り。差し湯用）

その他：安楽枕（必要時膝下に入れる）など

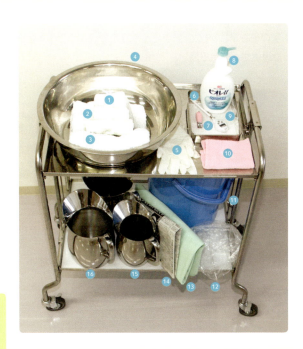

 先生ナビ
足指に白癬菌がある患者さんの足浴では、実施後にベースンを消毒する、または実施前にビニール袋で覆っておきます。

④ 部分浴

実際の流れ

手順1　患者さんにケアについて説明する

- 足浴の目的・方法などについて説明し、同意を得る。

手順2　ケアができる環境に整える

- ベッド回りのカーテンを閉める(多床室の場合)。
- 室温を24±2℃程度にし、隙間風が入らないようにする。
- 椅子、床頭台、ベッドなどを移動させて作業域を確保する。

手順3　患者さんの体位を整える

- 下腿を固定させるために、足元の掛け物を膝上までたたみながらたくし上げ、膝を曲げた大腿部の下でクロスさせて殿部の下に差し込む。
- 患者さんの腹筋をゆるませて安楽にするため、膝下に安楽枕を挿入する。
- 防水布の上にバスタオルを重ねて、患者さんの足部に敷く。
- 足元の寝衣をたくし上げ、保温用バスタオルをかける。

手順4　湯に足を浸す

- 38〜41℃の湯を、ベースンの1/2〜2/3程度に入れる。
- 少量の湯を足にかけて、患者さんの好みの温度かどうかを確認する。
- 湯に患者さんの足を浸す。

　先生ナビ
　ベースンの湯量は少なくとも外果が浸るくらいにします。湯の温度は、温度の順応性を考慮して、ぬるめの温度から始め、徐々に慣れてきたら、やや高めの温度の湯で仕上げにします。42℃以上の湯は循環器系・呼吸器系に負担をかけるため、高齢者や循環器疾患や呼吸器疾患を有する患者さんには禁忌です。

- ベースンの湯から出ている足の部分をタオルで覆い、その覆ったタオルの上から湯を断続的にかける。

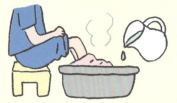

　タオルの上から湯をかけることで、湯に浸っていない部分も広範囲に温めることができます。

- 湯温が下がってきたら、患者さんに確認しながら差し湯をする。

　先生ナビ
　差し湯の際には必ず自分の手で湯を遮り、患者さんの足に直接湯がかからないようにしましょう。

| 手順 5 | 足底部のツボを押すなど、マッサージする |

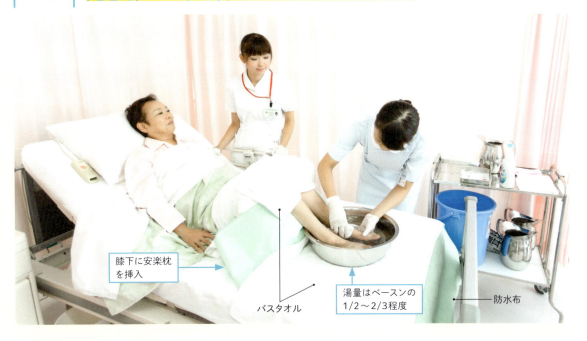

膝下に安楽枕を挿入
バスタオル
湯量はベースンの1/2〜2/3程度
防水布

| 手順 6 | 足を洗う |

- 石けんをつけて、遠位から近位の順に洗う。
- 趾間もていねいに洗う。
- 湯を交換し、汚れや石けん分を落とす。「お湯の温度の加減はいかがですか？」と患者さんに確認する。
- 自分の片側の前腕に患者さんの両下腿を載せて、掛け湯（38〜41℃）をする。
- ベースンを手前に引いて、ベースンの向こう側のバスタオルの上に持ち上げていた患者さんの足を下ろし、バスタオルで覆う。

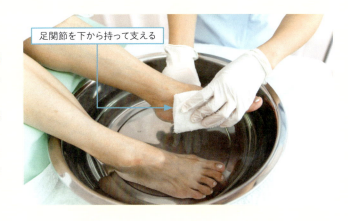

足関節を下から持って支える

| 手順 7 | バスタオルで水分を拭き取る |

- ベースンをワゴンなどに移動させた後、患者さんの両足の水分をバスタオルで拭き取る。趾間も拭き残さないように気をつける。
- 足の爪が伸びていたらカットする。

④ 部分浴

| 手順8 | 患者さんの体位や寝衣を整え、ベッド周囲の環境を整える |

- 挿入していた安楽枕を取り外し、患者さんの体位や寝衣を整える。
- ベッドを適切な高さに戻し、ベッドのストッパーがかかっているかを確認する。
- 床頭台やオーバーテーブル、ごみ箱、スリッパ、ナースコールなどを元の位置に戻す。
- ベッド回りのカーテンを開ける。

⑤ 入浴・シャワー浴

必要物品
- ボディソープ
- フェイスタオル（石けん清拭用）
- バスタオル（拭き取り用）

実際の流れ

| 手順1 | 患者さんにケアについて説明する |

- 入浴・シャワー浴の目的・方法などについて説明し、同意を得る。
- バイタルサインの測定や全身状態の観察を行う。
- 入浴・シャワー浴は体への影響が大きいため、食事や運動直後、空腹時などは避ける。
- 入浴・シャワー浴で汗をかくため、水分を摂取してもらう（特に高齢者は脱水の危険があるため、400～500mLの水分を入浴前後でとることが望ましい）。

先生ナビ
血栓性疾患発症の予防：入浴によって発汗・不感蒸泄が増し、体内の水分喪失によって血液濃縮を引き起こす（血液粘度が増し、ヘマトクリット値が上昇、脱水をきたす）ため、特に高齢者は温浴前後に水分を補給します（400～500mL程度）。

| 手順2 | 入浴ができる環境に整える |

- ドアに入浴中の札をかけ、入浴に必要な物品および椅子などを準備する。
- 浴槽に38～41℃の湯を半分程度張って、浴室を暖めておく。脱衣室は24±2℃以上に暖めておく。
- 脱衣室で寝衣を脱ぐ援助をし、浴室内の椅子に腰かけてもらう。

先生ナビ
循環器・呼吸器疾患患者や高齢者では、特に湯の温度が42℃以上とならないように注意します。
　熱めの湯（42℃以上）では、①温浴初期では一時的に血管が収縮（交感神経緊張）→②血圧上昇（血液が急激に心臓に戻され心負担が増す）→③徐々に温熱のため血管が拡張し、血圧が下降→④静脈還流低下により1回拍出量が減少→⑤代償的に心拍数増加、内臓・筋肉の血管が収縮→⑥二次的に血圧上昇、胃腸血管は収縮し、血流量減少、胃腸の蠕動運動は抑制され胃液分泌低下、という変化が起きます。
　ぬるめの湯（38～41℃）では、①皮膚血管が温熱刺激で徐々に拡張（副交感神経緊張、鎮静効果）→②末梢血管抵抗は減少し、心負担は軽減→③血圧が緩徐に下降→④腎臓血管も拡張し血流がよくなり利尿促進、疲労回復、入眠の準備、鎮静効果が得られる、という変化が得られます。
　室温が低いと交感神経が優位となり、循環器系に負担となります。浴室と脱衣室の温度差をできるだけなくすようにします。

| 手順3 | 湯をかける |

- シャワーの湯（38〜41℃）を足先から下肢、腹部、胸部の順にかけていき、皮膚の血管を十分拡張させる。

シャワーのみの場合

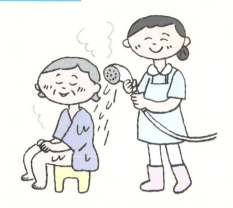

 先生ナビ
シャワー浴はエネルギー消費が少ないため、高血圧・心疾患・呼吸器疾患患者に向いています（温熱効果と機械的刺激が皮膚表面に加わりますが、全身浴に比べ水圧の影響が少なくなります）。
シャワー浴で体をより温めるためには、肩から上半身全体をバスタオルで覆い、その上からまんべんなくシャワーの湯をかけると、全身が湯船に浸かったかのような温熱作用を得ることができます。

| 手順4 | 石けんで体を洗う |

- 患者さんに自分で洗えるところは洗ってもらう。
- シャワーで汚れを洗い流す。湯の温度を自分の手で確かめてから、患者さんにかける。

| 手順5 | 浴槽に浸かってもらう |

- 患者さんに手すりなどへつかまってもらい、浴槽に浸かってもらう。
- 循環器・呼吸器系への負担を軽減させるため、湯の量は心窩部程度までの半身浴がよい。

半身浴

湯はみぞおちあたりまで

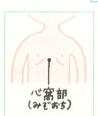

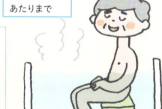

- 体が十分温まったら、ゆっくりと湯から上げる。

 先生ナビ
急激に立ち上がると、静水圧の影響の消失によって脳貧血を起こすことがあるので注意しましょう。

| 手順6 | 乾いたバスタオルで水分を拭き取る |

- 拭き取りが悪いと皮膚から気化熱が奪われ、湯冷めの原因となるので十分拭き取る。

⑤ 入浴・シャワー浴

| 手順7 | 着衣後帰室させる |

- 入浴の札を外す。
- バイタルサインの測定や全身状態の観察をする。
- 発汗が多いときや入浴前に十分な水分摂取ができなかった場合は、入浴後に行い、休息してもらう。

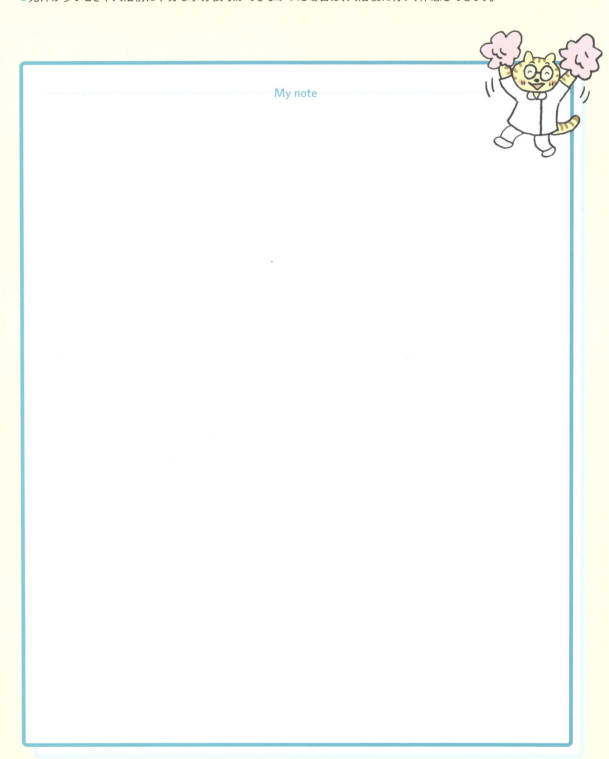

My note

【清潔にすることへのケア】
学生の受け持ち事例から学ぶケアリング

清拭を拒否する患者さんへのケアから

学生の語り

　私は肺がんで、ほとんど寝たきり状態のCさんを受け持ちました。受け持ち初日に、Cさんの清拭場面を見学できるというので部屋を訪ねてみると、Cさんはベッドの上で「痛い、痛い…」と言いながら、お経を唱えていました。よく見ると、ナースが2人で「足を閉じないで、力をゆるめて」と言いながら、Cさんの下肢を広げようとしながら清拭しようとしていました。

　私は思わず「失礼しました」と、部屋を退出し、ナースステーションに戻ってきました。Cさんの看護計画を見ると「毎日の清拭で拒否がみられる」と書いてありました。明日は私がCさんの清拭を計画しなければならない、どうしようと、強い不安におそわれました。

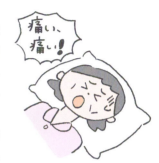

あなたならどうするか考えてみましょう

【先生からのヒント】
- 今は何が問題だと思う?
- 心地よいケアにするにはどうする?

▶
- 清拭時に閉じてしまう足を広げようとすると、かえって痛みをもたらし、心地よいケアになっていない。
- 皮膚の清潔だけでなく、患者さんが心地よさを感じられるケアにしたい。

学生の語り

　翌日の清拭ケアのとき、私はまず心地よいこと、安心であることを感じてもらうために、足先から足首までを温タオルで温めることを提案しました。Cさんは受け入れてくださり、「まあ温かい、こんなに気持ちがよいのは初めてよ」と喜んでくれました。

　次に足全体を温めましょうと促したところ、Cさんの足の力はすうっと力が抜けて、そのまま上半身もすべて清拭をすることができました。

　清拭が終わった後、Cさんが「車椅子に乗りたい」と言われるので、指導者さんの許可をもらい、車椅子で手を洗いに行くことにしました。久しぶりに洗面所に出たCさんは、水道の蛇口から出る水に触れ、顔を洗い、そして目の前の鏡をみて、「きれい、私きれいになったよね、リハビリがんばって早く家に帰らなきゃ」と、とても嬉しそうに話してくれました。

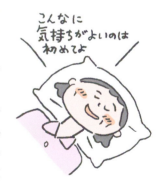

この事例から学ぶポイント

【思いに寄り添う】
　拒否の裏には必ず理由があります。"自分がすること"より先に"患者さんが何を思い、何を感じているか（体験世界）に寄り添いましょう。

【"生きる"ことへのケア】
　人は「見る」「聴く」「触れる」「味わう」「嗅ぐ」そして「動く」ことを通して"生きる"ことの確認をしています。したがって"生きる"ことへのケアはアートであり、その人に癒しのエネルギーをもたらすといわれています。

　タオルの温かさや、ほとばしる水の爽快感はCさんに癒しのエネルギーをもたらし"生きる"ことへのケアであったといえるでしょう。

よくある困ったQ&A

Q 援助すべき範囲がわからない…
患者さんの清拭を、どこまで看護者が行ってよいのかがわかりません。

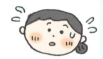

A 患者さん自身ができることとできないことをアセスメントし、患者さんの意向や状態から患者さん自身に行ってもらうことを判断しましょう。

患者さんは自分ですべて拭けなくても、例えば顔や腕、陰部など、部分的に自分で拭ける部位や、自分で拭きたい部分があります。まずは患者さんの状態をアセスメントし、患者さんが自分でできることと、できないことを明らかにしましょう。

点滴などの治療の影響や発熱などの症状は患者さんの自立度に大きく影響するため、十分配慮する必要があります。

判断できないときは、直接患者さん自身の意思を確認することも必要です。できる限り患者さんが自分自身で気持ちよく清潔行動がとれるようにケアしていってください。

患者さんの状態が悪いときなどは無理じいをしてはいけません。指導者に相談しましょう。

Q 現場の看護師の清拭方法が、習った方法と違う…
現場の看護師は数本の蒸しタオルで清拭していました。自分もその方法で行ったほうがよいでしょうか？

A 理由がわからないまま、同じ方法をとるのはいけません。患者さんに適切な方法を考えましょう。

現場の看護師は、患者さんのそのときどきの状態や病棟の運用などから、さまざまな方法を選択していると考えられます。しかし、学生は、受け持ち看護師がどのような理由でその方法を選択しているかわからなければ、安易に同じ方法をとることはできません。単にまねをするのではなく、きちんと自分なりに、患者さんは今、どのような方法でケアを実施するのが適切なのかを判断しましょう。そのうえで指導者や担当教員に相談し、実施してください。

Q 陰部清拭のときはどこにいたらよい？
患者さんの陰部は自分で清拭してもらおうと思いますが、そのとき自分はどこにいたらよいでしょうか？

A ベッド回りのカーテンの外で待つ、またはその場でバスタオルなどを用いて自分の視界を遮るなどの心づかいをしましょう。

陰部の清拭は、羞恥心を強く伴います。患者さんの安全・安楽が確認できれば、できる限りその場を離れる心づかいが必要です。その場合は「カーテンの外で待っていますから、終わったら声をかけてください」とひと声かけるとよいでしょう。

自立度が低かったり安全性が保障できなかったりする場合には、その場にいて、バスタオルなどを用いて自分の視界を遮り、陰部が見えないようにしてから、拭いてもらうとよいでしょう。

11：15
排泄することへのケア場面

① 排便の援助 …………………………… P110
② 排尿の援助 …………………………… P113

何をするの？

●基本的欲求である排泄を、安心して気持ちよくできるように心がけて援助します。
●排泄は、日常生活行動のなかのプライベートなものであり、他者に見せたくない場面です。排泄の世話を他者にゆだねなければならない患者さんの気持ちに配慮して援助します。
●排泄物の量や性状を観察します。

なぜするの？（目的）

●円滑な排泄は、心身の爽快感や満足感をもたらし、快適な生活の基本になります。患者さんの日常生活習慣や自立度を考慮し、できるだけ自然に近い状態で排泄できるようにします。
●排泄は、生体の内部環境の恒常性を保持し、生命を維持するうえで欠かせない生命活動であり、排泄物は患者さんの健康状態を知る手がかりになるからです。

NavigationPoint
ナビゲーションポイント

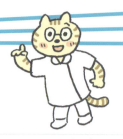

ケアリング
- 気持ちよく援助に応じ、待たせない。
- 羞恥心に配慮して環境を整える。
- 安楽で安心なケアを行う。
- 排泄後の清潔に配慮する。

アセスメント
- 患者さんの自立度に応じて援助の必要性を判断し、適した方法を選択する。

排泄に関するニーズの把握
- 健康時の排泄習慣・排泄状況と現在の排泄状況
- 健康時の生活状況
- 精神的ストレスの有無やその状態
- 検査データ

排泄方法の選択
- トイレでの排泄、ポータブルトイレの使用、床上での排泄用具の使用のなかからできるだけ自然な方法を選択する。

ケア技術

床上排泄の援助（排便の援助）
- 自力で腰上げができない患者さんへの援助
- 援助により腰上げがかろうじてできる患者さんへの援助
- 排泄時の体位の調整
- 排尿のしやすさへの援助
- 排便時のにおい、音への配慮

陰部洗浄
- 微温湯の湯温の確認
- 感染予防への配慮

床上排泄の援助（排尿の援助）
- 尿器の当て方
- 殿部・陰部の清拭方法

【排泄することへのケア】

ケアの目的

1 排泄の意義

1）生理的意義
　外界から摂取した、生命の維持や成長・活動に必要な物質から消化・吸収・代謝の過程を経て生産された不必要な物質や有害な物質を体外へ排出し、内部環境の恒常性を維持します。

2）心理的意義
　排泄により生理的快感や満足感を得られます。しかし、排泄に対しては恥ずかしい、汚いなどの否定的イメージを強くもちやすく、排泄の際に他者の手を借りなければならない場合は羞恥心を伴い、精神的な負担が大きくなります。

3）社会的意義

文化的・社会的背景と結びつき、排泄行動や習慣が形成されます。排泄行動の自立は、人間としての尊厳を守り、社会的に自立するために大切な要件です。

2 排泄における看護の役割

ヘンダーソン（Henderson, V.）は著書「看護の基本となるもの」において、看護師の果たすべき責任の第一義的なものは、患者さんが日常の生活の様式を守りうるように助けることである[1]と述べています。排泄の援助では、人間の日常生活行動としての排泄の意義をふまえ、その患者さんにとっての援助の必要性を判断し、適した援助を行います。

援助を行う際には、排泄を自分で行うことができない患者さんの気持ちを理解し、患者さんが安心して気持ちよく排泄できるようにプライバシーや自尊心に十分な配慮をしながら、正確な知識に裏づけられた看護技術を提供することが重要です。

マメ知識　排泄用パッド

排泄用パッドは、尿や便の失禁が常時あるいは頻繁にある場合や寝たきりで体動が非常に困難な場合に使用されています。

- **排泄用パッドの種類**：排泄用パッドには、パンツ型やおむつ型のものや、下着やおむつの内側に使うパッドなど、さまざまな種類があります。
- **排泄用パッドの選択**：患者さんの状態（排泄物の量や性状、排泄パターン、運動能力、体格・体型など）に加えて、排泄用パッドの吸収能力や形状、使用方法の簡便さや入手しやすさ、経済状況も考慮することが大切です。
- **排泄用パッドの使用における配慮**：失禁があることは、日常生活に支障をきたすとともに、人間としての尊厳が傷つけられ、社会生活に制限ができたり、心理的に悩みを抱えたりすることになります。排泄用パッドの使用は、失禁に対する不安や身体的負担を軽減し、その人らしい生活を送る助けにもなりますが、その一方で排泄用パッドを使用することに対する抵抗感や羞恥心をもたらします。そのため、患者さんの自尊感情に配慮し、その人の尊厳を傷つけないように援助することが重要になります。
- **排泄用パッド使用時の留意点**：排泄用パッドを使用している患者さんは、排泄物による汚染・湿潤や蒸れによって皮膚が浸軟し、皮膚が傷つきやすくなるとともに、排泄物に含まれている細菌や老廃物により感染症や褥瘡を発症しやすくなります。皮膚の発赤やびらん、炎症の有無を観察し、排泄があったときには排泄用パッドをすぐに交換するとともに、ていねいに清拭し、皮膚の乾燥を促すことが大切です。

排泄用パッドの種類

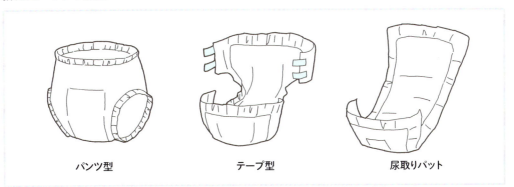

パンツ型　　　テープ型　　　尿取りパット

膀胱留置カテーテル

膀胱留置カテーテルは、尿道から膀胱にカテーテルを留置して、尿を持続的に排出させる方法です。

- **使用目的**：①尿路の閉塞がある場合、②神経因性の尿閉がある場合、③泌尿器や生殖器疾患の術後治癒を促進する場合、④術後や重篤な状態で尿量を正確に把握したい場合、に用いられます。
- **感染防止**：膀胱留置カテーテルは尿路感染症の最も大きなリスクとなっており、必要時のみ留置し、留置期間を最小限にするとともに、留置中は適切な管理を行い感染防止に努める必要があります。
- **カテーテルの取り扱い**
  - 閉鎖式持続導尿システムの接続部は外さず、可能な限り閉鎖状態を保つ。
  - カテーテルや接続チューブは屈曲しないようにする。
  - 採尿バッグは膀胱よりも低い位置を維持し、直接床に接触しない高さに調整する。
  - 採尿バックにたまった尿が一杯にならないように尿を廃棄する。尿を廃棄するときは、手指衛生および手袋を着用し、手袋は患者ごとに交換する。また、排液口が尿回収容器に接触しないようにする。
- **カテーテル挿入部のケア**：清潔保持のため1日1回陰部洗浄を行います（尿道口周囲を消毒する必要はありません）。カテーテルの過度な進展や強い摩擦により尿道粘膜を損傷しないように注意して洗浄し、洗浄後は再度カテーテルを固定します。なお、治療上必要な場合以外は膀胱洗浄は行いません。
- **水分摂取**：飲水制限がない場合は水分を多めにとるように指導します（2L/日が目安）。
- **カテーテル挿入時の観察**：発熱や尿の性状、浮遊物の有無、恥骨上の圧痛など尿路感染の徴候に注意します。

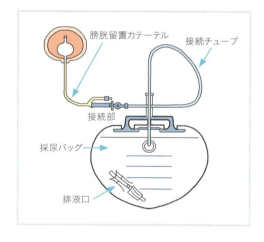

【排泄することへのケア】

ケアリング

1 気持ちよく援助に応じ、待たせない

患者さんは、排泄の援助を他者に依存することに羞恥心や申し訳なさなどの精神的苦痛を感じます。患者さんから尿意や便意の訴えがあったら、笑顔で、気持ちよく、すぐに対応しましょう。

2 羞恥心に配慮して環境を整える

快適な排泄には、清潔で気持ちがよく、プライバシーを保つことができる環境を整えることが大切です。

1）排泄のニーズの把握

患者さんが排泄のニーズを看護者に伝えやすい環境をつくることも大切です。

- 看護者側からの声かけ：患者さんの排泄習慣や生活リズムを知り「トイレは大丈夫ですか」「尿器をお使いになりますか」などと看護者の側から声をかけます。
- 排泄の有無をたずねるとき：周囲の人々にわかるような対応を避け、小さな声で話しかけましょう。
- 床上で排泄をしなければならない場合：音やにおいの漏れが羞恥心や周囲への気兼ねになります。患者さんの気がかりを最小限にするために、カーテンやスクリーンを利用し、排泄が終了するまで「入室禁止」の提示をします。

2）羞恥心への対応

- 不必要な露出の防止：綿毛布やバスタオルを用いて、不必要な露出を避けましょう。
- 排泄音の消音：ラジオやテレビをかけたり、室内に水道がある場合には水を流したりするなどの工夫をしましょう。
- 排泄物のにおい対策：便器や尿器に蓋をして手早く片づけ、換気をしましょう。

3 安楽で安心なケアを行う

- 汚染防止：患者さんは床上排泄に対して寝衣や寝具の汚染に対する不安があります。不安が強い患者さんには、防水布を用いて、汚染の心配がないことを説明します。
- 用具の選択：便器や尿器は清潔で乾燥したものを用います。便器や尿器にはさまざまな種類がありますが、それぞれの特徴を理解したうえで、患者さんの体位や自立度、好みを考慮して、適切な用具を選択することが重要です。

4 排泄後の清潔に配慮する

排泄の「汚い」というイメージを最小限にして排泄後に患者さんが爽快感を得て、気持ちよいと感じるように、排泄後の清潔への配慮はとても大切です。

排泄後は、陰部や肛門周囲を清潔にして、寝衣や寝具を整え、手洗い（手浴）を実施します。

【排泄することへのケア】

アセスメント

1 排泄に関するニーズの把握

1）健康時の排泄習慣・排泄状況と現在の排泄状況

- 排泄状況：排泄回数、排泄時間、便・尿の性状・量・色・におい・比重（表1）、便意・尿意の有無。
- 排泄に伴う症状：排泄時の不快症状の有無、随伴症状の有無。
- 排泄動作：排泄行動の自立度（どこまで自分でできるか）。

2）健康時の生活状況

- 食事：量、回数、内容、時間、食べ方、食欲、嗜好、水分摂取量。
- 活動：内容、量、動作。
- 習慣：生活リズム、排泄環境、トイレの様式。

3）精神的ストレスの有無やその状態

精神的ストレスは緊張状態をもたらし、交感神経を優位にするため、副交感神経が効果的にはたらかず、排泄を抑制します。

4）検査データ

一般尿検査（性状、比重、pH、潜血、タンパク、糖）、尿成分の分析や定量、細菌検査など（検査基準値はp.214参照）。

2 排泄方法の選択

排泄動作は、①トイレへの移動、②下着の着脱、③便座での座位保持、④陰部の清拭などから成り立っています。患者さんの状態から、自分でできない部分がどこなのかを見きわめて、援助の方法を考えましょう（図1）。

- トイレでの排泄：座位バランスが安定し、上肢に力を入れることができれば、トイレでの排泄は可能です。トイレでの排泄は日常生活にメリハリをつけ、回復

表1 排泄物の観察：正常な排泄状態

	尿の性状	便の性状
回数	4〜6回/日	1〜2回/日
量	1,000〜1,500mL/日　比重1.015〜1.030	100〜250g/日　pH6.9〜7.2
色調	淡黄色〜淡黄褐色	淡褐色〜黄褐色
混合物	なし（透明）	なし　形状：固形または有形
臭気	無臭（放置→アンモニア臭）	インドール臭・スカトール臭、肉食→腐敗臭、糖質食→酸臭

図1 排泄方法の選択

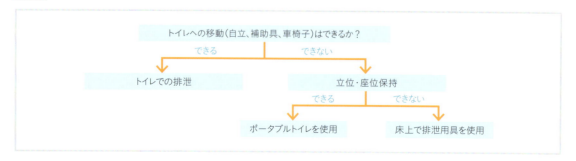

へのリハビリテーションにもつながります。そのため、できる限りトイレでの排泄を促しましょう。
- **多床室での排便**：本人のプライバシーの保護や他の患者さんへの配慮から、できる限り避けたいものです。どうしてもベッド上での排便が必要な場合は、個室も検討したほうがよいでしょう。

【排泄することへのケア】
ケア技術

1 床上排泄（排便・排尿）の援助

排泄は自律神経の影響を大きく受けるため、できる限り自然な排泄（タイミング、体位など）を促すことが重要です。

床上での排泄援助では、患者さんの羞恥心に配慮してプライバシーの保護に努めます。便器・尿器の当て方に注意し、排泄後の清潔ケアとして陰部洗浄や清拭を行います。

My note

排泄することへのケアの実際の流れ

① 排便の援助

必要物品（排尿援助、陰部洗浄を含む）

1. トイレットペーパー
2. ディスポーザブル手袋2組
3. 湯温計
4. 速乾性消毒薬
5. ハンドソープ
6. 未滅菌ガーゼ（陰部洗浄用）
7. 陰部洗浄ボトル
8. ピッチャー（湯入り、陰部洗浄用）
9. タオル（手拭き用）
10. タオル（陰部清拭用）
11. ゴミ袋
12. 便器・尿器（患者さんに合ったものを選ぶ）
13. 便器用覆布

その他：防水布、便器用のパッド付きカバー、綿毛布（あるいはタオルケット）、ウォッシュクロス（手浴用）、ベースン（手浴用）、ラジオなど

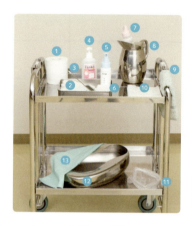

実際の流れ

手順1　患者さんにケアについて説明する

- 排便の援助方法などについて説明し、同意を得る。

手順2　必要物品を準備し、ケアができる環境に整える

- 排泄用具は、保温庫または湯で人肌程度に温めたものを用いる。

　なぜ　排泄用具が冷たいと、その刺激で便意や尿意が消失する場合もあるためです。

- 便器にパッド付きのカバーをかける。
- 便器の中にトイレットペーパーを敷く。
- カーテンを閉めて「入室禁止」の提示をする。

　なぜ　消音と、排便の後片づけのしやすさのためです。

手順3　援助者・患者さんの準備をする

- 患者さんに「準備させていただきます」と声をかけ、プライバシーの保護に注意する。
- 上掛けを外して綿毛布を腹部あたりまでかける。
- 寝衣を腰まで上げて、下着を足首まで下ろしてもらう。患者さんが自分で腰上げができない場合は援助する。
- 援助者は、ディスポーザブル手袋を装着し、防水布を敷く。

| 手順 4 | 便器を挿入する |

■ **自力で腰上げができない患者さんの場合**
- 便器を斜めにしマットレスの下に押しつけるように挿入すると、患者さんの腰を必要以上に挙上しなくてすむ。
- 「少し横を向いていただきます」と声をかけてから側臥位にする。

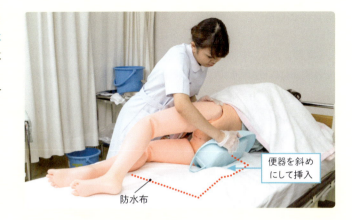

便器を斜めにして挿入
防水布

■ **援助により腰上げがかろうじてできる患者さんの場合**
- 膝を立て、手をマットレスについて、腰を上げてもらう。
- 腰を上げるときに、必要であれば患者さんの殿部に手を挿入し、自分の肘を支点とした「てこの原理」で腰の挙上を助ける。

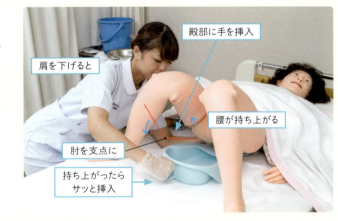

殿部に手を挿入
肩を下げると
腰が持ち上がる
肘を支点に
持ち上がったらサッと挿入

- 排泄時の体位をできるだけ自然な排泄姿勢に近づけるため、ベッドを挙上して腹圧をかけやすくする。
- 肛門部が便器の中央にきているか、仙骨部が便器の縁に当たっていないかを確認する。

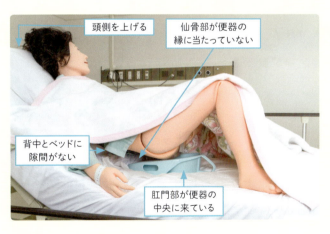

頭側を上げる
仙骨部が便器の縁に当たっていない
背中とベッドに隙間がない
肛門部が便器の中央に来ている

① 排便の援助

| 手順 5 | 排尿のしやすさへの援助を行う |

■**女性の場合**
- トイレットペーパーを縦に折りたたみ、陰部から便器に垂らして恥骨上部で押さえてもらう。両足は広げたまま、両膝を密着させる。

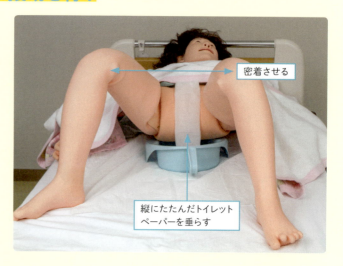

密着させる

縦にたたんだトイレットペーパーを垂らす

 排便と同時に排尿があったときに尿を誘導するために行います。

■**男性の場合**
- 尿器も一緒に当て、自分で尿器を持って支えてもらう（p.113参照）。
- 援助後、援助者はディスポーザブル手袋を外し、速乾性消毒薬で手指を消毒する。

| 手順 6 | 排泄しやすい環境に整える |

- ナースコール、トイレットペーパーを患者さんの手元に置き、ラジオをかけたり、洗面所の水を流したりして音を立て、「終わりましたら、ナースコールしてください」と終了後のナースコールを説明して退室する。
- 退室後、ナースコールでなかなか呼ばれない場合は、声をかけてみましょう（めやすは3〜5分程度）。
- ナースコールで呼ばれたら入室し、残便感や残尿感がないかを確認し、問題がなければベッドを水平に戻す。

| 手順 7 | 殿部・陰部の清潔を図る（陰部洗浄の場合） |

- p.115「陰部・殿部の清潔を図る」参照。

| 手順 8 | 便器を外す |

- 便器を水平に保ちながら、防水布も引き抜いて外す。
- 外した便器は、ワゴンの下段に置き、蓋と便器用覆布をかける。
- 援助後、援助者はディスポーザブル手袋を外し、速乾性消毒薬で手指を消毒する。

 先生ナビ
患者さんの生活環境であるベッド上で使用する便器を、汚染されている床に置くことは避けます。必ずワゴンの下段に置きましょう。

| 手順 9 | 寝衣・体位、リネン類を整え、手浴を行う |

- 必要に応じて援助しながら下着をはいてもらい、寝衣・体位を整える。
- 手浴の手順はp.95「部分浴」参照。

| 手順10 | ベッド周囲の環境を整え、便器・尿器を片づける |

- カーテンを開け、換気をする。
- 退室の際は「お疲れ様でした。また遠慮なくお呼びください」と患者さんに声をかける。
- 退室して掲示を外し、排泄物の観察をしてから汚物槽やトイレに流す。
- 便器・尿器を消毒し、所定の場所に片づける。

② 排尿の援助

実際の流れ

| 手順1〜3 | は「排便の援助」に準じる（p.110参照）。 |

| 手順4 | 尿器を当てる |

■女性の場合
- 尿器のくちばしを会陰部に密着させる。
- 尿が飛び散らないように、縦折りにしたトイレットペーパーを陰部から尿器に垂らして、両膝を密着させて、患者さんに尿器を自分でしっかり固定してもらう。

先生ナビ
尿器を自分で固定できない患者さんの場合は、砂嚢で固定するか、看護師が尿器を持って固定します。

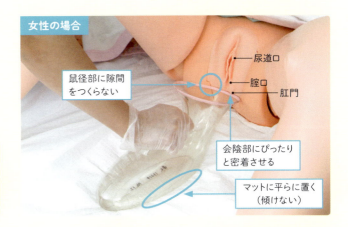

女性の場合
- 尿道口
- 腟口
- 肛門
- 鼠径部に隙間をつくらない
- 会陰部にぴったりと密着させる
- マットに平らに置く（傾けない）

■男性の場合
- 男性に尿器を当てるときには、尿器の縁にトイレットペーパーを巻く。

先生ナビ
陰茎が直接尿器に触れて不快な感じを与えないために行います。

- 援助後、援助者はディスポーザブル手袋を外し、速乾性消毒薬で手指を消毒する。

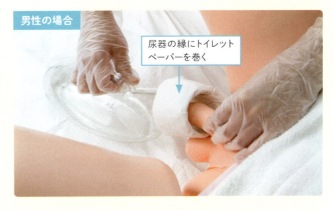

男性の場合
- 尿器の縁にトイレットペーパーを巻く

② 排尿の援助

手順5 | 排尿を促す

- 終了後、ナースコールするように説明して、退室する。排便の援助に準じて、環境を整える（p.112「手順6 排泄しやすい環境に整える」参照）。
- 排泄終了後入室し、ディスポーザブル手袋を装着する。

手順6 | 陰部・殿部の清潔を図る（清拭の場合）

- p.115「陰部・殿部の清潔を図る」参照。

手順7 | 尿器を外す

- 尿器を静かに外し、ワゴンの下段に置き、覆布をかける。
- ディスポーザブル手袋を外し、速乾性消毒薬で手指を消毒する。

手順8 | は「排便の援助」の手順9、10に準じる（p.112-113参照）。

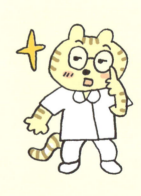

陰部・殿部の清潔を図る

■陰部洗浄の場合
- ディスポーザブル手袋を装着する。
- 濡れないように、タオルを恥骨上に置き、湯温を確認してから陰部洗浄ボトルを用いて微温湯で軽く洗う。
- 泡立てた石けんを未滅菌ガーゼに載せ、陰部を洗い、十分に洗い流して水分をトイレットペーパーで拭き取る。

 陰部洗浄は便が腟口や尿道口に付着すると、感染症を生じる恐れがあり、清潔を保つために行います。

■陰部清拭の場合
- 患者さんに声かけてから、陰部をトイレットペーパー、陰部清拭用タオルで尿道口から肛門に向かって拭く。

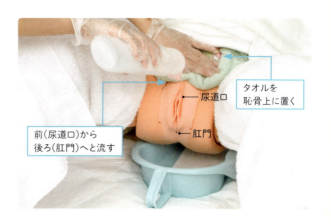

尿道口
肛門
前(尿道口)から後ろ(肛門)へと流す
タオルを恥骨上に置く

陰部の拭き方

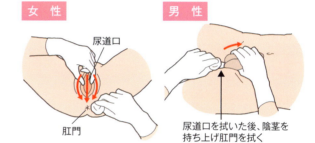

女性　男性
尿道口
肛門
尿道口を拭いた後、陰茎を持ち上げ肛門を拭く

排泄することへのケア場面

【排泄することへのケア】
学生の受け持ち事例から学ぶケアリング

「オムツのほうがいい」と言う患者さんへのケアから

学生の語り

　私は脳血管疾患のため尿意がなくオムツをしているDさんを受け持ちました。病棟で排尿コントロールが計画されていたため、私もDさんがトイレで排尿できることを目標にあげ、排泄時間・量、食事や飲水の時間・量などを観察し、タイミングを見計らって車椅子でトイレに誘導する計画を立てました。

　実際に行ってみると、Dさんは股関節が固く車椅子からずり落ちそうな体勢になりましたが、嬉しそうに車椅子に乗り、トイレの便座にも座ってくれました。しかし、いざ排尿となると、まったく尿が出る気配はなく、あきらめて部屋に戻ると失禁するといった状況が1週間続きました。

　2週目に入ってもトイレでの排尿は成功せず、私はやはりDさんには無理なのかなと思い「オムツだと気持ち悪いでしょう?」とたずねると、Dさんは「ぜんぜん気持ち悪くないよ、もうトイレには行かない。俺はオムツのほうがいいんだ」と言われてしまいました。失敗の繰り返しがDさんを傷つけてしまったと思いました。「オムツのほうがいい」と言うDさんの気持ちにも気づけていませんでした。

あなたならどうするか考えてみましょう

【先生からのヒント】
- 「オムツのほうがいい」という言葉の奥に隠れているDさんの本当の思いは?
- トイレで尿が出ない要因として、排尿のタイミング以外の気になることはないか?

▶
- 失敗の繰り返しがDさんに「オムツのほうがいい」と言わせた。本意ではないだろう。
- 股関節が硬く曲がりにくいため、排尿の体勢が便座からずり落ちそうだった。

学生の語り

　私は、トイレでの排尿を一緒に成功させようと努力してきたDさんの思いに寄り添いたいと思いました。そこで学生カンファレンスでDさんの看護をテーマとして出し、話し合いました。そこで男子学生からDさんの排尿姿勢が普通ではなく解剖学的にも尿が出にくいという意見をもらいました。確かに不自然な体位だったことを思い出しました。

　翌日のトイレ誘導時には、背部の後屈をポジショニング用のクッションで矯正した上で排尿を試みてもらいました。すると驚いたことにすぐ尿が出ました。部屋に戻ったDさんは「やっぱりトイレで排尿するのが一番気持ちいい」と明るい笑顔をみせてくれました。

この事例から学ぶポイント

【要求(demand)≠必要(need)】
　患者さんは周囲への遠慮や失望などがあると、真のニーズでないことを要求することがあります。患者さんに寄り添う気持ちを持ち続けることで、真のニーズが見えてきます。

【カンファレンスの活用】
　カンファレンスは、自分や仲間の発言や問いかけによって、思考が整理され、新たな着眼点が見えてきて、問題解決の手がかりを得ることができます。

【希望(hope)】
　希望は人間の行動を動機づけ、困難に立ち向かう力を与えてくれます。どんなに困難だと思えても、看護師は決してあきらめず、患者さんが希望を見い出せるようにかかわり続けます。

よくある困ったQ&A

Q 排泄物が手についてしまった…

手袋をしていないときに患者さんの排泄物が手についてしまいました。どのように対処すればいいですか？

A 手袋の着用が原則です。目に見える汚れがない場合には速乾性手指消毒薬（擦式消毒用アルコール製剤）を用いて、目に見える汚れがある場合などには石けんと流水を用いて手指衛生を行いましょう。

スタンダードプリコーション（標準予防策）では、感染症の有無にかかわらず、すべての患者さんに対して汗以外の湿性生体物質（血液、体液、排泄物、粘膜、損傷した皮膚）は感染の可能性のある物質と見なして対応します（p.11、マメ知識「スタンダードプリコーションとは」参照）。

排泄物を扱う場合には、手指衛生と個人防護具である手袋の着用が原則です。排泄物の飛沫が付着する可能性がある処置をする場合には、ガウン、マスク、ゴーグルも使用します。排泄物やそれらに汚染された物に接触した後は、手袋着用の有無にかかわらず手指衛生を行います。目に見える汚れがない場合には速乾性手指消毒薬を用いて、目に見える汚れがある場合やアルコールに抵抗性のあるウイルス（ノロウイルスなど）に汚染した場合には石けんと流水を用いて手指衛生を行いましょう。

Q 排泄物の観察ポイントは？

排泄物の観察から異常を見つけるポイントがよくわかりません。教えてください。

A 回数、量、性状などの基本的な観察ポイントのほかに、影響因子、異常の原因となる疾患を把握し、異常の原因・誘因をアセスメントしていきましょう。

排泄物は、回数、量、性状（色調、混合物の有無、臭気、比重、pH）を観察します。

尿の回数・量・性状は水分摂取量や発汗・不感蒸泄量、輸液量などの影響を受けるため、基準値から逸脱した場合は水分出納をチェックするとともに、尿量の変化をきたす可能性のある疾患（代謝障害、腎障害、心臓疾患、神経障害、肝臓障害など）の有無についてもアセスメントします。

尿量の異常には多尿（2,000～3,000mL/日以上）、乏尿（400mL/日以下）、無尿（100mL/日以下）、尿回数の異常には頻尿（10回/日以上）、稀尿（2回/日以下）があります。

主な便の異常は、便秘（大腸内の糞便の通過が正常時より遅れ腸内に停滞し、排便が困難な状態）や下痢（糞便中の水分含有量が増加し、水様または泥状の糞便を排泄する状態）です。

排便の影響因子には、水分摂取量、食事内容・量、運動量、月経、ストレス、生活環境の変化などがあります。これらに関する情報収集をするとともに、下痢や便秘の程度・発生時期・経過を知り、原因・誘因をアセスメントすることが、その後の対応を考えることに役立ちます。

My note

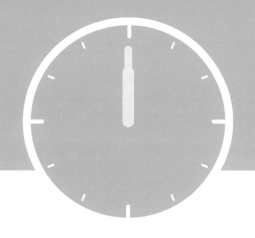

12:00 食べることへのケア場面

① 食事の援助 ················· P128
② 口腔ケア ··················· P135

何をするの?

●患者さんがおいしく食事をとり、回復のために必要な栄養素を摂取することができるようにします。
●食後には口腔内の清潔を保つことができるようにします。
●安全に留意し、できるだけ自立して食事や口腔内の清潔がはかれるように工夫します。

なぜするの?(目的)

食事の援助
●誤嚥などの事故がなく、十分な栄養を摂取してもらうためです。
●見た目、味、香りや食感などから食べることを楽しみ、満足感を得てもらいます。
●食事を通じて他者とコミュニケーションをとり、対人関係を円滑にできます。

口腔内の清潔を保つための援助
●舌苔を除去し、食物の味や香りを楽しむことができるようにします。
●爽快感を得るだけでなく、歯周病などの歯・歯肉のトラブル、誤嚥性肺炎などの合併症を予防できます。
●口臭などの心配をなくし、社会的活動への参加を促すことができます。

ナビゲーションポイント
NavigationPoint

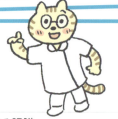

ケアリング

配膳時の配慮
- 美しく盛りつけ、食膳を整える。
- 季節の味覚や患者の好みを食に盛り込む。
- 食欲をそそる色や香りの物を取り入れる。
- 温かい物は温かく、冷たい物は冷たく提供する。
- 食べやすい大きさや、やわらかさに整える。
- 食前に口の中を清潔にして爽快にさせる。
- 口当たりのよい物や口腔内がさっぱりする物を勧める。

「食べたい」気持ちを引き出す気づかい
- 快適な環境
- 気持ちのよい対応
- 食欲を減退させる要因の除去・軽減

アセスメント

①十分な栄養や水分が摂取できているか
②食事が楽しく満足しているか
③食事のとり方に問題はないか

栄養状態
- 全身の外観や活動性
- 身体計測データ
- 血液検査データ

体液・電解質バランス
- 身体所見
- 身体計測データ
- 血液検査データ

食事・食生活に影響する要因
- 年齢(発達段階)、性別、体格、活動量
- 嗜好、食習慣、食事に対する認識
- 摂食行動(意識状態、麻痺の有無、咀嚼・嚥下の状態、口腔内の状態)
- アレルギー
- 疾病・治療、食事摂取制限の有無

摂取する食事の量と質
- エネルギー摂取量
- 栄養素の過不足

ケア技術

食事環境の設定
- 食事場所を選択する。
- 安全・安楽に食事を行えるように準備をする。
- 室内環境を調整・整備する(室温・温度、臭気の除去・清潔など)。
- 看護師の作業域を確保し、援助者用の椅子を準備する。
- 食事の姿勢、体位を選択する(体位変換、移乗・移送を行う)。

配膳時の注意
- 患者名を名札で確認する。
- 食事内容・形態などを確認する。
- 正しく食器を配置する。

食事の援助
- 自立に向けた援助を行う。
- 患者さんのペースに合わせた援助を行う。

口腔ケア
- 口腔内に残った食物やバイオフィルムの除去
- 舌苔の除去
- 口臭予防

【食べることへのケア】

ケアの目的

1 食べることの意義

1）生理的意義

食べることによって、生命の維持や成長・活動に必要な栄養素を摂取します。摂取した栄養素は、消化・吸収・代謝の過程を経て、体内組織を維持・増加するための体成分をつくることや、活動のためのエネルギーの産生、身体諸機能や内部環境の調整に使われます。

2）心理的意義

さまざまな食物の摂取をとおして食事に対する嗜好が形成されます。そして、形成された嗜好に基づき、好みの物を食べ、見た目や味、香り、食感などを楽しむことで心理的な満足感や安定感が得られます。

3）社会的意義

食べるという行為は、文化的・社会的背景と結びつき、食行動や食習慣を形成しています。特に乳幼児期においては、食事の場は社会的ルールやマナーを学び、食文化を継承する重要な機会になります。

食事は他者とのコミュニケーションの場を提供し、社会関係や人間関係の形成・円滑化においても重要な意味があります。

2 食事・食生活における看護の役割

食事・食生活における看護の役割は、看護の対象となるあらゆる人々の健康の保持・増進、疾病の予防・回復に向けて健康的な食生活を営むことができるように援助することです。具体的には表1の4つにまとめられます。

表1　**食事・食生活における看護の役割**

看護の役割	内容
①適切な食習慣形成・維持に向けての援助	健康的な食事の推進
②経口摂取を促すための援助	消化吸収機能の調整・食欲への援助
③食事行為への援助	食事摂取動作の自立への援助
④食事制限のある場合の援助	健康障害時の食事への援助

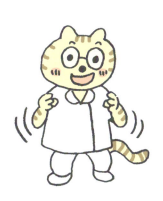

【食べることへのケア】

ケアリング

1 配膳時の配慮

配膳の際は、食欲や食べやすさに配慮して表2のようなことに気づかいます。

2 「食べたい」気持ちを引き出す気づかい

1）環境に影響される食欲

食欲は生理的欲求の一つで、味覚・嗅覚・視覚・触覚・温度覚などの感覚、内臓情報（胃の収縮など）や体調、体液成分（グルコース、脂肪酸、インスリンなど）、大脳からの情報（記憶や情緒）の影響を受けるため、食物の色や香りだけでなく快適な環境や気持ちのよい対応などが食欲を高めることにつながります。

2）入院生活のなかで「食べたい」を引き出す

入院生活には、慣れない環境、疾病や治療に関する不安、いつもと異なる味つけなど、食欲を減退させるさまざまな要因があります。患者さんが食事を楽しみ、必要な栄養を摂取してもらうために可能な限り食欲を阻害する要因を除去・軽減し、患者さんの「食べたい」という気持ちを引き出すことが大切です。

表2 配膳時の気づかい

- 美しく盛りつけ、食膳を整える。
- 季節の味覚や患者の好みを食に盛り込む。
- 食欲をそそる色や香りの物を取り入れる。
- 温かい物は温かく、冷たい物は冷たく提供する。
- 食べやすい大きさややわらかさに整える。
- 食前に口の中を清潔にして爽快にさせる。
- 口当たりのよい物や口腔内がさっぱりする物を勧める。

【食べることへのケア】

アセスメント

食べるという行為によって、①十分な栄養や水分が摂取できているか、②食事が楽しく満足しているか、③食事のとり方に問題はないかなどについてアセスメントするため、以下に示す観点から情報を収集し、必要な援助を導き出します。

1 栄養状態

体力や気力の低下、やせ・肥満、貧血や低たんぱく、高脂血症などがないか、表2のような情報を収集し、栄養状態をアセスメントします。

先生ナビ

BMI：25以上、腹囲：男性85cm以上、女性90cm以上の場合は、内臓脂肪型肥満が疑われます。この場合は、血清脂質異常（中性脂肪、HDLコレステロール）や血糖値、血圧などの情報も参考にメタボリックシンドロームに関するアセスメントを行います。

さらに食生活や身体活動、日常生活の過ごし方などの情報収集を行い、生活習慣病予防に向けた看護介入につなげていきます。

2 体液・電解質バランスの異常

水分出納（ウォーターバランス）が崩れ、浮腫や脱水が生じていないか、酸塩基平衡が乱れていないかアセスメントします。

1）身体所見

- **水分出納**：インテイク（in take：水分・食物摂取量、輸液・輸血量など）、アウトプット（out put：尿量、便量、発汗、不感蒸泄など）から、そのバランスをみます（表3）。
- **皮膚・粘膜**：乾燥の有無、皮膚弾力性を観察します。

> **先生ナビ**
> 皮膚弾力性は、前腕部、胸骨部、手背部の皮膚をつまんで、その戻り（ツルゴール）を観察します。体液欠乏があると皮膚の弾力性は低下し、つまんだ皮膚が数秒間、そのまま元に戻りません。

- **口腔環境**：口渇の有無、悪心・嘔吐の有無を観察します。
- **浮腫**：その有無を観察します。

> **先生ナビ**
> 浮腫とは：体液が皮下組織に過剰に貯留した状態をいいます。浮腫があると顔面のはれぼったさ、手指のこわばりなどが生じます。下肢前脛骨部を圧迫して圧痕が認められる場合は、少なくとも2〜3Lの過剰な体液が貯留していることが考えられます。

- **バイタルサイン**：特に循環動態を示す心拍数・脈拍数、血圧の変化を観察します。

- **日常生活行動の変化**：活動性の低下、動作や反応の鈍さ、活気の低下、脱力感を観察します。

2）身体計測データ

体重（水分量の変動を反映する）、腹囲を観察します。

3）血液検査データ

ヘマトクリット（Ht）、電解質（Na、K、CL）、尿素窒素（BUN）、血清クレアチニン（Cr）、動脈血ガス分析（酸塩基平衡および呼吸の状態の推測）を観察します。

3 食べるという生活行為に影響する要因

食事・食生活には、下記のようなさまざまな要因が影響を及ぼします。それらはアセスメントから導き出された問題の原因になることが多いため、原因を特定し援助につなげます。

1）年齢（発達段階）、性別、体格、活動量

年齢（発達段階）、性別、体格、活動量によって推定エネルギー必要量（後述）は異なります。

2）嗜好、食習慣、食事に対する認識

嗜好、食習慣、食事に対する認識は個人によって異なります。患者さんは、どのような食事が望ましいのか理解をしているか、また食物の摂り方や取り扱いなどの知識をもっているか、食べることにストレスや不安があるかなどについて、把握する必要があります。また、普段どのような環境で食事をしているのか、好き嫌いはあ

表2 栄養状態のアセスメント

項目	内容
全身の外観や活動性	顔色、表情、眼瞼結膜の色、皮膚・毛髪・爪の色・つや・張り、口唇色、歯肉の色、体格、動作など
身体計測データ	身長、体重、BMI（body mass index、体格指数） BMI＝体重（kg）／身長（m）^{2} 　＊BMI 25以上は肥満と診断される。 BMIを用いた標準体重＝身長（m）^{2}×22
血液検査データ	総タンパク（TP）、アルブミン（ALB）、総コレステロール（TC）、中性脂肪（トリグリセライド：TG）、高比重リポタンパク（HDL）、低比重リポタンパク（LDL）、血糖値（BS）、ヘモグロビンA1$_c$（HbA1$_c$）、肝機能（AST、ALT、LDHなど）、電解質（Na、K、CL）、赤血球数（RBC）、ヘモグロビン（Hb）

るのかといったことも重要な情報源になります。

バランスのよい食事のめやすとして「食事バランスガイド」(厚生労働省・農林水産省、2005)がありますので参考にしましょう(厚生労働省、農林水産省のホームページで見ることができます)。

「食事バランスガイド」では健康的な食生活を実現するために「何を」「どのくらい」食べたらよいかのめやすをわかりやすくイラストで示し、食事を主食、副菜、主菜、牛乳・乳製品、果物の5つに区分し、区分ごとに「○つ」(SV:サービング、食事提供量)という単位を用いて表しています。

3) 摂食行動

①意識状態、②麻痺の有無、③咀嚼・嚥下障害の有無、④口腔内の状態(義歯の有無など)を確認します。ここでは「麻痺の有無」と「咀嚼・嚥下障害の有無」にフォーカスを当てて解説します。

- **麻痺の有無**:口腔における麻痺の有無を次のような点から観察します。
  - **舌の運動状態**:舌下神経に麻痺がある場合、麻痺側の舌は健側に比べ突出する力が弱いため、「ベー」と舌を大きく出してもらうと舌は麻痺側に傾きます。麻痺側は健側に比べて舌の張りも弱くなります。この場合、飲食物は健側から入れ、維持されている機能を活用して誤嚥を予防します(図1)。
  - **カーテン徴候**:舌咽神経や迷走神経に麻痺がある場合、「あー」と発声を促すと麻痺側の動きが弱いために軟口蓋や咽頭弓の動きに左右差が出ます。これをカーテン徴候といいます(図2)。このような徴候がみられるときは、軟口蓋を刺激しても軟口蓋反射(軟口蓋の挙上、口蓋垂の後退)が認められず、うまく食塊を食道に送ることができない恐れがあります。そのため30度仰臥位・頸部前屈姿勢で重力を利用して飲み込みを促したり、食物を舌の奥へ入れるようにします。
- **咀嚼・嚥下障害の有無**:嚥下困難や嚥下障害がある場合、食事が苦痛になることがあります。栄養障害、健康回復の阻害、誤嚥による肺炎(誤嚥性肺炎)の併発、飲食物による気道閉塞での窒息などを生じる危険もあります。嚥下のメカニズムにおいて、どこがどの程度障害されているかを見きわめ、援助方法を決定します。摂食・嚥下障害の観察ポイントと訓練を表4(p.126)に示します。

4) アレルギー

- **食物アレルギーとは**:「食物によって引き起こされる抗原特異的な免疫学的機序を介して生体にとって不利益な症状が惹起される現象」をいいます(日本小児アレルギー学会食物アレルギー委員会:食物アレルギー診療ガイドライン 2016)。
- **食物アレルギーによる症状**:皮膚症状(瘙痒感、蕁麻疹)、粘膜症状(充血、浮腫)、消化器症状(悪心・嘔吐、下痢など)、呼吸器症状、アナフィラキシーがあります。
- **食物アレルギーへの対応**:通常はアレルゲンとなる食物を除去します。

5) 疾病・治療、食事摂取制限の有無

健康障害時には、消化吸収されやすく、疾患に応じた適切な栄養素の質・量を考慮した食事が必要になります。

- **治療食**:疾病の治療や管理を促進するために栄養素の量・質的配分が規定されており、医師の食事箋

表3　1日の水分出納例

インテイク(mL)		アウトプット(mL)	
食物に含まれる水分	700〜800	尿	1000〜1500
飲料水	800〜1300	大便中の水分	100
代謝水	300	不感蒸泄	700〜800
計	1800〜2400	計	1800〜2400

に基づいて提供され、肝臓病食、腎臓病食、心臓病食などがあります。
- **食塩の摂取量**：増加すれば細胞外液量も増加し、減少すれば細胞外液量も減少します。食塩の主要成分である塩化ナトリウムの摂取量が細胞外液量を決め、細胞外液量の増減が血圧の上昇・下降をもたらします。

4 摂取する食事量の問題

日常生活における身体活動レベルに応じて、①患者さんが1日に必要なエネルギーを摂取できているか、②必要な栄養素がバランスよくとれているか、③過不足がないか、をアセスメントします。
- **エネルギー摂取量**：1日の身体活動レベルに応じた食事量の摂取に注意を払います。
- **栄養素の過不足**：摂取不足および過剰摂取の有無、特に生活習慣病の発症・重症化予防の観点から、ナトリウム量、脂質、炭水化物、コレステロール量などに注意を払います。

先生ナビ
国民の栄養摂取の基準量として、厚生労働省が「日本人の食事摂取基準」を策定し、5年ごとに見なおしをしています。年齢や性、体格、1日の身体活動量に基づき、必要なエネルギー摂取量や摂取すべき栄養素の指標を設定しているため、エネルギーや栄養素の摂取量をアセスメントする際に活用しましょう。

患者さんが「1日に摂取するエネルギー量」がその人の「1日に必要なエネルギー量」より多いのか少ないのかを調べることが必要です。1日に必要なエネルギー量（推定エネルギー必要量）は基礎代謝量と身体活動レベルを参考にして算出できます。

1）基礎代謝量

基礎代謝量とは、身体的・精神的に安静な状態で代謝される最小のエネルギー量であり、生きていくために必要な最小のエネルギー代謝量です。早朝空腹時に快適な室内において安静仰臥位・覚醒状態で測定します（表5）。

基礎代謝量（kcal/日）＝基礎代謝基準値（kcal/kg体重/日）×参照体重（kg）
* 基礎代謝基準値：体重1kg当たりの基礎代謝量の代表値
* 参照体重：該当年齢の平均的な体重

2）身体活動レベル

身体活動レベルとは身体活動量の指標で、レベルⅠからⅢの3段階に分類されています（表6）。

身体活動レベル＝1日当たり総エネルギー消費量÷1日当たりの基礎代謝量

3）推定エネルギー必要量

成人（18歳以上）では、推定エネルギー必要量（kcal/日）は次のように算出されています（表7）

推定エネルギー必要量（kcal/日）＝基礎代謝量（kcal/日）×身体活動レベル＝基礎代謝基準値

図1　舌の運動状態の観察

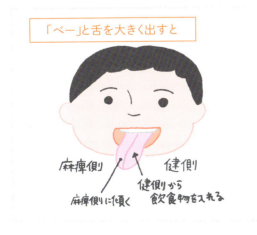

図2　カーテン徴候の観察

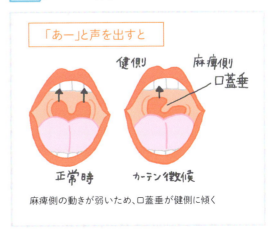

麻痺側の動きが弱いため、口蓋垂が健側に傾く

表4 摂食・嚥下障害の観察ポイントと訓練のまとめ

	観察ポイント	基礎訓練	摂食訓練
食物の認識障害	●意識レベルに問題はないか（ぼーっとしている、居眠りをしているなど） ●食べ物に無反応（見ても口を開かない、唇にスプーンが触れないと開かない、触れても開かない）	●口周辺のマッサージ ●口腔清拭 ●冷たいスプーンやレモン グリセリンを唇や舌に触れる ●生活にリズムをもたせ覚醒を促す（散歩、声かけなど）	●一般的には行わない
口への取り込み障害	●口の中に取り込めない ●食べ物が口からこぼれる ●よだれが多い ●下顎が上下に動くか ●唇を閉じられるか ●閉じ方に左右差はないか	●唇や頬のマッサージ ●唇や頬の体操（唇をとがらす、横に引く） ●寒冷刺激器を用いた口周辺のアイスマッサージ（唇の周り、下顎、耳下腺上の皮膚）	●下顎の挙上と唇の閉鎖を解除して取り込みを助ける ●30度仰臥位・頸部前屈で重力を利用する
咀嚼と食塊形成障害	●固形物が食べにくい ●舌の突出後退が可能か ●舌で唇の周りをなめられるか ●舌を口の天井に押しつけられるか ●下顎が上下に動くか ●口がどのくらい開くか ●回旋運動ができるか ●歯はあるか、入れ歯は合っている	●マッサージ（同上） ●舌の運動（突出後退、唇の周りをなめる、口の天井を奥へなめる） ●スルメなどを噛む	●30度仰臥位・頸部前屈 ●健側に食べ物を入れる ●麻痺側の内頬に食べ物がたまるときは、頬を押す ●麻痺側の頬を噛んでしまうときは、紙コップを丸く切り抜いてつくったプロテクターを入れる
咽頭への送り込み障害	●舌で口の天井を押しつけられるか ●下顎が噛みしめられるか ●口の中に食物残留がある ●上を向いて飲み込む	●舌、下顎の運動（同上） ●下顎を噛みしめ舌を口の天井に押しつける練習	●30度仰臥位・頸部前屈で重力を利用 ●食物を直接舌の奥へ入れる**
咽頭通過、食道への送り込み障害	●食べるとむせる ●食後に咳が出る ●のどに残留感がある ●水を飲んだ後に声が変わる	●のどのアイスマッサージの後、空嚥下*をする ●咳をする練習 ●口すぼめ呼吸 ●頭部の筋の緊張をとる	●30度仰臥位・頸部前屈 ●少量から始めしだいに量を増やす ●一口ごとに咳払いの後、空嚥下 ●ごく少量の水との交互嚥下 ●横向き嚥下とうなずき嚥下 ●息こらえ嚥下（大きく息を吸う→息をこらえて食べ物を入れ嚥下→息を吐く）
食道通過障害	●胸につかえる ●飲み込んだ物がのどに逆流してくる ●流動食しか入らない	●空嚥下 ●食道に管（胃管など）を入れて空気や水などを注入する	●全身をリラックスさせる ●体位を起こす ●粘度の少ない流動食 ●ゴクンと繰り返す

＊食物などなしで「ゴクン」とすること
＊＊少量を入れること。大量に入れると咽頭をバックしてしまう危険あり
藤島一郎, 清水一男：口から食べる 嚥下障害Q&A, 第4版, 中央法規出版, 東京, 2011：199. より転載

（kcal/kg 体重/日）×参照体重（kg）×身体活動レベル

受け持ち患者さんの1日に必要なエネルギー量を求めてみよう。

たとえば75歳、男性、体重50kgの場合、「推定エネルギー必要量＝基礎代謝基準値×参照体重×身体活動レベル」であることから、70歳以上の男性の基礎代謝基準値：21.5（kcal/kg 体重/日）、参照体重：60.0（kg）、身体活動レベル：レベルⅡ（ふつう）と仮定すると70歳以上：1.70、となります。

推定エネルギー必要量（kcal/日）＝21.5×60×1.70
　　　　　　　　　　　　　　　　＝2193kcal/日

表5 参照体重における基礎代謝量

年齢（歳）	男性			女性		
	基礎代謝基準値（kcal/kg体重/日）	参照体重（kg）	基礎代謝量（kcal/日）	基礎代謝基準値（kcal/kg体重/日）	参照体重（kg）	基礎代謝量（kcal/日）
18〜29	24.0	63.2	1510	22.1	50.0	1110
30〜49	22.3	68.5	1530	21.7	53.1	1150
50〜69	21.5	65.3	1400	20.7	53.0	1100
70以上	21.5	60.0	1280	20.7	49.5	1020

厚生労働省：「日本人の食事摂取基準（2015年版）策定検討会」報告書，2014：66．より抜粋

表6 身体活動レベルと活動内容

身体活動レベル	活動内容	年齢による区分
レベルⅠ（低い）	生活の大部分が座位で、静的な活動が中心	18〜69歳1.50 70歳以上1.45
レベルⅡ（ふつう）	座位中心の仕事だが、職場内での移動や立位での作業・接客など、あるいは通勤・買物・家事、軽いスポーツなどのいずれかを含む	18〜69歳1.75 70歳以上1.70
レベルⅢ（高い）	移動や立位の多い仕事への従事者、あるいはスポーツなど余暇における活発な運動習慣をもっている	18〜69歳2.00 70歳以上1.95

厚生労働省：「日本人の食事摂取基準（2015年版）策定検討会」報告書，2014：67-69．より作成

表7 推定エネルギー必要量（kcal/日）

身体活動レベル	男性			女性		
	Ⅰ	Ⅱ	Ⅲ	Ⅰ	Ⅱ	Ⅲ
18〜29（歳）	2300	2650	3050	1650	1950	2200
30〜49（歳）	2300	2650	3050	1750	2000	2300
50〜69（歳）	2100	2450	2800	1650	1900	2200
70以上（歳）	1850	2200	2500	1500	1750	2000

厚生労働省：「日本人の食事摂取基準（2015年版）策定検討会」報告書，2014：73．より抜粋

【食べることへのケア】

ケア技術

食べることへのケアの実際の流れ

- **食事の援助**：食べる行為はただ栄養を取り込むだけでなく、"食べることを楽しむ"ことが重要です。患者さんの状態に応じて、人と交流しながら食べるなど、できるかぎり健康時の食生活に近づいた環境に整えましょう（例：ベッドサイドより食堂やデイルームなどで食事をとるなど）。
- **口腔ケア**：口腔内が不潔になると口腔内の自浄作用が低下し、細菌の繁殖により二次感染を引き起こす危険性がありますので、食後の口腔ケアは重要です。
- **援助の注意点**：患者さんが自分でできることまで介助することがないように注意し、本人ができることを活かすような工夫や促しが大切です。

必要物品

- おしぼり
- 必要時エプロン
- 自助具：箸、スプーン、ストローなど

＊患者の状況に応じて、必要なものを選定し準備する。

口腔ケアの物品
- コップまたは吸い飲み
- 歯ブラシ（口腔ケア用スポンジなど）
- 歯磨き剤
- ガーグルベースン
- タオル
- ディスポーザブル手袋など

＊誤嚥の恐れがある場合は、吸引の準備をしておく。

自助具の例

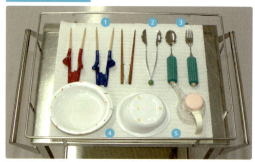

❶介護用箸、❷マルチスプーン、❸太柄のスプーン・フォーク、❹吸盤付き食器、❺ホルダー付き吸い飲み

① 食事の援助（ベッドサイドで実施する場合）

実際の流れ

手順1　患者さんの準備をする

- 事前に排泄を済ませ、手を洗う（洗えない場合は、おしぼりで拭く）。

 臭気は食欲への影響が大きいため、先に排泄を済ませて便器・尿器を片づけ、室内の換気を行います。

- 食事が運ばれてくる時間を患者さんに事前に告げ、準備を促す。

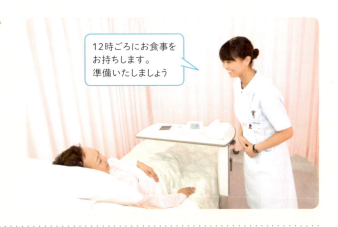

「12時ごろにお食事をお持ちします。準備いたしましょう」

手順2　食事に適切な室内環境を整える

- 病室で食事をとる場合：衛生的で整理整頓された環境に整える（オーバーテーブルやテーブルを拭くなど）。
- 援助が必要な場合：落ち着いて行えるように援助者の椅子を準備する。

 立位で援助すると、急がせるだけでなく患者さんの視線が上昇し、頭部が後屈するため誤嚥のリスクとなります。

手順3　食事の姿勢・体位を整える

- 食事の最後まで疲労しないように、食べやすく、嚥下しやすい体位に整える。

 先生ナビ
食事の姿勢はテーブルに向かった椅座位（椅子に座った姿勢）が基本です。できる限り食堂などで食を楽しめる環境に整えましょう。

- **上体を起こせる場合**：安全に口から食物を送り込み、嚥下、消化管へ移送できるように、上半身をほぼ90度まで起こした起座位にし、膝を少し曲げ、安楽枕を使用するなどして安定させる。
- **起座位がとれない場合**：半座位（ファーラー位ともいい、ベッドの頭部を45〜60度起こした状態）または臥位で行う。
- **誤嚥防止の姿勢**：誤嚥しないように下顎部に3横指入るほどの角度で頸部を軽度前屈させる。

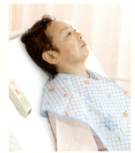
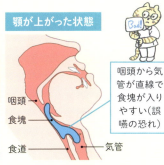

顎が上がった状態
咽頭／食塊／食道／気管
咽頭から気管が直線で食塊が入りやすい（誤嚥の恐れ）

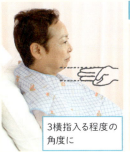
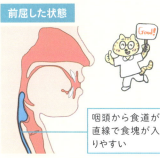

前屈した状態
3横指入る程度の角度に
咽頭から食道が直線で食塊が入りやすい

 重力により食塊は、口腔内の下側で咀嚼することになるためです。

① 食事の援助

- 臥位での食事の場合：側臥位にする。麻痺がある場合は、健側が下、麻痺側が上になるようにする。食事のための体位変換をしたら、体幹や四肢を枕などで安定させ、援助者の作業域を確保する。

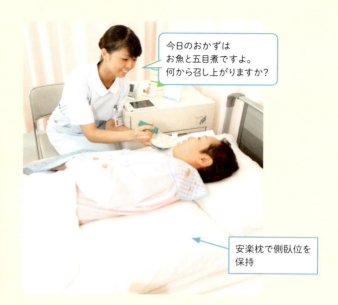

今日のおかずはお魚と五目煮ですよ。何から召し上がりますか？

安楽枕で側臥位を保持

 先生ナビ
患者さんの状態によって左右のどちらから援助するかを判断します。右側臥位なら右から、左側臥位なら左から援助すると、患者さんの状態を観察しながら援助することができます。
どちらでもよい場合は、援助者が右利きなら患者さんの右側、左利きなら患者さんの左側から援助すると、箸やスプーンを自然な上肢の動きで口に運ぶことができます。

- 食事の食べこぼしなどで寝具や衣服を汚染する可能性が高い場合は、エプロンなどをする。

 先生ナビ
患者さんはエプロンの着用で自尊心を傷つけられたように感じる人もいます。そのため、患者さんに同意を得てから着用してもらいます。エプロンに抵抗がある場合は、タオルで代用します。

手順4　配膳する

- 患者さんの準備が整ったことを確認してから配膳する。
- 配膳する際は、患者名を名札で確認し、食物の種類、形態が正しいかを確認する。
- 患者さんに確認しながら食器を正しく配置させ、食事がしやすいようにする。
- 配膳車では、温かい物と冷たい物が左右に分けられて運ばれてくるため整えなおし、温かいものが冷めていた場合は電子レンジで温めてから配膳する。
- 必要に応じて、食器の蓋を取り、食事の内容や形態を再度チェックする。
- 刻み食や流動食など、本来の食材形態がわからない場合は、必要に応じて患者さんにメニューを説明する。

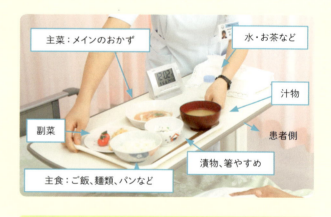

主菜：メインのおかず
水・お茶など
汁物
患者側
漬物、箸やすめ
主食：ご飯、麺類、パンなど
副菜

先生ナビ
食事トレーは、患者さんから見える場所に配置し、視覚や嗅覚などの五感で楽しめるように配慮しましょう。おいしそうな見た目や香りは、食欲をわかせ、唾液分泌の促進効果もあります。主食は左側手前、汁物は右側手前が基本です。

| 手順5 | 患者さんのペースに合わせて援助する |

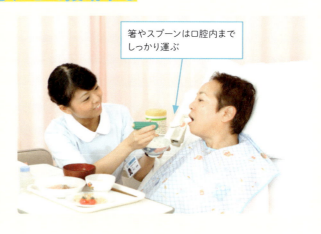

箸やスプーンは口腔内までしっかり運ぶ

- 患者さんの同意を得て、援助者は椅子に座る。
- 箸やスプーン、場合によっては自助具を使用し、できる限り自分で食べられるように援助する。その場合、患者さんができないことを見きわめ（例えば、調味料の袋を開けられない、おかずを自分で小さく分けられないなど）、できないことのみ補助する。食べ物をこぼすことを恐れてはいけない。例えこぼしても、患者さんが自分で食べられることを尊重する姿勢をもつことが大切である。
- 食物を口に運ぶ前に、お茶などで口腔内をしめらせる。吸い飲みを使用する際は、口角から挿入する。
- 箸やスプーンなどの食器は、口腔内までしっかりと運び、唇で拭うようにする。

先生ナビ
食物の運び方が不十分だと、食物を迎えるために患者さんは下顎を前方に突き出すようになり、顎が疲労し、頭部後屈・誤嚥のリスクとなるので注意しましょう。

- **麻痺のある患者さんの場合**：口に運ぶ際は健側から挿入する。
- **食物の順番**：患者さんの希望に応じた順序で口に運ぶ。基本は、主食と主菜・副菜などを交互に口に運ぶ。
- **嚥下の確認**：嚥下が確実にできたかどうかを確認する。不十分な場合は再度嚥下（場合により空嚥下）を促す。お茶などを少し口に含ませ嚥下してもらうと、より効果的である。
- **食物を口に運ぶペース**：早すぎると嚥下しきれない食物が口腔内に貯留し、無理に飲み込もうとすると誤嚥を起こす危険がある。一方、遅すぎると少量の摂取量にもかかわらず満腹感を感じ（通常、食事を開始してから20分程度で満腹中枢が刺激される）、十分に栄養摂取ができなくなる可能性がある。

| 手順6 | 下膳し、休息を促す |

- 食事が済んだら摂取量を確認し、下膳する。
- 休息を促し、その後、口腔ケアをすることを伝える。

① 食事の援助

マメ知識　経管栄養

- **経管栄養の目的**：必要な栄養素を摂取することが最大の目的です。栄養摂取の方法は、経腸栄養と静脈栄養に分けられますが、生理的な栄養摂取方法である経腸栄養（経管栄養）が第一選択となります。経口摂取ができなくても消化管機能が保たれていれば経管栄養を行うことができます。消化管から栄養摂取することで腸粘膜の萎縮を予防したり消化管機能、粘膜バリア機能の維持ができます。急性期や治療上有益と判断される場合には、経腸栄養が可能でも静脈栄養を行うことがあります。
- **経腸栄養の種類**：経鼻経管栄養、経胃瘻経管栄養、経空腸瘻経管栄養などがあります。
- **ケアリング**：食事には、栄養素を摂取するほかに、食べ物を見たり味わったりして楽しむことや、食事を通して人と交わるなどさまざまな意義があります。しかし経管栄養を行っている患者さんは、それらができません。病棟の食事の時間には、臭気や過ごす場所の配慮が必要になることがあります。
- **経管栄養の技術**：栄養状態を常にアセスメントしながら経管栄養を行うことが重要です。また、栄養剤や栄養チューブ挿入に伴う合併症の予防も重要です。
- **経腸栄養時の観察**：全身状態の観察とともに、経腸栄養剤の注入速度、栄養チューブのルート管理を行います。

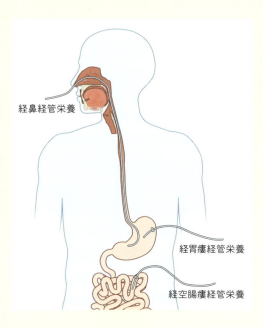

経腸栄養時の観察ポイント

全身状態	**呼吸の変化**：咳嗽、むせこみ、頻呼吸、SpO_2低下、頻脈の出現はないか
	消化器症状：悪心・嘔吐、腹部膨満感、腹痛の出現はないか
	患者の行動：計画外抜去をきたすような体位・行動はないか
注入速度	滴下筒の滴下速度、経腸栄養用ポンプの設定
ルート管理	・栄養チューブが正しく挿入されているか ・栄養チューブが正しく固定されているか ・栄養チューブの接続にゆるみがないか ・栄養チューブに屈曲や絡まりがないか ・栄養チューブにテンションがかかっていないか

- ●経鼻経管栄養チューブの位置確認：栄養剤注入時は、毎回必ず胃内にチューブの先端があるかを確認します。
  - ・挿入されている長さ：55〜60cm程度（個人差あり）。
  - ・口腔内にチューブがとぐろを巻いていないか。
  - ・胃泡音の確認：カテーテルチップで空気を注入しながら、①心窩部、②左肺野、③右肺野、④心窩部の順に音を聞き、心窩部で最も音が大きいことを確認する。
  - ・胃液が吸引されることを確認する。

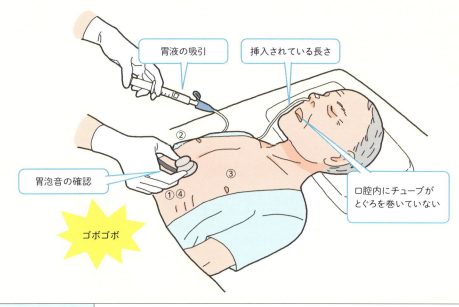

栄養チューブによる潰瘍	チューブ固定部の皮膚や、チューブ先端の消化管壁への機械的な刺激により潰瘍ができる 対策：長期留置を避ける、皮膚に負担を与えないよう固定する
誤嚥性肺炎	胃内の栄養剤がチューブを伝わって上行し誤嚥することにより肺炎を引き起こす 対策：投与方法の再検討、栄養剤投与時の体位を整える
悪心・嘔吐	胃内に栄養剤を短時間で多量に注入した場合に生じやすい 対策：注入前の胃内容物の確認、注入速度の検討
下痢	注入速度が速い、栄養剤の温度が低い、栄養剤が細菌汚染している 対策：注入時間、保存時間を守り細菌繁殖を予防する

① 食事の援助

マメ知識　与薬

- **与薬の目的**：安全に薬物療法が受けられるように援助します。薬物療法は治療の中核をなしますが、与薬は臨地実習で直接行うことができない援助です。しかし治療の進み具合や症状のコントロール状況を把握することは、ケアの妥当性や実施可否の判断をするのにとても重要な要素です。
- **治療の種類**：安静療法、食事療法、薬物療法、手術療法、精神療法などがあり、薬物療法には内服薬、皮下注射、筋肉注射、点滴静脈注射、外用薬などがあります。
- **主作用・副作用の出現に注意**：看護における「与薬」の技術には、ただ確実に薬を投与するだけでなく、薬物（療法）によって影響を受ける可能性のある日常生活を安心して過ごせるように援助することを含みます。薬は「主作用」だけでなく必ず「副作用」（有害反応）が伴います。その出現に注意し、患者の不安や苦痛に対して寄り添いケアをします。
- **薬物療法による生活上の制限**：点滴のチューブや安静制限など薬物療法に起因する生活上の制限について援助します。内服薬やインスリン皮下注射などは自宅退院後、自ら行わなくてはなりません。患者さんのアドヒアランス（患者さんが治療を正しく理解・選択し主体的に参加すること）やコンプライアンス（患者さんが医療者からの専門的な指示に従うこと）が保たれているかも確認します。

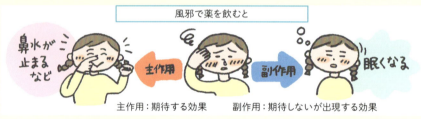

風邪で薬を飲むと
主作用：期待する効果　　副作用：期待しないが出現する効果

- **与薬の技術**：医師の指示に基づき与薬します。誤薬しないように、与薬前に最低1回は2人で確認（ダブルチェック）します。事前に薬の作用、副作用を予測し、関連する観察をしておきましょう。その後、確認した通りに正しい方法で与薬します。与薬後は患者に変化がないか注意深く観察します。
- **誤薬防止のための6Rの確認**：①正しい患者（Right patient）、②正しい時間（Right time）、③正しい薬剤（Right drug）、④正しい量（Right dose）、⑤正しい方法（Right route）、⑥正しい目的（Right purpose）です。
- **与薬時の確認**：①薬剤を準備するとき（必ず1回は2人で確認する）、②与薬するとき（患者と確認する。できない場合はネームバンドで確認する）、③与薬した後、の最低3回は必ず確認する。
- **内服のタイミング**：①食事に合わせる（食後、食間、食前）、②症状に合わせる（頓用）、③指定された時間。

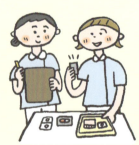

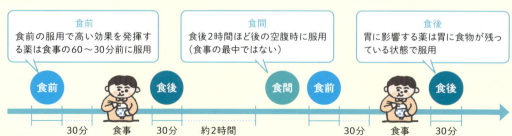

食前　食前の服用で高い効果を発揮する薬は食事の60〜30分前に服用

食間　食後2時間ほど後の空腹時に服用（食事の最中ではない）

食後　胃に影響する薬は胃に食物が残っている状態で服用

食前　30分　食事　30分　食後　約2時間　食間　食前　30分　食事　30分　食後

② 口腔ケア

> 実際の流れ

● 基本的には洗面所へ移動して行う。

| 手順 1 | エプロン、タオルなどをかける |

● 頸部・胸部が汚染しないように、エプロン、タオルなどをかける。

| 手順 2 | 歯磨きを行う |

● 患者さんが自分で歯磨きをできれば、歯磨き剤を載せた歯ブラシを渡し、磨いてもらう。患者さんが磨いた後、磨き残しがないか確かめ、不十分であれば援助する。

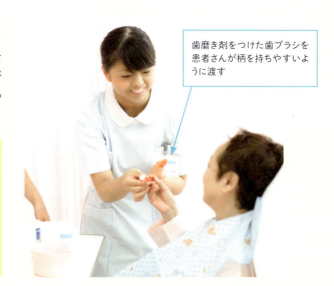

歯磨き剤をつけた歯ブラシを患者さんが柄を持ちやすいように渡す

先生ナビ
奥歯や歯の裏側は磨き残しやすいため患者さんの協力を得ながら行います。
出血傾向のある患者さんや総義歯の患者さんの場合は、口腔ケア用スポンジなどを用いて舌、歯肉、口腔粘膜を刺激し、清潔にします。
開口が不十分な場合は、舌圧子などを用いることもあります。

| 手順 3 | 磨いた後、水ですすぐ |

● 含嗽では、1回20mL程度の水を吸い飲みなどを用いて口に含ませ、口腔内をすすいでもらう。水流で歯間の汚れが落ちるため、ブクブクとうがいをしてもらう。
● ガーグルベースンは口角に当て、水を吐き出してもらう（口角に当てるときは、ガーグルベースンのどの曲線を使ってもよいが、患者さんの口角に合う場所をあらかじめ決めておくとよい）。
● 口周囲や頸部などの歯磨き剤や水分を十分に拭き取る。

座位の場合

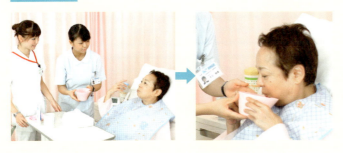

臥位の場合

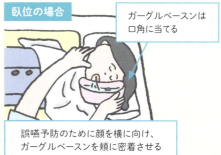

ガーグルベースンは口角に当てる

誤嚥予防のために顔を横に向け、ガーグルベースンを頬に密着させる

食べることへのケア場面

② 口腔ケア

 歯磨き法

主な歯磨き法として、スクラビング法、バス法、ローリング法、フォーンズ法があります。

スクラビング法	毛先を歯と歯肉の境に90度に当てて左右に細かく振動させる方法	① 歯ブラシの当て方 90度　左右に
バス法	毛先を歯と歯肉の境に45度に当てて左右に細かく振動させる方法	② 45度　左右に
ローリング法	毛先を歯肉に当てて、歯に沿って歯ブラシを回転させる方法	③
フォーンズ法	歯、歯と歯肉の境を円を描くように磨く方法	④ 円を描くように

 義歯の手入れ

●**義歯の洗浄**：義歯を装着している患者さんの場合は毎食後、義歯を外し、義歯専用の歯ブラシを用いて流水下で汚れを落とした後、義歯洗浄剤に浸漬します。義歯の洗浄に当たっては、義歯の表面を摩耗して汚れを付着しやすくさせるため、一般の歯磨き用の歯ブラシと歯磨き剤は使用しません。

義歯は高価な物ですので、破損したり紛失したりしないように、ガーグルベースンや洗面器などに置いて洗浄しましょう。

●**口腔内のケア**：義歯を外した後の口腔内のケアは義歯を使用していない場合と同様で、やわらかい歯ブラシやスポンジブラシを用いて、舌も含めて清潔にします。

【食べることへのケア】
学生の受け持ち事例から学ぶケアリング

血糖コントロール不良の患者さんとのかかわりから

学生の語り

　私は、糖尿病の血糖コントロールを目的として教育入院された男性のEさん、72歳を受け持ちました。今回の教育入院は2度目で、徐々に糖尿病が悪化してきているようでした。

　栄養素別のカロリー計算や必要な運動がきちんとできているかを確認するために、私は毎回の食事摂取量を一緒に計算したり、一緒に散歩をしたりしました。Eさんは理解力があり、年齢もまったく感じさせませんでした。しかし血糖値は依然高く、Eさんは「いくら努力しても下がらないのよね。生きていても楽しいことなんてないし……」と、ため息をつくばかりでした。

　私はそんなEさんを見て、何とかしなければならないとベッドサイドで目を落とした次の瞬間、ベッドの下へ隠れるように置いてあるゴミ箱と、その中にお饅頭の袋が捨てられているのを見つけました。原因はこれだ、注意しなければ、と考えました。

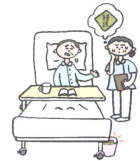

あなたならどうするか考えてみましょう

【先生からのヒント】
- Eさんは血糖値が下がらない理由をどう考えているか？
- 間食をしてしまうEさんの気持ちをどう思う？
- そんなEさんにどうなってもらいたい？

▶
- 例 間食が原因だとわかっているから隠れて食べているのだろう。
- 例 生きていても楽しいと感じられず、食べることに意識が向いてしまっているのかもしれない。
- 例 生きていく楽しみを見い出し、血糖コントロールができるようになって欲しい。

学生の語り

　私は、Eさんのこれまでの経験や関心事について聞いてみました。するとEさんは、川釣りが趣味だったこと、よく息子さんとヤマメやニジマスを釣ったことなどを嬉しそうに話してくれました。しかし今はもう「低血糖が怖くってあきらめた」と言うのです。私は「あきらめないで、また息子さんと一緒に川釣りに行くためにも、血糖コントロールできない原因は何なのか、どうすればいいかを一緒に考えましょう」と勧めました。

　すると、しばらく口ごもっていたEさんは「わし、饅頭くっちまった、それが悪かったかのう」と教えてくれました。私は思わず「お饅頭おいしいですからね。でも隠れてではなく堂々と食べるともっとおいしいですよ。その方法をこれから一緒に考えましょう」と言って、2人で大笑いをしました。目標を見つけたEさんの血糖値はすぐに落ち着いていきました。

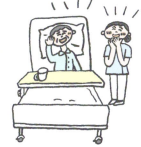

この事例から学ぶポイント

[説得するより、その人の思いから聴く]
　患者さんは、まず自分の思いや考えを理解してもらいたいと願っています。分かち合えてはじめて人の説明に耳を傾けるようになります。

[ケアのヒントはその人の中から]
　健康が障害され、健康にかかわる生活様式や行動の変容がうまくいくのは、その人が身につけてきた習慣や生活様式にうまく組み込めたときです。その人の習慣や経験に耳を傾けましょう。

よくある困ったQ&A

Q 患者さんのペースがわからない…

「患者さんのペースに合わせた食事援助をするように」と指導者からアドバイスがありましたが、ペースがうまくつかめません。どこに気をつけたらよいでしょうか？

A 患者さんの反応をよく観察し、患者さんに確認しながら食物を口に運びましょう。

患者さんのペースをつかむために、以下の点に注意してみましょう。

・患者さんの反応をよく観察し、食物を飲み込んだことをきちんと確認する。
・口の中の食物がなくなったら、次の食物を口に入れる。
・スムーズな嚥下を促すため、汁物と固形物を交互に口に運ぶ。
・「次はご飯でよいですか？」などと、患者さんに確認しながら食物を口に運ぶ。
・患者さんの好き嫌いや性格（せっかち、ゆったりなど）を理解して、合わせる。

Q 患者さんが食事をとってくれない…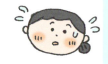

患者さんが「食べたくない」と言って、食事をほとんど口にしてくれません。どうすれば食事をしてもらえるでしょうか？

A 患者さんが食べない理由を考え、患者さん自身の食事に対する思いをしっかり傾聴しましょう。

なぜ患者さんは食事をとらないのか、原因を考えてみましょう。①好きな物がメニューにない、②食べにくい物ばかりである、③食事以外に気になることがある、④生活リズムの乱れから食事時間に空腹を感じない、⑤援助者への遠慮や依存があるなど、さまざまな原因が考えられます。

まずは「食べられない」ことを受けとめて、「お食事が進みませんね。何か理由があるのですか？」と言葉をかけてみましょう。そして、患者さんが何をどのくらい食べているか、食事の回数・量、食事のときの表情や態度を観察し、患者さん自身が食べられないことに対してどのように感じているかを話し合いましょう。「食べられない」ことをけっして責めず、患者さんとじっくり向き合い、患者さん自身の食事に対する思いをしっかり傾聴しましょう。

13:00
眠る・休息することへのケア場面

眠る・休息するケア技術
① 冷罨法(氷枕)のポイント ……………… P148
② 温罨法(湯たんぽ)のポイント ………… P149

リラクセーション法
① 呼吸法 ………………………………… P151
② 漸進的筋弛緩法 ……………………… P152

癒しのケア
① 触れるケア …………………………… P154
② 温めるケア …………………………… P155

何をするの?

● 1日のなかでの活動や心身のバランスを整え、心地よい睡眠や休息を促します。
● レクリエーションの工夫、安楽な体位の工夫、罨法、リラクセーションなど、さまざまな睡眠や休息を促すケアを行います。

なぜするの?(目的)

● 良質な睡眠・休息をとり、身体的・精神的な疲労の回復を図り、体力、気力を増進させるためです。

NavigationPoint
ナビゲーションポイント

ケアリング
- 眠れない苦痛や不満を理解する。
- 眠れない患者さんに寄り添う。
- 適度な休息を促し、午睡を妨げない。

アセスメント

患者さんの訴え(主観的情報)
- 睡眠や休息に関して自覚していること
- 睡眠評価
- 健康時の睡眠習慣
- 随伴症状の有無と生活や治療(リハビリテーションなど)への影響
- 睡眠に関する問題が生じるに至った経過

客観的に見た睡眠・休息状態(客観的情報)
- 睡眠-覚醒パターン
- 生活のリズム
- 一日の生活のなかでの活動と休息のバランス
- 日中の疲労徴候
- 夜間の睡眠状態
- 睡眠状態を把握するための検査所見
- 睡眠を左右する因子

主観的情報と客観的情報の照合
- 睡眠・休息に関する問題の所在とその程度
- 睡眠・休息に関する問題の原因や誘因
- 睡眠・休息に関する問題が他の生活行為に及ぼす影響

ケア技術

睡眠環境の調整
- 病室環境の調整
- 寝床環境の調整

生活リズムの調整
- 活動と休息のバランスの調整
- 生活リズムの再調整
- 光療法(概日リズム[サーカディアンリズム]の調整)
- 疲労への対処

レクリエーション
- 能動的な休養への工夫
- 個別性への配慮

身体症状に対するケア
- 症状による不眠への対応
- 刺激物の摂取・喫煙による不眠への対応
- 夜間の治療・処置による不眠への対応

入眠を促すケア
- 安楽な体位の工夫
- 氷枕による冷罨法
- 湯たんぽによる温罨法

リラクセーション法
- 呼吸法
- 漸進的筋弛緩法

寄り添うケア
- 触れるケア
- 温めるケア

【眠る・休息することへのケア】

ケアの目的

1 眠る・休息するとは

　睡眠や休息は基本的欲求の一つであり、休むことで疲労が回復し、活動時の気力や体力の源になります。休息の最も重要な手段である睡眠は、大脳皮質の活動が低下した状態で、生命維持機能は活動していますが意識喪失に類似し、外部からの刺激に対する反応が鈍く、感覚や反射機能も低下した状態です。

2 眠る・休息することの意義と効果

- 眠る・休息することの意義：心身の疲労回復をはかり、よりよく生きるための重要な手段です。
- 睡眠や休息の効果：睡眠や休息の質を高めることは治癒力を高めます。また特に睡眠は、大脳の休息、記憶の再構成、骨格筋（呼吸筋を除く）の緊張緩和、成長ホルモンなどの生成、炎症の早期回復、肌の新陳代謝の促進などの効果があります。完全に解明されていませんが、免疫力向上やストレス除去などにもかかわっているとされています。

3 入院が患者の睡眠に与える影響

- 概日リズム：ヒトは脳波やホルモン分泌などの生理現象が約24時間周期で変動しています。これらの生理現象の変動は、概日リズム（circadian rhythm：サーカディアンリズム）と呼ばれ、光や温度、食事などの外界からの刺激に日々修正されながら、ヒトの覚醒と睡眠のリズムに影響しています。
- 概日リズムが乱れた場合：疲労や失見当識、不眠などの症状が出現し、心身に悪影響を及ぼすようになります。さらにそれが長期的になると、内分泌系・代謝系および自律神経系にも影響を及ぼし、循環器疾患などを発症・悪化させることもあります。精神的な苦痛も伴い、悪循環を繰り返します。
- 入院患者さんの状況：患者さんは通常の生活から離れた不慣れな入院環境や病気、その治療によって生活のリズムに乱れが生じます。その結果、安らかな睡眠・休息が阻害される可能性が高いと考えられます。

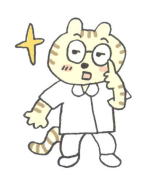

【 眠る・休息することへのケア 】

ケアリング

1 眠れない苦痛や不満を理解する

睡眠不足や不眠は誰にでも起こりうる問題ですが、「眠れないくらい、たいしたことではない」といった安易な判断は、患者さんを理解することの妨げとなります。

- 傾聴の重要性：不眠は主観的で個人的な体験であり、他者が理解するのは難しいことですが、十分に話を聴きましょう。
- 不眠の原因：睡眠不足や不眠自体より、その原因となっている問題に苦痛や不満を感じている場合もあります。患者さんが気がかりにしている問題にも深い理解と共感を示すことが大切です。

2 眠れない患者さんに寄り添う

患者さんの傍に寄り添うことは、患者さんとの出会いを通して、その経験を受け入れていくプロセスです。

"その場にいる""ともにいる"ことを通して、患者さんの怒り、恐れ、不安、痛み、喜び、悲しみを把握します。そのとき看護者は全身全霊を傾けて"誠実にかかわる"ことが大切です。

3 適度な休息を促し午睡を妨げない

患者にとって不眠や倦怠感・疲労感はとてもつらいものです。主観的な症状は他人から理解されにくいため、患者さんが孤立してしまうこともあります。患者の苦痛や思いを共感し、受容し、適切な睡眠と休息を促す必要があります。

昼食後の午睡は、概日リズムの影響を受けた生理的な反応であるため、短時間であれば生活リズムを整える意味でも有効とされています。

- 午睡の環境：布団をかけてカーテンを閉めるなど、静かに休める環境に整えましょう。
- 必要以上の午睡をされている場合：夜の不眠の原因となります。タイミングを図って「そろそろ起きましょうか？」とやさしく声をかけて起こしましょう。

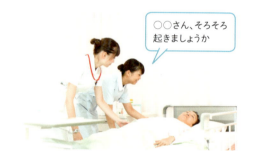

○○さん、そろそろ起きましょうか

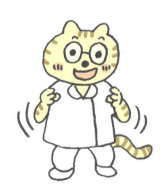

【眠る・休息することへのケア】

アセスメント

睡眠に関する問題（質・量・パターンなど）の原因などを多方面から評価します。不眠は個人的な体験のため、主観的情報と客観的情報の双方から情報を収集し、24時間の生活全体をアセスメントします。

先生ナビ
患者さんが「眠れていない」と訴えていても、実際にはよく眠っていたり、また「夜眠れない」と訴えながら、日中ほとんど眠って過ごしていたりというケースがあるため、注意が必要です。

1 患者さんの訴え（主観的情報）

睡眠の質・量・パターンは、夜間の睡眠環境だけでなく、日中の活動状況や心理的・社会的側面からの影響も受けます。患者さんが自分の睡眠についてどのように感じ、睡眠不足や不眠の原因をどのように考えているか、またどのように対処しようと考えているかなど、幅広く情報を得ていきます。

主観的情報を収集するポイントは表1に示します。睡眠状態、患者さん自身の睡眠評価、睡眠に関する問題（質・量・パターンなど）、その重篤度や緊急度、睡眠に関する問題の原因などを明確にします。

また倦怠感や疲労感によって、生活やリハビリテーションなどに支障をきたしている場合もあります。その背景に、発熱や頭痛、抑うつといった症状がないか、糖尿病や肝炎、うつ病といった疾患が隠れていないかを確認します。

2 客観的にみた睡眠・休息状態（客観的情報）

睡眠・休息と活動のバランスやリズムに注目し、病態や治療、活動状態、年齢などに応じた睡眠や休息が十分とれているのか、昼夜の逆転はないかを観察します。

患者さんが睡眠・休息に関する問題を自覚し始める最初のころは主観的情報が先行し、客観的情報が伴わないことがあります。しかし、問題が進行するにしたがって主観的・客観的両側面から問題が顕在化してきます。

患者さんの睡眠の質・量・パターンなどの何に問題があるのか、またその原因は何かを明確にするために客観的情報を収集します（表1）。

3 主観的情報と客観的情報の照合

1）睡眠・休息に関する問題の所在とその程度

患者さんの訴え（主観的情報）と観察から得られた睡眠状態（客観的情報）から、まずは両者の矛盾点と合致する点を探して分析します。そして患者さんの睡眠状態が、正常な発達段階や個人の健康時の睡眠習慣などと比較してどの程度逸脱しているのか、どのような睡眠の変調や障害をもたらしているのかを明らかにします。

- **問題の確証**：主観的情報と客観的情報の裏づけが伴えば、問題の確証となります。
- **主観的情報の尊重**：主観的情報と客観的情報の一致・不一致にかかわらず、患者さんの訴え（主観的情報）を尊重することが重要です。患者さんの訴えに潜んでいる問題にも注意し、内面の思いを十分表出させ、理解することが必要となります。

先生ナビ
睡眠障害には睡眠自体に問題があるものと、精神疾患や身体疾患に付随して二次的に起こるものがあります。心配ごとや体の一時的な不調で2〜3日眠れない程度は正常な生理的反応の範囲であり、睡眠障害とはいいません。

睡眠障害の種類	状態
入眠障害	なかなか寝つけないこと
中途覚醒	夜中に何度も目が覚めて、まとまった睡眠時間を確保できないこと
熟眠障害	十分に眠っているのにもかかわらず、その実感が得られないこと
早朝覚醒	朝早く目が覚めてしまうこと

表1　主観的情報と客観的情報を収集するポイント

	情報	ポイント
主観的情報（主観的指標）	1. 睡眠に関して自覚していること	就床時間、入眠までの所要時間、睡眠時間、夜間覚醒回数、覚醒時間、起床時間、覚醒のしかた（自然覚醒・人為的覚醒）、など
	2. 睡眠評価	熟眠感、入眠困難、中途覚醒の有無、早朝覚醒の有無、悪夢を見る、など
	3. 健康時の睡眠習慣	睡眠時間、就床時間、起床時間、入眠時の習慣、午睡の習慣、など
	4. 随伴症状の有無	身体的症状：活動の減少、倦怠感、眠気、欠伸、眩暈、いらいら、発熱・発汗、頭痛、悪心、頭重感、食欲不振、顔色蒼白、夜間頻脈、動悸、呼吸困難、下痢、便秘、鼓腸 精神的症状：活動意欲の低下、集中力・思考力・記憶力の低下、情緒不安定、不機嫌、暗い表情、興奮、幻覚など
	5. 睡眠に関する問題が生じるに至った経過	問題はいつ・どのように始まったか、どのように対処したか、休息欲求や他の生活状況への影響はないか、など
客観的情報（客観的指標）	1. 睡眠－覚醒パターン	ノンレム睡眠の段階（深さ）やレム睡眠がどのように繰り返されているか、中途覚醒があるか、日中に何回も眠る多相性睡眠（高齢者に多い）となっていないか
	2. 生活リズム	日々繰り返される生活のなかで、起床、食事、排泄、活動、就寝などが決まった時間に行われ、リズムがあるか
	3. 一日（24時間）の生活のなかでの活動と休息のバランス	治療やリハビリテーションなどの活動に見合った睡眠・休息がとれているか
	4. 日中の疲労徴候	欠伸が多いか、眼が充血しているか、表情が失われ顔色が悪いか、午睡が多いか、活動性が低下しているか、など
	5. 夜間の睡眠状態	寝言やいびきがあるか、入眠時間の延長や夜間覚醒があるか、など
	6. 睡眠状態把握のための検査所見	終夜ポリグラフ所見（脳波[EEG*1]、眼球運動図[EOG*2]、心電図[ECG*3]、呼吸曲線、筋電図[EMG*4]など）、メラトニンの減少
	7. 睡眠を左右する因子*5	呼吸・循環障害（呼吸困難感、喘鳴、息切れ、喀痰など）、排泄障害（尿意・便意、頻尿）、身体不動性（ギプスなどによる）、体位、日中の活動状況、生活リズムの乱れ、妊娠、環境の変化、年齢（高齢など）、情緒的不安（対人関係・家族関係・経済的問題などによる心配ごと・不安、興奮、気分高揚）、嗜好品の喫飲食（就寝前の刺激物・カフェイン含有物の摂取）、空腹感・満腹感・口渇、睡眠に対する認識・生活意識・対処行動、疼痛、瘙痒感（高齢者）、薬物治療、就寝環境（室温、照明、音など）、など

*1　EEG：electroencephalogram；脳波(脳波図)。　*2　EOG：electrooculogram；眼球運動図。　*3　ECG：electrocardiogram；心電図。
*4　EMG：electromyography；筋電図。　*5　睡眠を左右する因子：睡眠障害の原因となりうるため、注意が必要。

2）睡眠・休息に関する問題の原因や誘因

睡眠・休息に関する問題が考えられる場合には、その原因や誘因も明らかにします。原因や誘因の除去や回避を援助計画に立案していきます。

3）睡眠・休息に関する問題が他の生活行為に及ぼす影響

眠れないことで、食欲が低下したり、便秘になったり、日中の活動性が低下したりなど他の生活行為にも影響が及んでいくことがあります。他の生活行為への影響についてもアセスメントし、対応を考える必要があります。

【眠る・休息することへのケア】

ケア技術

1 環境の調整

1）病室環境の調整
病室環境の調整は表2のように行います。

2）寝床環境の調整
- **寝具の工夫**：姿勢保持機能のよいマットや、呼吸や動きを妨げない軽く保温性の高い掛け布団にするなど、患者さんの要望や状態に合わせます。

2 生活リズムの調整

1）活動と休息のバランスの調整
- **適度な活動**：疲労を回復させるための睡眠・休息を誘います。
- **日中の睡眠や休息**：とり方によって生活リズムを乱し、夜間の良質な睡眠を妨げる誘因になるため、活動と休息のバランスを整えるようにしましょう。

2）生活リズムの再調整
- **活動・休息のリズム**：朝起きて顔を洗う、朝食をとる、リハビリテーションを受ける、午睡するといった、いつも同じ時間に活動と休息を繰り返すことは、生活にメリハリと一定のリズムを生み、活力をわかせます。
- **不眠の訴えがあるとき**：日中の過ごし方を見なおし、決まった時間にケアや散歩を取り入れるなどしてリズムをつけていきます。

3）体内時計をリセットし概日リズムを整える
- **体内時計**：概日リズム（サーカディアンリズム）を形成するための24時間周期のリズム信号を発振する機構のことをいいます。太陽光やセロトニン（脳内の神経伝達物質）、メラトニン（睡眠ホルモン）などが深くかかわっているといわれています。昼夜逆転といった概日リズムが乱れると、精神的な不安定や、夜間せん妄、異常行動を引き起こすことがあります。
- **朝陽を浴びる**：体内時計をリセットする方法の一つとして、意図的に午前中の光を浴びることは有効とされています（光療法）。朝、病床のカーテンを開け、できるだけ明るい陽射しに顔を向け、太陽光を浴びてもらいます。曇り空でも照度があるため有効です。
- **一定時刻に食事をとる**：一日のなかで決まった時間に食事をとることでも体内時計がリセットされ、概日リズムを整える働きをします。

4）疲労への対処
- **疲労の種類**：本人が疲れや倦怠感を感じる主観的疲労、作業能率が低下して表情や態度にも疲れが現れる他覚的疲労、生理機能の低下や作業適応が困難になる生理的疲労などがあります。
- **疲労への対応**：病状によって判断は異なりますが、主観的疲労や他覚的疲労を把握したら休息をとるように促します。また十分な休息をとっても疲労が回復しない場合は、生理的な疲労ではなく疾患が隠れていることがあるため注意が必要です。

表2 病室環境の調整の目安

室温	冬季18～22℃、夏季25～28℃
湿度	50～60%
照度	50ルクス以下
夜間の騒音	35ホン以下
臭気への留意	ポータブルトイレや尿器は使用のつど片づける

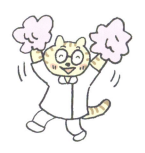

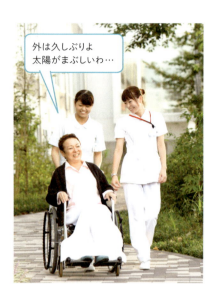

外は久しぶりよ
太陽がまぶしいわ…

表3 罨法の活用

罨法	目的
氷枕による冷罨法	低温度刺激により気分爽快感を与え、発熱や体熱感による不快感を軽減するために行う
温たんぽによる温罨法	温熱刺激により循環を促進させて体を温め、四肢の冷感や悪寒戦慄などを軽減させるために行う

表4 安楽な体位のポイント

- 胸郭や横隔膜による呼吸運動を妨げない
- 脊柱が自然なS字状カーブを描いている
- 関節可動域に無理な力がかかっていない
- 支持基底面を広くとり安定している
- 骨の突出部などに局所的な圧迫がかからない
- 四肢の末端が体幹部より下がった位置にならない
- 安楽だからといって長時間同一体位をとり続けない

3 レクリエーション

　疲労回復に有効とされる休息には、身体的・精神的疲労を回復させるという受動的なものだけでなく、体力や気力を増進させるという能動的なものも含まれます。
- **患者さんがとる休息**：闘病意欲の向上や社会復帰につながる能動的な休息になるように工夫します。その一つとしてレクリエーションは精神的疲労の回復に大きな役割を果たします。
- **レクリエーションの例**：日常生活動作の自立度が低く、臥床時間が長い患者さんでは、①車椅子を用いて病室の外に出たり、②窓辺から外を見たり、③食事を食堂でとれるように援助するなど、身の回りの動作を援助する際に、意識的に生活の変化を取り入れるだけでもレクリエーションになります。
- **個別性の重視**：レクリエーションによって患者さんの生活空間が広がると、気分転換にも有効です。ただし、あくまでも患者さんの個別性を配慮して、レクリエーションの種目や参加のしかたを工夫することが大切です。

4 身体症状に対するケア

- **症状による睡眠や休息への影響**：発熱や瘙痒感などの症状によって睡眠や休息が阻害される場合は、それらの症状を緩和する手段を考えます（冷罨法など）。
- **刺激物の摂取・喫煙による睡眠や休息への影響**：睡眠や休息を阻害するようなカフェイン（コーヒー、紅茶、緑茶、ココア、コーラなど）などの刺激物の摂取や喫煙は、避けるように指導します。
- **治療・処置による睡眠や休息への影響**：点滴や留置ドレーン類などの管理や、体位変換や痰の吸引などを行う場合は、睡眠や休息を妨げないよう最大の注意を払い、静かに手際よく実施する必要があります。また、その際には同室の患者さんへの配慮も忘れてはなりません。

5 入眠を促すケア

1）入眠準備

　就寝前に習慣的に行う行為（排泄、歯磨き、洗面など）のほか、個人によって音楽やラジオ、読書などの就寝儀式をもっているため、可能なことは行えるように援助します。
- **入浴・足浴**：就寝2時間前の入浴や足浴は心身のリラックスを図るのに効果的です。アロマなどの利用も有効です。
- **罨法の活用**：罨法も効果的です。頭部は氷枕で冷

図1 安楽な体位

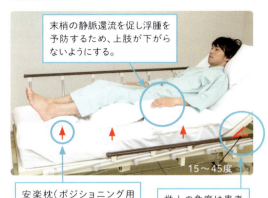
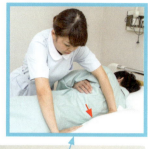
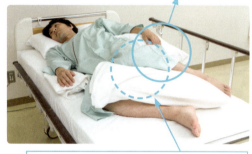

ファーラー位
- 末梢の静脈還流を促し浮腫を予防するため、上肢が下がらないようにする。
- 安楽枕（ポジショニング用クッション）は局所に圧がかからぬよう、できる限り広範囲を支持するようにする
- 挙上の角度は患者さんの症状や希望に合わせる
- 15〜45度

↑は安楽枕（ポジショニング用クッション）挿入部位。小枕などを用いて、骨突出部に加わる局所的な圧をやわらげる

側臥位
- 安楽枕を両手で押さえながら患者さんの背部にあてがい、支持基底面を広くとる
- 上側になる上肢・下肢の重さが下側の部分にかからないようにする。骨突出部が重ならないようにする

やすと心地よさを感じ、足部は湯たんぽで温めると入眠を促しやすくなります（表3）。
- 空腹や飲食：就眠前には空腹や飲食を避けます。

2）就寝時

患者さんに合った安楽な体位を心がけましょう（図1、表4）。
- 動きに制限がある場合：自力で寝返りができない場合や動きが制限されている場合は、長時間の同一体位により苦痛がもたらされるだけでなく、褥瘡も誘発します。最低2時間ごとに体位変換をするなど、予防を心がけます。

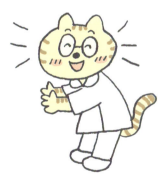

冷罨法（氷枕）のポイント

① 氷枕のつくり方

- アイスノン®などの保冷剤を代用してもよい。
- 氷枕や留め金の破損がないかを確認する。
- 氷枕に氷を1/2〜2/3程度入れてから、コップ1杯程度（約200mL）の水を入れる。
- 氷枕を平らなテーブルに置いて、氷枕を上から手で押さえて氷枕の口元まで水で浸し、氷枕の中の空気を抜く。

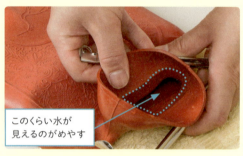
このくらい水が見えるのがめやす

 空気が入っていると、空気は水より熱の伝導率が低いため、水の冷感が伝わりにくくなるからです。

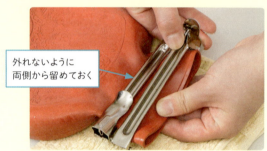
外れないように両側から留めておく

- 留め金で氷枕の口を留める。
- 留め金口を下（逆さ）にしても水漏れがないことを確認する。
- 氷枕の周囲が濡れていないことを確認し、水滴はタオルで拭き取り、カバーをかぶせる。

② 氷枕の当て方

- 留め金が患者さんに当たらないように、患者さんの頭を氷枕の中央におく。氷枕が肩に当たらないようにする。

 先生ナビ
意識障害や知覚鈍麻の患者さんは自分で皮膚損傷に気づきにくいため、注意して観察します。冷感をもたらすため、氷枕が肩に当たらないように注意しましょう。

温罨法（湯たんぽ）のポイント

① 湯たんぽのつくり方

- 湯たんぽや栓の破損がないかを確認する。
- 湯の温度を測り、湯たんぽに60℃（ゴム製の場合）の湯を1/2〜2/3程度入れる。
- テーブルの上で湯たんぽの口元を持ってゆっくり傾けながら、湯たんぽを上から手で押さえて口元まで湯で浸し、空気を抜く。

 空気が入っていると、空気は水（湯）より熱の伝導率が低いため、湯の温かさが伝わりにくくなります。

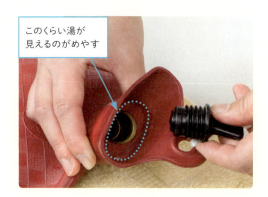
このくらい湯が見えるのがめやす

- 栓を閉め、栓を下（逆さ）にしても漏れがないことを確認する。
- 湯たんぽの周囲が濡れていないことを確認し、カバーをかぶせる。

② 湯たんぽの当て方

- 温めたい部位から10cm以上離す。

 体から離すのは、低温熱傷を予防するためです。

 先生ナビ
意識障害や知覚鈍麻の患者さんは、熱傷に気づきにくいので注意しましょう。
実施中は、患者さんの訴えに注意し、発赤や熱傷が生じていないかを定期的に観察します。

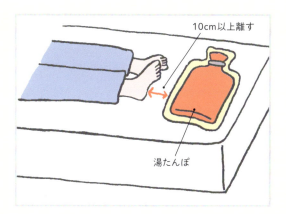
10cm以上離す
湯たんぽ

【リラクセーション法】

ケア技術

　リラクセーションを図ると、呼吸数・脈拍数の減少、血圧低下、代謝の低下、エネルギー消費量の減少が生じ、脳にα波が現れます。これは睡眠中や覚醒度が低下している状態にみられる生体変化であり、体と心の緊張が解かれ入眠していくには不可欠なプロセスです。

- **実施上の注意点**：リラクセーション法は体への侵襲はありませんが、病態によって避けたほうがよい場合がありますので、実施する場合は必ず許可を得てから行いましょう。特に呼吸器疾患患者などへの施行は注意が必要です。
- **実施後**：ゆっくり覚醒させましょう。実施直後に急激に立つことは危険ですので避けます。

1）呼吸法

　通常の呼吸では肺の約1/3しか使われておらず、ストレス時にはさらに浅くなります。十分な呼吸によって心身の調整を図るために意識的に深呼吸をします。

　意識して呼吸をコントロールすることで、心身を整えることができます。

2）漸進的筋弛緩法

　力を入れた後、一気にゆるめることでリラックス状態を得る技法です。

My note

呼吸法

実際の流れ

手順1　患者さんにケアについて説明する

- 呼吸法の目的・方法などについて説明し、同意を得る。

手順2　深呼吸（腹式呼吸）をゆっくりと繰り返す

①楽な姿勢で座り、両手を胃部に当てる
②鼻からゆっくりと深く息を吸い込む
③できる限り腹部を膨らませ、数秒間息を止める
④ゆっくりと口をすぼめて、ゆっくり息を吐き出す

- 肺が空になったように感じたら、上記の①〜④を3〜4回繰り返す。

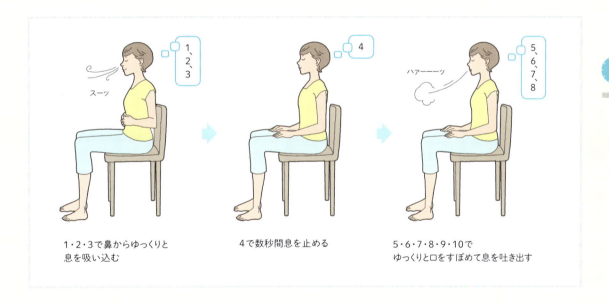

1・2・3で鼻からゆっくりと息を吸い込む

4で数秒間息を止める

5・6・7・8・9・10でゆっくりと口をすぼめて息を吐き出す

眠る・休息することへのケア場面

漸進的筋弛緩法

実際の流れ

手順1 患者さんにケアについて説明する

- 漸進的筋弛緩法の目的・方法などについて説明し、同意を得る。

手順2 体の各部の筋緊張－筋弛緩を繰り返すように促す

- 片手で固く握り拳をつくって力を入れて数秒間保ち、手の筋肉の緊張を感じる。
- 握り拳をゆるめ、緊張を逃がしてリラックスさせる。
- 手以外も「腕→肩→顔面→胸部→背部→腹部→脚」の順に「筋緊張－筋弛緩」を繰り返す。

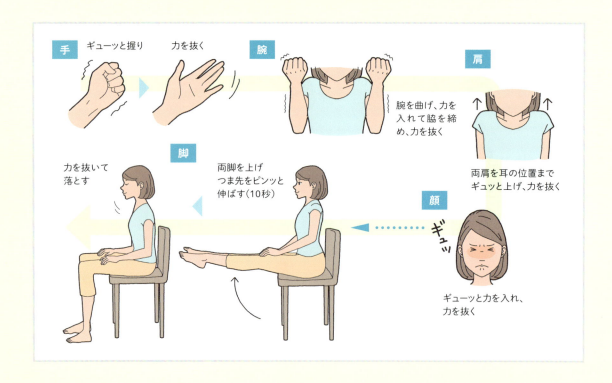

【癒しのケア】
ケア技術

1）触れるケア

触れるケアは手を使った癒しの方法の一つで、互いの心と体のコミュニケーションになります。不安の緩和や安心感を与え、α波を誘発してリラクセーション効果をもたらす可能性も示唆されています。

音楽やイメージ法などの他のセラピーとともに用いられることがありますが、そのまま手を直接当てたり、かざしたりするだけでも癒しのケアになります。手は、動かしても、そのまま留めていても構いません。

患者さんの苦しみや不安に関心を向け、寄り添う態度で接するようにしましょう。患者を思う心はその人に伝わり、その人のありのままの思いの表出を促します。患者さんが表出する語りに傾聴し、ありのままのその人を受けとめ、共感することがケアリングの関係をもたらします。

触れるケアは、患者さんに触れる基本的な姿勢を示しています。例えば血圧測定や清拭など患者さんに触れる機会は多くありますので、その時々に活かしましょう。

- **実施上の注意点**：外傷、発赤、腫脹、強い疼痛があるときは禁忌です。また、触れるケアを嫌う患者さんもいます。同意を得てから行います。

2）温めるケア

温めるケアは、熱力学的な効果だけを意図するのではなく、その人の助けになりたいという親身な思いやりの心が備わってはじめて、その人の癒しのプロセスを促進する温めるケアになります。

温めるケアは、手足の冷えで眠れなかったり、便秘で腹部が張って痛みがあったり、目が疲れていたり、肩や背中が凝って、つらかったりしたときに、症状を緩和させることに役立ちます。精神的に不安定なときも、患者さんを癒すことができます。

清拭のときに背部の熱布清拭として実施したり、洗髪の最後に頸部を温めたりすることもできます。

排泄後や食事前、洗髪や清拭後といったちょっとした機会に、患者さんのところへ温かいフェイスタオルを絞ってビニールの袋の中に入れ、冷めないようにバスタオルでくるんで持っていくと、コミュニケーションをとるきっかけとなり人間関係が深まります。

温めたい部位を湯で絞ったタオルで覆い、その上から手を当てるというシンプルな方法ですが、看護者の手を当てることで癒しの効果が高まります。

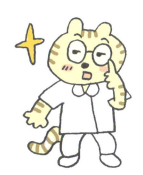

触れるケア

実際の流れ

手順1　患者さんにケアについて説明し、準備する

- 触れるケアの目的・方法などについて説明し、同意を得る。
- 患者さんにとって十分な時間があるかを必ず確認する。
- 患者さんも援助者も共にリラックスできる姿勢と、プライバシーが守られた環境に整える。臥床でも座位でも構わない。
- ケアの目的はリラクセーションをもたらし、癒しの過程を促進することであるが、その人に即して、例えば「気分を晴らす」「心の安らぎを得る」「不安や悩みなどの思いを表出する」など、何かができるようになるといった具体的な目標をあげるとよい。その人の助けになりたいという思いやりの心があれば誰にでもできる。
- 軽く触れるか、身体から少し離れたところから手をかざすため、マッサージなどのように身体の筋肉や関節に直接働きかけることはしない。

手順2　ケアの前に援助者の準備を行う

- 呼吸を整え、心の平静を保つ。
- その人の癒しを願い、思いやりの心をもつ。

先生ナビ
援助者の穏やかな呼吸は、患者さんの息づかいを受けとめ、患者さんの息づかいも穏やかにしていきます。

手順3　触れる

- **触れる部位**：主に手（手を両手で挟む）や足（足底と甲を両手で挟む、足底と足首に触れる、両足首に触れる）や肩（両肩に触れる、肩を前後で挟む）、頸部（後頸部と前額部に触れる）、腰背部（肩甲骨の間に触れる、腰部に触れる）など。このほか疲労感や倦怠感、疼痛、便秘などによる腹部緊満感といった違和感のある部位など。
- **触れる方法**：身体や寝衣やタオルなどの上から直接軽く触れる（もしくは手を身体から少し離してかざす）。
- 手の力を抜いて、相手に軽く触れる。
- 相手に戸惑いや違和感があれば、そのまま待ち、受け入れられたら、しっかりと触れ、相手の心、魂に意識を向ける。
- 相手の息づかいを感じ、その息づかいに合わせる。

先生ナビ
触れるポイント
- その人の助けになりたいという親身な思いやりの心が大切です。
- 触れる範囲は点ではなく面で広くとります。
- 圧のかけ具合は、患者さんが気持ちよいと感じる程度に加減します。
- 触れる手と向き合うように、反対の手を添えます。

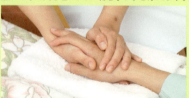

- 初動時には急激に力を加えず呼吸に合わせた速度を保ちます。

- 相手の皮膚の凹凸に、ぴったりなじませるように触れる。
- 包み込むように触れる。
- 自分自身の身体は相手からのフィードバックに意識を傾け、受けとめる。
- 相手に自分のしていることが、よいかどうか聴く。

手順4　（状況に応じて）やさしく手を動かす（擦る）

- 相手の緊張がほぐれてきたら、やさしく手を動かし擦る。
- 手の動きは、相手の息づかいに合わせる。
- 圧のかけ具合は、患者さんに確認しながら気持ちよいと感じる程度に加減する。
- 手の動きは、一定の速度とリズムを保ち、自分の感性にゆだねる。
- 自分自身の体で感じる患者さんからのメッセージに意識を向け、受けとめる、あるいは相手に自分のやっていることがよいかどうかをたずねる。

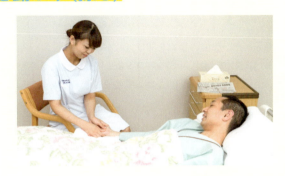

手順5　相手の語りに傾聴する

- 相手の語りを肯定も否定もせず、ありのままに受容し、共感する。

手順6　ケアを終えるとき、相手に感謝する

手順7　患者さんの体位や寝衣を整えベッド周囲の環境を整える

温めるケア

必要物品

1. 温めたい部位にできる限り厚く重ねても十分に覆える大きさのバスタオル1～2枚（もしくはフェイスタオル数枚）
2. 60℃程度の熱い湯の入ったベースン
3. 保温用（覆い用）のバスタオルとビニール
4. 絞るときのゴム手袋

実際の流れ

手順1〜2 「触れるケア」の手順1〜2に準じる。
手順5〜8も「触れるケア」の手順4〜7に準じる。

手順3 ケアの準備をする
- 温めたい部位の寝衣を開け、保温用(覆い用)のバスタオルで覆っておく。
- バスタオル(もしくはフェイスタオル)を、皮膚に当てる際にたたみ直さなくてもよく、かつ絞りやすい程度にたたんだ状態にし、60℃の湯に浸し、ゴム手袋をした手で固く絞る。

手順4 ケアを実施する
- 温める部位：手や足、頸部や腰背部、腹部など。
- 手袋を外して、絞ったバスタオル(もしくはフェイスタオル)を自分の前腕にあてがい、熱すぎないことを確認した上で、患者さんの皮膚に静かにそっと当てる(決して押しつけない)。
- バスタオル(もしくはフェイスタオル)の上にビニールをあて、さらに保温用(覆い用)のバスタオルをかける。
- 患者さんに温度の確認をしながら、バスタオルの上から手を優しく当てがい、徐々に皮膚の奥まで温かさが浸透するように手に圧をかけていく。

手順5 (状況に応じて)やさしく手を動かす(擦る)

手順6 相手の語りに傾聴する

手順7 ケアを終えるとき、相手に感謝する

手順8 患者さんの体位や寝衣を整え、ベッド周囲の環境を整える

【眠る・休息することへのケア】

学生の受け持ち事例から学ぶケアリング

「こなくてよい」と言う患者さんへのケアから

学生の語り

私は、手術不適応の肺がんで化学療法目的で入院してきた48歳のFさんを受け持ちました。Fさんは夜の睡眠が十分とれていないのか、眼の下をクマにし、憔悴した様子でした。

私は化学療法の副作用である骨髄抑制への対策を指導しようと、Fさんに幾度となく声をかけましたが、Fさんはまったく耳を貸してはくれず、けだるそうに欠伸をするばかりでした。

受け持ち3日目に検温に行ったときのことです。いつものように副作用の話に触れると「君にしてもらうことなんてない、そんなにこなくていい」とそっけなく言われてしまいました。私は頭のなかが真っ白になり、どうしたらよいのかわからなくなってしまいました。

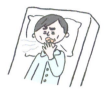

あなたならどうするか考えてみましょう

【先生からのヒント】
- 今のFさんの気がかりは何？ なぜそう思う？

▶ 肺がんになり、治らないと不安に思い、夜眠れていないかもしれない。眼の下をクマにして欠伸をしているから。

学生の語り

私は、自分のことばかりを考え、Fさんのことに関心を向けていなかったことに気づきました。勇気を出してFさんに「あまりお休みになられていないようなので、肩や背中を温めましょうか？」と恐る恐る勧めてみました。Fさんは私の勧めを受け入れてくれました。

私が座位のFさんの肩に湯で絞ったタオルを当てて手を添えると、Fさんの肩の緊張が和らいでいくのがわかりました。その後、腹臥位になってもらい背中を温め、Fさんの呼吸に合わせて、感じるままに擦っていきました。しばらくしてFさんから、かすかに嗚咽がこぼれていることに気づきました。そしてFさんは「本当は気づいていたんだ……、咳が止まらなくなったと。でも、仕事で受診できなかった、そうしたら血痰がでるようになって……、後悔しても始まらない、自分が情けないよ……」と静かに語り始めました。

ケアが終わった後、Fさんは床頭台の中から血液データが書かれた1枚の紙を取り出し、私に見せながら「どうしたらいいか教えて欲しい。僕はやっぱり生きるよ」と言ってくれました。

この事例から学ぶポイント

【その人の体験世界に耳を傾けることからケアが始まる】

患者さんが、その人の関心によって境界づけられた世界の内側に、どのような領域をおき、それがどのように意味づけられ、どのように知覚されているのかに、看護者が関心を寄せ、理解し、受けとめることからケアは始まります。

【思いはエネルギーを運ぶ】

看護者の患者さんへのケアへの思いは、必ずその人に伝わり、心を動かします。学生の手は、Fさんの心の震えに応えるかのように背中の上を滑り、閉ざされていた心を開放し、「ケアする人」と「ケアされる人」の心をつなげ、その人の心の奥底に閉じ込めていた真の思いや願いを揺り起こし、生きていこうとする力を目覚めさせました。まさにケアリングの理論家ワトソンのいう"トランスパーソナル・ケア"の瞬間だったといえます（→p.78のマメ知識「トランスパーソナル・ケアリング」参照）。つまりケアする人の思いは、生きてゆくエネルギーを運び、その流れを調えてくれるのです。

よくある困ったQ&A

Q 眠っている患者さんを起こしていい？

14時の検温のために訪室すると、患者さんは眠っています。どうしたらよいでしょうか？

A 睡眠と検温の優先順位を考えて決めましょう。

今、何が優先されるかを考えましょう。患者さんはなぜ眠っているのか、睡眠をとる必要性はどのくらいなのか、いつから眠っているのか、この睡眠は夜間の睡眠に影響するのか、患者さんのニーズは何だったのかなどを確認し、そのうえで睡眠と検温の必要性に関して優先度を考えます。

考えた結果を臨地実習指導者（指導者）に伝え、判断に間違いがないかを確認します。もし、検温が優先されるのであれば、患者さんに声をかけ、起こした理由を説明して理解を得られるようにすることが大切です。

Q 湯たんぽを貼用したままで実習を終えてもいい？

患者さんに湯たんぽをしてから数時間経っています。実習の終了時間になっても患者さんは眠っています。そのまま帰ってしまってよいでしょうか？

A そのまま帰ってはいけません。確認、報告を行ってから帰りましょう。

湯たんぽの温度が下がっていることも考えられますし、低温熱傷などが起きているかもしれません。いずれにしても、きちんと確認して指導者と受け持ち看護師に報告してから帰りましょう。

Q 実習時間帯以外の援助を看護師さんにお願いしてもいい？

患者さんが眠れないと言っています。私は夜間実習ではないので何もできませんが、せめて就眠時に足浴やタッチケアなどの入眠を促すケアを看護師さんにしてもらいたいと考えています。どのようにお願いしたらよいでしょうか？

A 実習時間内に自分にできることはないか、もう一度考えてみましょう。

患者さんの不眠の訴えにより、自分の実習時間帯以外の援助の必要性についても考えることができたのですね。あなたが考えるとおり、看護師さんに援助を期待したいところですが、それは看護学生のあなたが言うべきことではありません。

そこで、昼間に実習をしているあなたに実施可能なことは本当にないのか、考えてみましょう。そもそも患者さんが眠れないのは入眠時に特化した問題があるからでしょうか？　もしそうではないとしたら、患者さんのストレスを緩和させるケアというもっと広い視野でとらえる必要がありそうです。

足浴や触れるケアは患者さんのストレスを緩和させ、リラクセーションを図る目的で実施可能です。あなたが実習している日中にそのようなケアをすることも、患者さんにとってはとても意味あることだと思います。

14：00
動くことへのケア 場面

① 車椅子への移乗 ……………………… P165
② 車椅子による移送 …………………… P168
③ ストレッチャーへの移乗と移送 …… P169

何をするの？
●他者の力を借りなければ移動できない患者の心情を理解し、その人のセルフケア能力を最大限発揮できるよう移動や移送の援助を行います。

なぜするの？（目的）
●移動・移送の援助は、患者さんの活動範囲を広げるだけでなく、療養生活でのストレスの軽減やその人らしい生活へ向けた必要不可欠な技術だからです。

ナビゲーションポイント
NavigationPoint

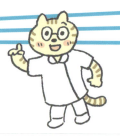

ケアリング

- 確実な技術により、患者さんに安全で、安心かつ安楽な動くことへのケア援助を行う。
- 患者さんの力を活かすため、①気持ちを合わせる、②人間の自然な動きを導く、③動き（行為）の中で省察する。
- 患者さんの意思を尊重する。
- 患者さんが自分で動くことに喜びや満足感が得られるようにする。

アセスメント

- 心身の諸機能（骨・筋肉系、循環器・呼吸器系、消化器系、泌尿器系、皮膚・感覚系・神経系の身体諸機能と構造、心理的・精神的状態など）
- 患者さんの自立度・ADL
- 患者さんの自立への思いや動くことへの意欲

ケア技術

- 患者さんのもつ力を活かす。
- 自然な動きを助ける。
- 移動前の準備を行う。
- 患者さんの状況に合わせたケアの方法を選択する。
- 車椅子への移乗と移送
- ストレッチャーへの移乗と移送

【動くことへのケア】

ケアへの目的

1 動くとは

「動く」ことは、人間の基本的な欲求の一つであり、食事・清潔・排泄をはじめとするすべての日常生活行為の基本になっています。したがって症状や治療などによって自らの意思で動けなくなったり、生活行動が狭められたりすると、自覚的な健康度が著しく下がります。

また人は動きを通して自分の思いや感情を表現し、人とつながることで、生きている実感を得ることにもつなげています。

2 動くことの意義

動くことへの欲求を安全・安楽に援助できるかどうかで、患者さんのその人らしい生活の実現や生活の質（quality of life：QOL）が左右されます。

また動くことは、新陳代謝を促し、生活にリズムをつけ、骨・筋肉系、循環器・呼吸器系、消化器系、泌尿器系、皮膚・感覚系、神経系の身体諸機能を高める効果だけでなく、自信と欲求を高める心理的・精神的効果や慢性疾患・廃用性障害の予防、自然治癒力を高めることにもつながっています。

患者さんに病室やベッドを離れて動くことの楽しさを感じてもらうことは、療養生活に変化をもたらしストレスを軽減させます。

患者さんの自立（ADLの向上）のためには、看護師が患者さんを移動させるのではなく、患者さんが自ら動くことを助けるという視点が大切です。

【動くことへのケア】

ケアリング

1 安全な動くことへのケア（事故防止）

　動くことは常に事故がつきまといます。医療事故のうち、転倒が占める割合は高く、特に移動・移送の援助の際に転倒事故が起きることが多いため、確実な技術による援助が求められます。

- **転倒の原因**：移動・移送の援助中の転倒発生状況では「1人で支えきれなかった」「患者の日常生活動作（activity of daily living：ADL）把握不足」「援助技術が不適切」「足が滑った」などがあげられます。
- **転倒の予防**：①患者さんのバイタルサインやADLをアセスメントし、その患者さんに合った方法で援助する（体格が大きい場合や全介助の場合は無理をせず複数で援助するなど）、②ボディメカニクスを習熟しておく、③床やベッド周囲・患者さんの服装に危険なものがないように環境整備を行う、④車椅子やストレッチャーの点検を怠らない、が重要です。

2 安心で安楽な動くことへのケア

　患者さんは、疾患や障害、また治療などによって自ら動けず、他者からのケアに依存せざるを得ないことがあります。動くことへのケアは、たとえ動くことがつらく困難であっても、患者さんが自分で「行きたいところに行ける」「したい動作ができる」といった満足感や喜びを少しでも感じられるように、励まし寄り添うことが大切になります。

- **患者さんの意思を尊重する**：動くことに際して、目的や具体的な方法の説明し、患者さんの意思を尊重しましょう。説明後も患者さんが心配しているようなら、どこがどのように心配なのかを傾聴し、不安をなくすように心がけます。
- **患者さんの力を活かす**：患者さんのもつ力を最大限に活かすには、①患者さんに動くことへの意識づけを行い、援助者と気持ちを合わせる、②人間の自然な動きを導く、③動きの中で、患者さんの力をアセスメントしながら援助する（行為の中の省察）ことが大切です。
- **身だしなみを整える**：人前に出る際は、身だしなみを整え、膝かけをすることを忘れないようにします。膀胱留置カテーテルなどが挿入されている場合は、援助前にバッグを空にし、カバーをかけて人目につかないように配慮します。
- **便意・尿意の確認**：移動・移送の援助の前後には、便意・尿意の確認も忘れずにしましょう。
- **移動の速度**：車椅子やストレッチャーで移動・移送をする際は、「動きますね」などと必ず声かけを行い、ゆっくり進むようにします。車椅子やストレッチャーに乗っている患者さんの体感速度は実際の速度よりも速く、気分が悪くなってしまう人もいますので、注意が必要です。
- **エレベーターなどへの移動**：車椅子でのエレベーターへの乗り込み、坂道などで後ろ向きに走行する際は、「後ろ向きに進みます」と声をかけ、ゆっくりと走行します。
- **段差の移動**：段差などを通過する際は、車椅子が大きく振動しますから、速度をゆるめたり、静かにティッピングレバーを踏むなどの気づかいを忘れないようにします。

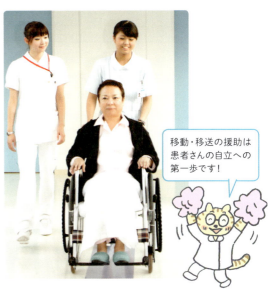

移動・移送の援助は患者さんの自立への第一歩です！

【動くことへのケア】

アセスメント

1 患者さんの多角的な情報の把握

　動くことは生命体としての人間の証明です。動くことは生活行動はもちろん心身の諸機能と構造とに常に影響を及ぼしていることから、多角的に情報を収集し把握する必要があります(表1)。

2 自立度、ADLの評価

　自立度、ADLの評価は表2のような方法を用います。

3 自立への思いや動くことへの意欲に関する観察

　ベッドを離れ、動くことで患者さんの表情や言動が明るくなったり、逆にさえない表情になったりすることがあります。変化を見逃さないようにしましょう。
　動くことがきっかけとなって普段聴けなかった話が聴けるかもしれません。コミュニケーションのチャンスを最大限生かしましょう。
　ただし、高齢者は自律神経系の調節障害により起立性低血圧をきたしやすいので注意しましょう。

表1 動くことに必要な情報

- 身体各部位の動きはどうか
- 関節可動域はどうか
- 筋力はどうか
- 動きに伴う心身への過度な負荷や症状(痛み、眩暈、疲労感、呼吸困難感、咳嗽発作など)の出現はないか(全身状態、バイタルサインのチェックなど)
- 動くことへの意欲や不安はあるか
- 生活の自立度はどうか
- 動くことを妨げる麻痺や関節拘縮、筋力低下、知覚神経麻痺、また治療上の制約などがあるか
- 認知に問題はないか
- 患者さんにとっての動くことにかかわる喜びや生きがいは何か　など

表2 自立度・ADLの評価法

テスト	内容
関節可動域テスト(range of motion test：ROM-T)	各関節の動かせる最大角度(可動範囲)を測定する
徒手筋力テスト(manual muscle test：MMT)	患者さんに各関節の自動運動を行ってもらい、検者がそれに手で負荷を与え、筋力を5段階で評価する
ADLテスト	日常生活動作(食事、排泄、入浴、更衣、洗面、移動・移乗)などをみる
片麻痺機能テスト	上肢・下肢・手指・体幹の可動状況により実用能力、障害レベルを調べる
起居動作	ベッド上で寝返り、起き上がり、ベッド・椅子などからの立ち上がりなどができるかを調べる
平衡反応テスト	全身のバランスを崩しかけたときに、すぐに反応して、平衡を維持できるかを調べる
歩行分析	歩行動作の正常・異常を、観察・分析する
心理テスト	知能、情動などを調べる
体力テスト	耐久性・疲労度を調べる
その他	失語・失行・失認テスト、構音障害テスト、など

マメ知識 　人の自然な動きに沿ったケア：キネステティク

人の自然な動きを支援するケア技術に、キネステティクがあります。例えば、ベッド上で上方に移動する際、自力で動ける人は、ベッド面を足底で蹴るようにして移動します。キネステティクでは、そうした自然な人の動きを助けるように、患者さんの膝を立ててベッド面に向けて押し、移動を援助します（p.32、「側臥位にする方法②」参照）。

人の自然な動きに沿ったケアを実践することによって患者さんの自立が促進されると同時に、援助する側の身体的負担も軽減されるのです。

【動くことへのケア】

ケア技術

1 動くことへのケアの準備

動くことへのケアにあたり、短絡的に全介助をしてしまうのではなく、患者さんのもつ力を最大限に活かせるように、コミュニケーションをとりながら行うことが大切です。

また人間の自然な動きを誘導することで、患者さんが自分で動くことを助けることができます。少しでも自分で動ける実感をもてるようにすることは、生きていく力を生み、闘病意欲を高めることにもつながります。

また動くことは、呼吸器・循環器系、筋骨格系など身体諸機能に負荷をかけることにもなります。事前にバイタルサインをチェックするなど全身状態を把握し、過負荷とならないように注意することが重要です。さらに患者さんの筋力や関節可動域、体格、認知の状態、麻痺の有無や症状などから、動くことへのケアの方法を選択します（図1）。

看護学生が移動・移送の援助を行う場合は2人以上で行います（ストレッチャーによる移送は指導者と一緒に行います）。患者さんの体格や患者さん自身でできることをもとに援助に要する人数をアセスメントし、協力を要請します。

ベッド周囲の環境整備も忘れずに行います。車椅子やストレッチャーの点検をします（図2、図3）。

2 車椅子・ストレッチャーでの移乗と移送

ケア実施中は、常に危険がないかを予測しながら行うとともに、患者さんが動くことに恐怖を感じないようにする気づかいが大切です。

図1　移動・移送方法の選択

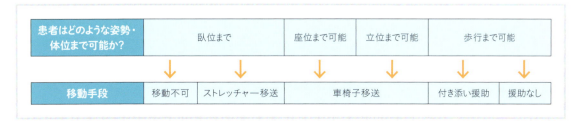

患者はどのような姿勢・体位まで可能か？	臥位まで		座位まで可能	立位まで可能	歩行まで可能	
移動手段	移動不可	ストレッチャー移送	車椅子移送		付き添い援助	援助なし

図2 車椅子の点検

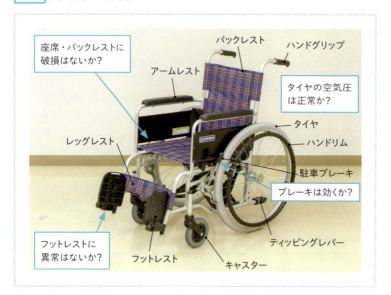

図3 ストレッチャーの点検

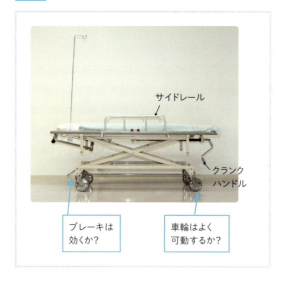

> **先生ナビ**
> **移動援助の目的**
>
> 　単に場所から場所へ移動するだけではありません。患者さんの行動範囲の拡大や個別性、退院後の生活の観点からいろいろな目的・意義を考えてみましょう。
> 　例えば自宅ではダイニング（食堂）で食事をしていた患者さんの場合、ベッドから食堂への移動を行います。これは、患者さんの習慣の尊重や生活リズムを整えるという目的・意義があります。

動くことへのケアの実際の流れ

① 車椅子への移乗

> **必要物品**

❶車椅子　❷ひざ掛け　❸クッション類　など

> **実際の流れ**

手順1 　患者さんにケアについて説明し、状態を観察する

- 車椅子への移乗方法などについて説明し、同意を得る。
- バイタルサインをチェックし、全身状態を観察する。
- 尿意・便意の有無の確認を行う。

手順2 　患者さんの上半身を起こし、ベッド上で端座位にする

- 床に足が着いていることを確認する。

 足の着いた状態で立位をとることで、姿勢の安定が図れる、立位の訓練になるといった効果があります。

- ふらつき（起立性低血圧など）が起きていないか確認する。

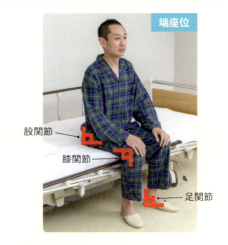

端座位／股関節／膝関節／足関節

手順3 　車椅子をベッドに対して30度の位置に配置する

- ブレーキの確認も忘れずに行う。
- 靴などの準備をする。

 車椅子をベッドに対して30度にするのは、患者さんの移動距離を最小限にすることができる角度だからです。

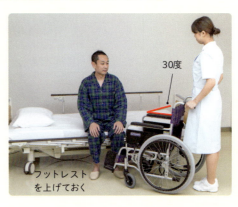

30度／フットレストを上げておく

① 車椅子への移乗

| 手順 4 | 援助者の足の位置を決める |

- 患者さんの足をやや後方に引いた後に援助者の足の位置を決める。
- 患者さんの状態に合わせて援助方法を選択する。

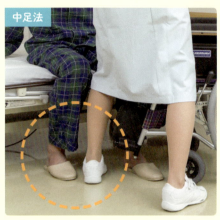

中足法

患者さんの足の間に援助者の足を置くことで、患者さんとの距離を縮めることができる(全介助時に用いる)。

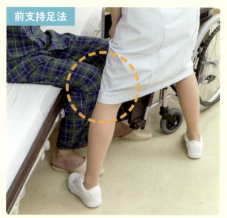

前支持足法

患者さんの膝関節下を援助者の膝関節下で支持することで、膝折れを防ぐ。

＊この他、援助者の足を患者さんの足の外側に置き基底面を広くする外支持足法がある(患者さんの足に力が入るときに用いる)。

| 手順 5 | 患者さんを立たせる(中足法) |

- 患者さんの両腕を援助者の肩に回し、援助者は患者さんの腰部で手を組む。
- 患者さんの上体を前傾させ、「立ち上がりますよ」と声をかけ、立ち上がる。
- 患者さんがまっすぐ立位になっていることを確認する(組んだ手で患者さんの腰を押すとまっすぐに立たせることができる)。

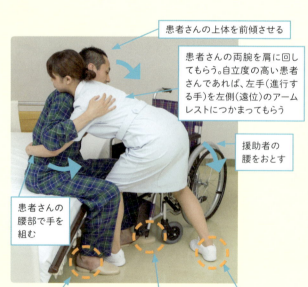

- 患者さんの上体を前傾させる
- 患者さんの両腕を肩に回してもらう。自立度の高い患者さんであれば、左手(進行する手)を左側(遠位)のアームレストにつかまってもらう
- 援助者の腰をおとす
- 患者さんの腰部で手を組む
- 患者さんの右足(車椅子より遠位)は立ち上がりやすくするため、少し後ろに引いてもらう
- 患者さんの左足(車椅子より近位)は踏みかえなくてもすむように少し前に出す
- 援助者の右足(車椅子より近位)は後ろに引き、支持基底面を広くとる

166

手順6　車椅子に座らせる（中足法）

- 足の向きを変えながら車椅子方向に患者さんの体の向きを回旋させ、車椅子の位置を確認して座らせる。
- 体を回旋させるとき、足を踏みかえると不安定になるので避ける。
- 患者さんの上体をバックレストに寄りかからせて、背後に回り、患者さんに腕を組んでもらい、患者さんの背後から組んだ腕をつかむ。患者さんを前傾姿勢にしたうえで、つかんだ患者さんの腕を手前に引き、座る位置を深くし整える。
- この他、患者さんと対面する位置で腰を落とし、患者さんの体重を片側に傾けて、浮いた膝を押して車椅子の後方に移動させる方法もある。

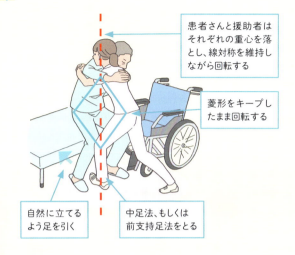

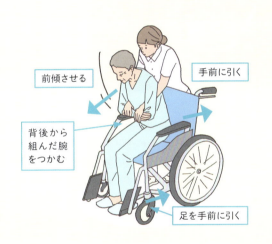

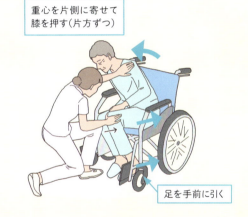

手順7　膝掛けをかけ、身支度を整える

- フットレストに足を載せ、手の位置を車椅子の内側にする。
- 膝掛けをかけ、ガウンをかけるなど身支度を整える。

② 車椅子による移送

実際の流れ

手順1　段差を越える

- 患者さんに「段差を越えます」と声をかけてから行う。
- ティッピングレバーを静かに踏み、前輪を浮かせる。
- 前輪が段差の上に乗ったらハンドルを持ち上げて後輪で段差を越える。

 ティッピングレバーを踏むことで、テコの原理を用いて少ない力で前輪が持ち上げられます。

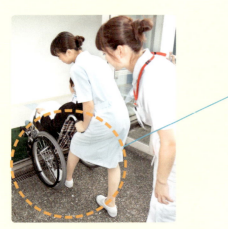

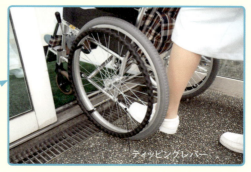

段差を上るときは、ティッピングレバーに足をかけ、前輪を先に段に上げてから後輪を上げる。

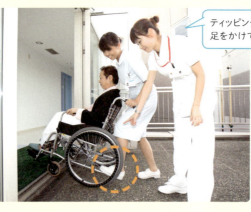

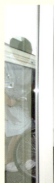

ティッピングレバーに足をかけていることを確認

段差を下りる場合は、後ろ向きで後輪を下ろし、ティッピングレバーに足をかけて車椅子を安定させて前輪を下ろす。

手順2　スロープの上り下り

- スロープや坂道を上るときは、前向きに進む。
- スロープや坂道を下るときは、患者さんに「これから坂を下りますよ」と声をかけて、後ろ向きで下る。

| 手順3 | エレベーターの乗り降り |

- 前向きで乗り、乗ったらドア側に向くように車椅子を方向転換させ(エレベーターが狭ければ後ろ向きで乗り)、目的の階までブレーキをかけて待つ。
- エレベーターが狭い、または混雑している場合は、後ろ向きで乗る。
- 降りるときはブレーキを解除し、前向きで降りる。
- 乗り降りの際は途中で扉が閉まらないように注意する。

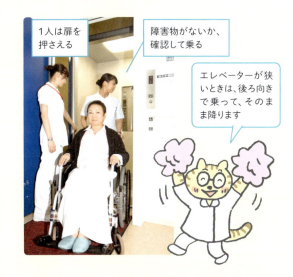

1人は扉を押さえる

障害物がないか、確認して乗る

エレベーターが狭いときは、後ろ向きで乗って、そのまま降ります

③ ストレッチャーへの移乗と移送

必要物品
1. ストレッチャー
2. 枕
3. 掛け物
4. スライディングシート、なければバスタオル　など

実際の流れ

| 手順1 | ストレッチャーを配置する |

- ベッドと平行にストレッチャーを配置し、高さをベッドと同じかストレッチャーを少し低めに調整する。
- ベッドとストレッチャーのストッパーを必ずかける。

| 手順2 | 患者さんの下にスライディングシートを敷く |

- スライディングシートがなければバスタオルを敷く。

| 手順3 | 患者さんに手を胸で組んでもらう |

③ ストレッチャーへの移乗と移送

| 手順4 | 患者さんをストレッチャーに移乗する |

- 「動きますよ」と声をかけて、ベッドの端まで水平移動する。
- 声をかけ合い、タイミングを合わせて持ち上げ、ストレッチャーの中央に移動する。
- バスタオルの場合は、バスタオルを患者さんの体の真横まで巻き込み、把持して移動する。

 患者さんの体の近くを持つことで、持ち上げるために必要な力を少なくすることができます。

| 手順5 | 患者さんの身支度を整える |

- 掛け物をかけ、枕を入れて、サイドレールを取り付ける。サイドレールがなければ安全ベルトで患者さんを固定する。

| 手順6 | ストレッチャーで移動する |

■ 水平な場所、坂の移送
- 進行方向の人が方向変換などを行い、後ろ側の人は、患者さんの状態を観察する。
- 水平移動：患者さんの足側から進む。
- 上り坂：患者さんの頭側から進む。
- 下り坂：患者さんの足側から進む。

 頭部が低くならないようにするためです。頭部が低くなると、うっ血状態になり、気分不快を生じるおそれがあります。

■ 段差を越える場合
- 車輪を持ち上げ、衝撃を軽減させる。

■ 曲がる場合
- 足側が円を描くように大きく、ゆっくりと曲がる。

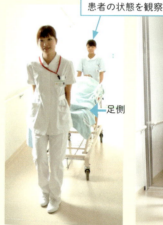
水平移動は患者さんの足側から

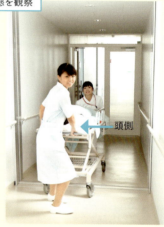
上り坂は患者さんの頭側から

■ エレベーターの乗り降り
- 頭側から乗り、そのまま足側から降りる。

 麻痺のある患者さんの歩行介助

- 歩行の援助時は患者さんの患側（麻痺のある側など）に立ち、腰のあたりに手を添えて支えます。
- 杖歩行の援助時は杖の反対側に立ち、腰のあたりに手を添えて支えます。
- 点滴をしている患者さんの歩行援助時は点滴台を患者さんに持ってもらい反対側から支えます。
- 階段を昇るときは、援助者は患者さんの斜め後ろ、降りるときは斜め前に立って援助します。
- 階段を昇るときは「杖→健側→患側」の順、降りるときは「杖→患側→健側」の順と常に健側に重心をかけるように歩いてもらいましょう。

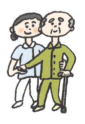

【動くことへのケア】
学生の受け持ち事例から学ぶケアリング

「歩けなくてもいい」と言う患者さんへのケアから

学生の語り

私は、心不全で入院3日目の75歳のGさんを受け持ちました。入院2日目には病状が安定したことからトイレ歩行の許可が下りました。しかし、本人はなかなかトイレ歩行をしたがらない様子でした。

娘さんがGさんのために持ってきたという手押し車も病室内に放置されたままでした。そこで私は、Gさんに「一緒に付き添うのでトイレに歩いて行きましょう」と勧めると、「もう年寄りや、歩けんでもいい」と言われてしまいました。「歩けなくなったら娘さんと出かけたりできなくなりますよ」と説明すると、「そんな奴、誰もおらん」と顔を背けられました。私はGさんには何を言っても無駄なように感じ、どうしたらよいか、わからなくなりました。

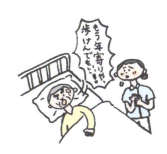

あなたならどうするか考えてみましょう

【先生からのヒント】
- Gさんは本当に歩けなくてもよいと思っている?
- 手押し車はなぜ放置されている?

▶
- その言葉の裏には何かが隠れているかも。「誰もおらん」と言っていることから、歩く意欲を孤独感が喪失させているかもしれない。また歩く自信がなく危険だと感じているのかもしれない。
- 娘さんはGさんのためを思っているが、Gさんは「誰もおらん」と言っていることから、娘さんとの間に誤解が生じているのかもしれない。

学生の語り

私は、Gさんには何を言っても無駄だと思っていましたが、実はGさんが感じていること、思っていることを何一つ理解しようとしていませんでした。また疑問を直接確認できていないことにも気づきました。そこで、Gさんに「娘さんが持ってきてくれた手押し車を使って歩きませんか? お手伝いしますよ」と勧めてみました。すると、Gさんからは思いもよらぬ言葉がかえってきました。まったく、その手押し車に気づいていなかったのです。Gさんが眠っていたときに娘さんが持ってこられたことがわかりました。娘さんへの誤解が解けたGさんは、「手押し車を使って歩くよ。手伝ってくれるね」と言って歩行するようになりました。

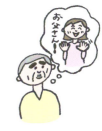

この事例から学ぶポイント

【気がかりや疑問の確認】
真意はしばしば隠れているものです。しかし、自分が気がかりや疑問に感じたことは、新たな発見の第一歩です。見過ごさず、必ず確認していく態度が大切です。

【ケアにおける二面性(両刃の剣)】
動くことへのケアは、筋力増強や循環促進、活力をつけるなど、健康維持増進に欠かせませんが、その半面、必ず転倒リスクも伴います。すべてのケアは、癒しとリスクが背中合わせであることを理解しつつ、患者さんと相互交流していくことが重要です。

よくある困ったQ&A

Q 車椅子移乗時に転倒した場合はどうしたらよい？

患者さんの散歩のために車椅子への移乗の計画を立てて、指導者に「もし、患者さんが途中でバランスを崩して転倒してしまったらどのように対処するの？」と聞かれました。どうしたらよいでしょうか？

A まず患者さんの安全の確保をし、そばにいる指導者に指示をあおぎましょう。

どんなケアをする際にも「万が一」のときのことを想定しておくのは、とても大切なことです。援助の最中に患者さんが転倒してしまったら、頭が真っ白になって冷静に対応することができなくなってしまうかもしれません。安全で確実な手技で援助するために、シミュレーションしておきましょう。

看護学生の場合、1人で移乗の援助を行うことはありません。必ずそばに指導者や受け持ち看護師、担当教員などが付き添っているはずです。そばにいる指導者の指示に従いましょう。

あなたがとるべき行動：まず患者さんの安全の確保です。外傷の有無や意識レベル、バイタルサインの観察を行います。そして、すぐに看護師や医師に状況や経緯を報告し、処置や診察をしてもらいましょう。その後に、何が原因だったか、ケアの方法は最適だったかを振り返るようにします。

Q 帰室時間に受け持ち看護師が不在…

リハビリテーション療法が終わり、患者さんを車椅子で帰室させる必要があります。しかし、病棟の受け持ち看護師は、すでに病棟に戻ってしまって、その場に不在です。どうしたらよいでしょうか？

A 1人でケアを行わず、病棟の受け持ち看護師を呼びましょう。

どんなときでも看護学生が1人で患者さんのケアを行うことは厳禁です。

そのようなときは、理学療法士さんに電話を借りて、受け持ち看護師を呼ぶようにしましょう。

Q リハビリテーション療法見学を希望する目的がうまく伝えられない…

患者さんが毎日リハビリテーション療法を行っているため見学を希望しましたが、指導者にその目的をたずねられました。うまく答えられず困っています。

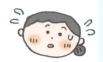

A 「見学したい」と思った率直な理由を答えましょう。

あなたがリハビリテーションの見学を希望した率直な理由を答えればよいです。リハビリテーションを見学する目的の一つは、病棟での生活では観察することのできない患者さんの動きを見られることです。そこで観察した患者さんの「できること」を最大限取り入れた看護を計画することで、リハビリテーションの内容と病棟での看護の連携が図れます。

15：00
一日のまとめの場面

① カンファレンス ……………………… P178
② リフレクション ……………………… P181

何をするの？

●今日一日の実習を振り返って患者さんに関する気がかりなことはないか、ケアの実施を評価し、不足する情報はないかを確認し、次のケアにつなげられるようにしておきます。
●臨地実習指導者（指導者）に、患者さんへのケアの実施、その結果および患者さんの状態を報告します。
●カンファレンスでは、グループメンバーと一日の実習の学びを共有します。

なぜするの？（目的）

●一日の実習を通して学んだことを整理し、よりよいケアにつなげるためです。
●患者さんとかかわって知り得た情報を看護（医療）チームへ提供するためです。

NavigationPoint
ナビゲーションポイント

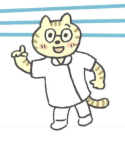

ケアリング

- 患者さんにお礼と今日の実習の終了を伝え、受け持ち看護師にケアを引き継ぐことを伝える。
- 次の実習日のケアについて、患者さんの希望をたずねる。

指導者への報告

- 5W1Hを意識して報告する。
- 患者さんから知り得た情報（訴えなど）やケアの実施・評価を報告する。
- 実習の終了と次の実習予定を告げる。

一日の振り返り

カンファレンスの準備

- 学生主体で企画・運営を行う。
- 司会者と書記を決定する。
- テーマなどを学生間で相談・決定し、指導者や担当教員に報告する。
- 指導者や担当教員にアドバイザーとしての参加を依頼する。
- 時間と場所を指導者や担当教員に相談・決定する。
- 司会者が参加者に日時、詳細などを連絡する。
- 配布資料がある場合は事前に人数分準備する。
- 当日は、場所を確保し、カンファレンスがあることを受け持ち看護師に朝のうちに伝える。
- 資料を事前に配布し、各自時間を調整をして参加する（時間厳守）。集合したらアドバイザーを呼ぶ。

カンファレンスの進行のしかた

- 司会者が書記や参加者を紹介し、進行、まとめを行う。
- カンファレンス参加時の注意点（態度、発言のしかたなど）。

リフレクション（振り返り・省察）

- 一日の看護の経験のなかで気がかりなことを記述、またはカンファレンスで語る。
- 自らの経験を熟考し、経験を意味づける。
- 見いだした学びを次の計画にいかす。

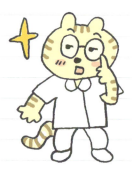

【一日のまとめ】

ケアリング

「今日一日、ありがとうございました」と、一日かかわらせていただいたお礼を患者さんに伝えます。

患者さんに、①今日の実習を終えること、②患者さんの不安や苦痛などへのケアは受け持ち看護師に引き継ぐこと、を伝えましょう。

また、翌日（または次の実習日）の、①患者さんの予定を確認し、②患者さんの希望をたずねながら、次のケア計画に活かします。

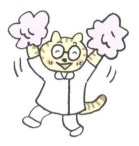

 学生が看護チームの一員として継続した看護にかかわっていると知ることは、患者さんの安心感につながります。

【一日のまとめ】

指導者への報告

指導者への報告は、5W1H（いつ、どこで、誰が、何を、なぜ、どのように）を意識して行います（表1）。

1 いつ？

- 緊急時：ただちに報告することが鉄則です。
- 通常：ケア後に実施内容・結果をまとめて報告します。
- 学生のカンファレンスがある場合：カンファレンス前に報告します。
- 報告を断られた場合：指導者が忙しそうだったり報告を断られた場合は「Aさんの○○○について報告をしたいのですが、何時ごろがよろしいですか？」とたずね、時間の約束をしましょう。朝の行動計画の発表のときに報告の時間を約束しておく方法でもよいでしょう。

 先生ナビ
報告する際には「今、報告をしてよろしいでしょうか？」とたずね、許可を得てから報告するようにしましょう。
報告は、指導者がナースステーションで記録を書いているときなどを見計らって声をかけるのがよいでしょう。
午前中のことは午前中に報告しましょう。

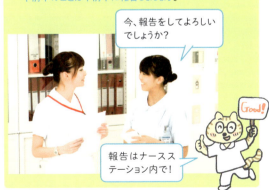

今、報告をしてよろしいでしょうか？

報告はナースステーション内で！

2 どこで?

患者さんの個人情報が漏洩することがないように、必ずナースステーション内で報告します。

3 誰が(誰に)?

指導者(または患者さんの受け持ち看護師)に報告します。病棟の指導体制によって異なりますので、そのつど確認しておく必要があります。

4 何を?

誰(患者さんのフルネーム)の、何(どのようなケア)について報告するのかを伝えます。部屋番号も伝えるとわかりやすいでしょう。

報告内容と実施したケアとその結果(患者さんの反応)を、5W1Hを意識して正確に報告します(表1)。

患者さんの訴えや状態(患者さんとその家族の主観的な訴え[S情報])と、客観的に観察したこと(O情報)を、明確に区別して報告します。

できれば、これらの情報をもとにアセスメントしたことや次の看護計画も報告し、助言をいただくとよいでしょう。

先生ナビ
「学生の私が得た情報なんて、たいした情報ではないだろう」と思ってはいけません。患者さんに親身になって接する学生が患者さんとのコミュニケーションやケアをとおして知り得た情報には、とても重要な情報が潜んでいたりします。
看護(医療)チームメンバーの情報共有のためにそれらの報告は欠かせません。正確に報告しましょう。

● **指導者から問われたら**:実施した理由やその結果についての判断を問われることがあるため、答えられるよう事前に整理しておきましょう。

先生ナビ
質問されたことがわからなかったら、素直に「わかりません」と言ったうえで「調べてきます」「教えてください」などと自分の希望を伝えましょう。
また、「調べてきます」と約束したことは必ず調べ、翌日報告して指導を受けましょう。あなたの前向きな学習態度を必ず評価してもらえます。

5 どのように?

報告する内容は、事前に2〜3分程度で報告できるよう簡潔にメモとしてまとめておきます。そのメモを見ながら、はっきり、正確に、漏れなく、報告しましょう(図1、図2)。

自分が得た情報からアセスメントしたことも報告できると完璧です。

表1 5W1Hを意識した報告の例

5W1H		例
When	いつ	検温終了後の14時半に
Where	どこで	○号室のAさんのベッドサイドで
Who	誰が	担当教員についていただきながら私(学生)が
What	何を	Aさんの足浴を実施し、足のだるさがやわらいだとAさんより評価を受けました
Why	なぜ	下肢の浮腫が強く、倦怠感を緩和する目的で
How	どのように	車椅子に乗っていただき、40℃の湯を入れた足浴用のバケツに10分程度下肢を浸けました。

図1 **指導者への報告例**

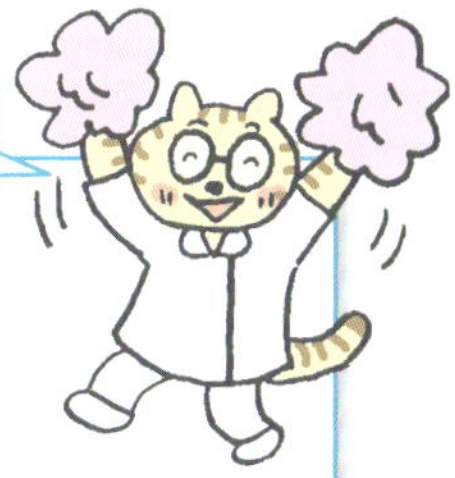

青字部分に注目してこのように報告しましょう！

学生の○○です。△号室のAさん（フルネーム）の午後の報告をします。
Aさんは右肺がんのため化学療法目的で入院されている患者さんです。
午後は検温と腹部の温罨法を実施しました。 ← 報告内容の概略

14時の検温では、 ← 実施時刻・内容

結果 → 体温36.8℃、脈拍82回/分不整なし、呼吸22回/分、血圧110/78mmHg、SpO₂99%でした。呼吸器系の症状は、軽い咳嗽がときおりあるのみで、呼吸困難感の訴えや喀痰喀出は認められませんでした。爪床のチアノーゼはなく、呼吸音も清明でした。
　排泄に関して、今日は入院3日目ですが入院して一度も排便がなく、下腹部に膨満感を訴えられていました。食欲もなく、昼食は半量しか召し上がりませんでした。
　腹部を打診すると、鼓音が聴かれました。腸の蠕動音は1分間に5回未満で減弱していました。排ガスもありませんでした。

14時半から、腹部の温罨法を実施しました。 ← 実施時刻・内容

目的 → 排便・排ガスを誘導する目的で実施しました。
方法 → 実施方法は、バスタオルの熱布による温罨法で、10分程度実施しました。
結果 → 実施中Aさんは、温めたくらいでは便なんて出るはずがないとおっしゃっていましたが、終了後に2回ほど排ガスがありました。腹部の緊満感がやわらいだとおっしゃっていました。温罨法後の腸の蠕動音は、1分間に5回以上聴取できるようになりました。しかし、打診による鼓音は継続しており、排便はありませんでした。
評価 → 温罨法の効果は多少あったと考えましたが、今後も継続してケアする必要があると思いました。Aさんは食欲がなく、お茶などをあまりお飲みになっていないようなので、明日は飲水量を観察していきたいと思います。 ← ケアをして考えたこと・思ったこと、明日の行動計画へのつなげかた

図2 **報告に入れる内容のチェックリスト**

❶ **自分（学生）の氏名**
　↓
❷ **受け持ち患者さんの部屋番号、氏名（フルネーム）**
　↓
❸ 自分が**観察したことや測定結果**（S情報とO情報）
　↓
❹ 自分が**実施したケア**について

　　目的と方法（5W1H）
　　　　＋
　　結果（患者さんの反応など）
　　　　＋
　　評価（目的がどの程度達成できたか、方法に問題はなかったか、**今後の課題や予定**など）

【一日のまとめ】
一日の振り返り

1 カンファレンス

　カンファレンスは、自分だけでは解決し得ない看護のヒントを多く得られる絶好の機会です。効果的で意義のあるカンファレンスにするには、進行のしかたや参加の態度が大きなカギになります。学生が主体的に企画し、運営していきましょう(図3)。

図3　カンファレンスの進行

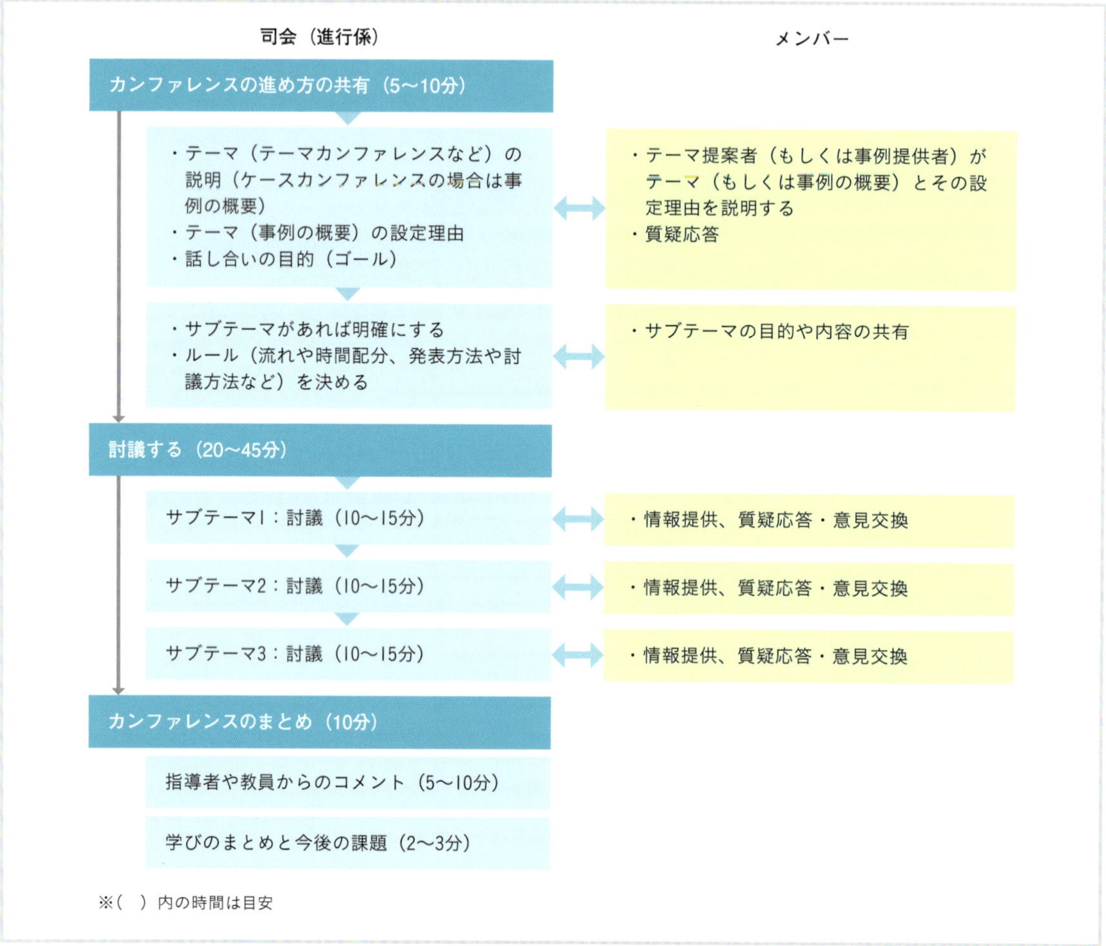

司会（進行係）		メンバー
カンファレンスの進め方の共有（5～10分）		
・テーマ（テーマカンファレンスなど）の説明（ケースカンファレンスの場合は事例の概要） ・テーマ（事例の概要）の設定理由 ・話し合いの目的（ゴール）	⇔	・テーマ提案者（もしくは事例提供者）がテーマ（もしくは事例の概要）とその設定理由を説明する ・質疑応答
・サブテーマがあれば明確にする ・ルール（流れや時間配分、発表方法や討議方法など）を決める	⇔	・サブテーマの目的や内容の共有
討議する（20～45分）		
サブテーマ1：討議（10～15分）	⇔	・情報提供、質疑応答・意見交換
サブテーマ2：討議（10～15分）	⇔	・情報提供、質疑応答・意見交換
サブテーマ3：討議（10～15分）	⇔	・情報提供、質疑応答・意見交換
カンファレンスのまとめ（10分）		
指導者や教員からのコメント（5～10分）		
学びのまとめと今後の課題（2～3分）		

※（　）内の時間は目安

カンファレンスとは

　看護におけるカンファレンスとは、よりよい看護実践に向けてさまざまな問題や改善点を話し合う場です。そして、看護学生のカンファレンスは、一人ひとりの学びを実習グループのメンバー全員で共有し、成長していくことを目的としています。

　多くの場合、実習中に自分で受け持てる患者さんは1人ないし2人です。しかし、カンファレンスによってメンバーが受け持っている患者さんの看護も学ぶことができます。

- **ケースカンファレンス（事例検討）**：受け持ち患者さんの経過やアセスメント・全体像・看護計画・看護実践などの看護過程を振り返ったり、具体的な場面におけるかかわりをプロセスレコードなどを用いて検討します。患者さんについての経過や看護に関する資料を前もって作成し、参加者に配布するようにします。資料は、プライバシー保護のため、カンファレンス終了後に回収し、シュレッダーにかけて破棄するようにしましょう。
- **テーマカンファレンス**：グループで話し合いたいテーマ（議題）を決め、その問題点や解決に向けた話し合いをします。

1）カンファレンスの準備

- **司会者と書記の決定**：進行役である司会者と記録担当者である書記を決めます。
- **テーマの決定と報告**：カンファレンスのテーマを学生間で相談して決め、事前に指導者や担当教員に報告します。カンファレンスのテーマに決まりはありません。一日の実習のまとめとして、自分たちの課題や疑問に感じたこと、困っていることに焦点を当てて自由に決めましょう。実習目標や実習内容に即して設定したり、ケースを紹介し、その看護について検討したりすることもあります。
- **アドバイザーの依頼**：指導者、担当教員、看護師長などにアドバイザーとしてカンファレンスへの参加を依頼します。
- **時間と場所の決定**：カンファレンスの時間と場所を指導者や担当教員と相談して決めます。毎日行うカンファレンスは、朝の行動計画のときに場所と時間を調整しましょう。
- **目的・場所などの連絡**：司会者は、カンファレンスの目的やテーマ、場所と開始・終了時刻を参加者に周知します。
- **配布資料の準備（必要時）**：カンファレンスでは、事前学習した資料などの活用で討議をよりいっそう深めることができます。必要時、カンファレンスに必要な情報を資料にまとめ、参加者がメンバーと共有できるように準備しましょう。
- **当日の準備**：次のような準備をします。
  - カンファレンスの場所を確保し、使用する時間帯と使用目的・使用者を掲示しておきます。
  - 朝、指導者にカンファレンスがあることを伝えておきます。
  - 配布資料などがある場合は、事前に人数分準備し、配布しておきます。
  - 集合時間は厳守します。患者さんに対してケアの途中とならないよう時間の調整をします。
  - グループメンバーが集合したら、参加してくださる指導者、担当教員、看護師長などのアドバイザーを呼びます。

2）カンファレンスの進行のしかた：司会者の役割

　司会者は、次のような順に進行していきます。

- 参加してくださるアドバイザーの看護師長、指導者、担当教員を紹介します。

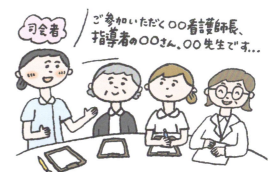

- カンファレンスのテーマとテーマが選定された理由を説明し、参加者全員が共有できるようにします。
- 討議の進行スケジュールを提案し、参加者の了解と協力を得ます。

先生ナビ
誰もが発言しやすい雰囲気づくりに努めましょう。どんな発言をしても責められたり否定されたりすることはあってはなりません。
どんなグループにも「発言しすぎる人」「発言をまったくしない人」がいます。司会者は参加者全員に発言を求めましょう。

- **話がテーマからそれたら**：カンファレンス中に話がテーマからそれていくことはよくあります。そのようなときは、ひと区切りついたところで、司会者が元のテーマに話を戻していきます。
- **行き詰まったら**：話し合いに行き詰まってしまったら、メンバーの意見に対する質問を求めたり、アドバイザーに意見を求めたりするのもよいでしょう。
- 意見が多く出てきたところで、司会者は書記の記録を基に、出た意見のポイントを整理して伝えます。司会者は、時間配分に注意しましょう。
- 終了時刻に近づいてきたところで、司会者は結論を出します。
  ・カンファレンスでどのような意見が出て、どのようにまとまったのかを伝えます。
  ・カンファレンスをまとめる際は、出た結論がカンファレンスの目的に合ったものであるかを確認します。
- カンファレンスのまとめを終えたら、参加してくれた指導者、看護師長、最後に担当教員からコメントをもらって終了します。

3) カンファレンス参加時の注意点

司会者以外のメンバーも「カンファレンスは全員で行う」という意識をもって臨み、次のような点を注意しましょう。
- カンファレンス中の私語は厳禁です。思ったことなどは発言としてみんなに伝えましょう。
- 発言者の話は最後までしっかり聴き、わかりにくかったことはきちんと質問しましょう。

先生ナビ
自分と異なった意見が出た場合、つい話の途中で発言したくなる人もいるでしょう。しかし、話し合いの場では発言者の話は最後まで聞くのがマナーです。

- 発言する場合、1人で何分間も話し続けることは避けましょう。1つの発言にいくつもの意見が盛り込まれたり、長時間にわたったりすると、何が言いたいのかが聴き手には伝わりづらくなってしまいます。意見を整理して、的を絞ってから発言しましょう。

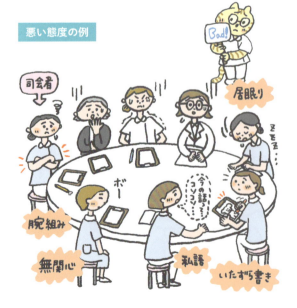

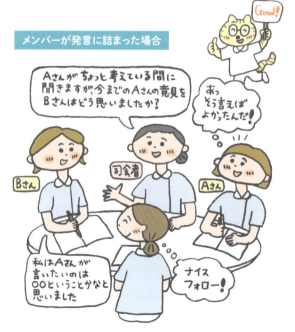

- たくさんの意見がある場合は、何回かに分けて伝えると伝わりやすくなります。
- 沈黙の原因がメンバーの消極性であれば、積極的な発言で沈黙を破りましょう。

先生ナビ
カンファレンス中に訪れる「沈黙の時間」が苦手という人は、多いのではないでしょうか。しかし全員が考えをまとめているときなどのように、沈黙や無言の時間が大切なときもありますので、状況に応じた判断が大事です。

- メンバーが発言の途中で黙ってしまったら「もしかして、こういうことですか?」「私はこのように理解したけれど、合っていますか?」などと助けてあげましょう。
- **書記の参加のしかた**：書記は、記録をすることだけに集中してしまいがちですが、発言するように心がけましょう。書記をしながら意見を考えることは大変な作業です。発言するときは他のメンバーに記録を一時的に依頼しましょう。メンバーも様子をみて「交代しましょうか?」と声をかけましょう。

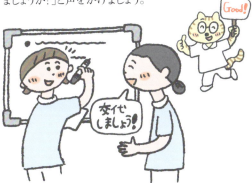

先生ナビ
カンファレンスをとおして自分では気づかなかった患者さんのメッセージなどを、他の実習生からの質問で気づかされることがあります。その気づきを、ぜひ次のケアにいかし、患者さんとの信頼関係を構築していきましょう。

2 リフレクション

1）経験の意味づけ

実習では数多くの経験をしますが、ただなんとなく経験しただけでは、何を学んだのかがわからないままで終わってしまいます。せっかくの実習を台無しにしないためにも、今日一日の実習で経験したことを意識的にリフレクション（振り返り、省察、内省）し、自分が経験したことは何だったのか、気にかかることは何かなどを吟味し、経験を意味づけ（経験化）していきましょう。

経験を熟考することによって自分の考えや思い込みを修正し、次にすべき実践を見いだしていくことができます（図4）。

2）リフレクションとは

リフレクションとは、自分が経験したことを客観的に振り返り、その経験の価値や意味を見いだし、次の実践に生かすという一連のプロセスです。

臨地実習で経験したことをリフレクションすることにより「自分自身の看護の質を高め成長につながる」「自分の看護観が明確になる」「思考力が向上する」といった効果があります。

では、リフレクションはどのように行えばよいのでしょうか。臨地実習では、今日一日経験したことの中から気がかりな場面（気になったことや印象に残ったこと、表2）について、リフレクションシート（図5）に沿って行うとよいでしょう。

一日のまとめの場面

図4 経験を学びに変えるリフレクションの流れの例

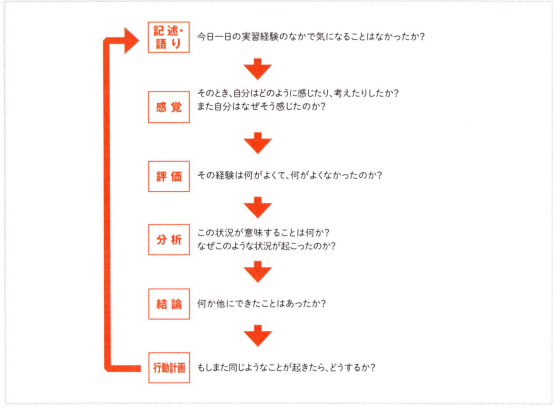

リフレクティブ・サイクル(Gibbs, G.：Learning by doing：A guide to teaching and learning methods, Further Educational Unit, Oxford Polytechnic, Oxford., 1988.)を参考に作成。

表2 気がかりな場面の一例

- 患者さんとの会話が続かずに困ってしまった
- 情報収集に夢中で患者さんに質問ばかりしてしまった
- 患者さんからの不安の訴えに対して何も言えなかった

図5 リフレクションシートの一例

一日の実習経験のなかで気になったことや印象に残った場面	
その場面で自分が感じたこと・考えたこと	なぜそのように感じたり考えたりしたのか
その経験のよかった点	その経験のよくなかった点

この状況が意味することは何か・なぜこのような状況が起こったのか

他に何かできたことはあったか

再び同じような状況になったとき、自分はどうするか

一日のまとめの場面

よくある困ったQ&A

Q 終了時の挨拶に行ったが患者さんがいない…

一日の実習終了の挨拶でベッドサイドにうかがいましたが、患者さんは不在でした。何も言わずに帰ってしまってもよいでしょうか？

A 必ず患者さんに挨拶をしてから帰りましょう。

終了時の挨拶では、一日の実習の終了を伝えてお礼を述べるだけでなく、患者さんに病状などの気がかりなことが残っていないかを確認することも必要です。

しばらく待っても患者さんが戻ってこない場合は、指導者や受け持ち看護師に相談し、臨床側から患者さんに伝えてもらうか、ベッドサイドにメモを残すなどの方法を考えましょう。

Q カンファレンスのテーマが決まらない…

カンファレンスのテーマがいつも決まりません。どうすればよいでしょうか？

A 実習目標を確認し、当日や前日の実習を振り返ってみましょう。

カンファレンスのテーマが決まらずに、困ったり、あせってしまうという場面はよくあります。そのようなときは、実習目標は何だったのかを実習要項で確認し、テーマを考えましょう。例えば実習目標にコミュニケーションがあがっていれば「看護師のコミュニケーション技術から学んだこと」、発達段階があがっていれば「発達段階を意識した看護とは何か」などとテーマを決めていくのもよいでしょう。その他にも、当日や前日に体験した出来事のなかで印象深かったことや、患者さんとの関係のなかで困っていることなどに、テーマのヒントはたくさん隠れています。よく振り返ってみましょう。

Q 明日の行動計画が立てられない…

今日の患者さんは嘔気が強く、予定していた洗髪ができませんでした。受け持ち看護師はテキパキと点滴をつなぎ、対応していましたが、私はつらそうな患者さんの背中を擦ることしかできませんでした。明日も状態が改善しなければ、学生の私にできることは何もありません。明日の行動計画をどのように立てたらよいでしょうか？

A まず、今日一日のリフレクションを行いましょう。

患者さんの病状の変化によって予定を変更せざるをえないことは、臨床ではしばしばあります。「自分には何もできない」とネガティブに考えても解決策は見つかりません。まず今日一日のリフレクションを行いましょう。リフレクションは以下のように行います。

・自分はなぜ患者さんがつらそうだと感じたのか？
・なぜ患者さんの背中を擦ったのか？
・そのとき、患者さんはどのような反応だったのか？
・自分が行ったことは何がよくて何がよくなかったのか？
・何か他にすべきことはあったか？

リフレクションのプロセスを踏んでいくと、ただ患者さんの背中を擦っただけと自分で思っていたことが、患者さんの苦痛をやわらげ、心を癒していたかもしれないことに自ずと気づきます。次にはどのような行動をとったらよいかが見えてきませんか？見えたら明日の行動計画に取り組みましょう。

全人的理解に基づく
ケアリングの実践

臨地で看護を学ぶ2つの特徴
患者さんを全人的に理解するための視点
ケアリングの実践

臨地で看護を学ぶ2つの特徴

1 知識や技術を使えるようにする：演繹的な学習プロセス

- **臨地実習とは**：看護における臨地実習は、看護実践力を育むために看護が実践されている現場に臨む実習のことです。「現場に臨む」とは、それまで学内の講義や演習で学んできた知識・技術・態度を、学びの場を変え実際の現場で「使い」、看護の対象となる人々に「実践する」ことです。
- **知識や技術を使えるようにする**：臨地実習を、もう少し具体的にいうと、看護の諸理論や生物医学的知識に基づく看護の枠組みを用いて看護を系統的に展開することでもあります。これらは演繹的な学習プロセスであり、臨地実習の大きな特徴の1つとなっています。したがって、より実りの多い実習にするためには、実習に行く前に、既習の知識や技術を確認し、繰り返し練習し、「使える」ようにしておくことが大切になってきます。

2 体験から学ぶ：帰納的な学習プロセス

- **体験から学ぶ**：一方で、臨地で実際に看護することは、知識や理論を実践に適用することだけではありません。それら先人の知から学ぶことは初学者に必須の学習方法ですが、対象の人々がいる現場ならではの学びは、看護の神髄に触れ、看護の本当のおもしろさや、やりがいを感じ、そして看護へのこころざしを高めることにほかなりません。

このことは対象へのケアを通して、対象も学生自身もともに成長することを意味しています。つまり、対象となる人とのかかわりの体験を蓄積し、その一つひとつの意味を反芻し、深めるリフレクション（省察、p.181「リフレクション」参照）を繰り返すことが大切だといえます。このことは、帰納的な学習プロセスを踏むことであり、臨地実習のもう1つの特徴になります。

- **看護観形成の土台に**：さらに付け加えると、その対象の人とのかかわりは、その人を「ケアしたい」「ケアする必要がある」といった対象をケアすることへの自分のなかの「意志」を意識することから始めます。その「意志」は対象の人への積極的な関心や、その人のありのままの理解と受容を促し、相互交流的なケアリングの関係につながっていきます。学生時代のこのような臨地実習体験は、看護観の形成の土台になることでしょう（図1）。

図1 臨地実習における学習プロセス

	演繹的な学習プロセス ←	→ 帰納的な学習プロセス
実習前	・看護の諸理論や生物医学的知識を復習する ・発達段階による課題、疾患にかかわる解剖生理学、疾患に関する病態と検査、治療、有害反応などを復習する	看護者の倫理綱領
実習初日前	看護過程を展開する： ・情報収集・アセスメント ・看護計画の立案 ・実施（看護の根拠の明確化）	患者をケアすることへの「意志」を意識化する ・寄り添いたい ・寄り添わなければならない
実習後半		患者にとっての重要な関心事への「関心」
		気づきとフィードバック→共感・受容→体験の意味をリフレクション（省察）
		ケアによる相互交流→体験の意味をリフレクション（人間関係構築）
	対象の全人的な理解とケアリングの実践	
	看護過程を展開する：計画の実施・結果・評価	体験の意味をリフレクション→ケアリング関係
実習前半	体験の意味をリフレクション→看護実践力の育成・看護観の形成	

患者さんを全人的に理解するための視点

1 病気をとらえる2つの視点：「疾患」と「病い」

医療者と患者さんは病気のとらえ方に大きな違いがあるといわれています。アメリカの精神医学者であるクライマン（Arthur Kleinman）は、医療者は疾患（disease）として扱う事象を、患者さんは病い（illness）として生きるという見方を提唱しました[1]。

つまり、医療者の「疾患」は客観的データに基づき診断し、その病態や疾患の治癒に関心を注ぎますが、患者さんの「病い」は病気を自覚する症状や生活への影響といった主観的な体験に関心を注ぎます。このことは現実に起きていることは1つでも、医療者と患者さんは、それぞれの見方やとらえ方が異なる世界にいることを示します。この見方やとらえ方の違いが、医療者と患者さんの相互理解を困難にしているといえるでしょう。

看護においても、高度医療が進み業務が多忙となっている臨床現場では、客観的な根拠を重視する傾向が強く、主観的な患者さんの語りにまで耳を傾ける余裕がなくなってきている現状があります。しかし、キュア（cure）とケア（care）の両方を担う看護において、「疾患」と「病い」の双方から理解し、その人を全人的にとらえて看護することが求められています。

2 患者さんを全人的にとらえるための2つの問い

私たちの健康状態は、医療社会学のアントノフスキー（Aaron Antonovsky）の健康生成論によると図2に示すとおり、健康と健康破綻を両極におく軸上で、常に健康破綻の極側に向かわせる「リスク要因」と、健康の極側に向かわせる「健康要因」の両者の影響を受けながら、その間のどこかに位置すると考えられています[2]。つまり両者は車の両輪のように相互補完的な関係にあるため、看護を実践するには、いずれの要因にもフォーカスを当てることが重要になります。

● 疾患にかかる（リスク要因）：疾患に罹患した場合は、疾患が人の生活に及ぼす影響が大きく、その原因となる病態や障害といった「リスク要因」に着目し、問題解決思考を使って看護過程を展開します。しかし、リスク要因に着目し疾患が治ったとしても、その人らしく生きることへの支援には限界があるため、患者さんの「健康要因」にも着目する必要があります。

● 健康へ向かう（健康要因）：「健康要因」は、医学モデルによる病理から、病気やケガ、つらい出来事などにさらされる環境への積極的な適応に着眼点を切り換えます。つまり、その人がもつ強み（ストレングス）や知的・物的な資源（リソース）といった対処資源を探りだすということです。この「健康要因」への問いは、さらに物心二元論（精神と身体を分ける考え）を超えて、想像力や愛、遊び、意味、希望、それらを強化する社会構造にも目を向けることができるようになるといわれています[2]。また寿命の終わりまで生命力あふれる生き方の可能性を開くともいわれており、「その人らしく生きていくこと」の道しるべになると考えられます。具体的な事例で「患者さんを全人的にとらえるため

図2 健康要因とリスク要因で決まるそのときの健康状態

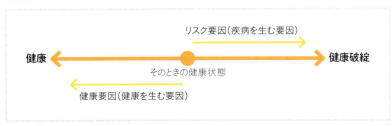

山崎喜比古, 坂野純子, 戸ヶ里泰典編：ストレス対処能力SOC, 有信堂高文社, 東京, 2008：6, を参考に作成

の2つの問い」を考えていきましょう。

> **事例**
>
> 45歳、男性のSさんは、半年前に胃がんによって胃切除術を受けました。しかし、がんが再発し、消化管の通過障害によって食事を摂れなくなり、激しい痛みも伴う状態で再入院しました。半年前の恰幅のよかったSさんの面影はみじんもなく、飢餓状態による痩せが起きていました。すぐに栄養療法とがん性疼痛コントロールが開始されました。
>
> 入院し数日経過したある夜、看護師が訪室すると、Sさんはオーバーテーブルの上に置いてあった牛乳をゴクゴク飲み始めました。と思った次の瞬間、口から一気に牛乳を吐き出し、「点滴じゃだめだ！ 口から食べなきゃだめなんだ！」そう言って布団を何度も何度も叩き続けました。布団は牛乳で濡れ、部屋は牛乳のにおいが立ち込め、Sさんの荒々しい息づかいと嗚咽に包まれました。
>
> 看護師はただ呆然と座り込み、Sさんの手を強く握りしめながら、Sさんの息づかいが治まるまで傍にいました。
>
> 後で、その牛乳は、毎日見舞いにきてくれる奥さんが、Sさんに栄養のあるものをと頼まれて買ってきたものだったことがわかりました。

1）Sさんのリスク要因は何か？

Sさんにとってのリスク要因は、がんの進行そのものであり、それに付随して消化管狭窄による経口摂取が不可能であること、痛みが生じていること、痩せにより体力が消耗してきていることなどがあげられます。

2）Sさんの健康要因は何か？

Sさんは、がんが進行し、延命が期待できない状態でしたが、「口から食べなきゃだめなんだ」「栄養のあるもの（が食べたい）」と生きていくことへの強い思いがありました。またSさんを支える奥さんの存在はSさんの強みにもなっていました。これらはSさんの重要な「健康要因」であり、焦点（フォーカス）を当てることで、大きく健康の極側にシフトし、Sさんらしい生き方に近づくことができると考えられます。

3 臨床的な判断

常に変化している臨床現場では、複雑に絡み合う出来事に即応するため、臨床的な判断が求められます。「リスク要因」と「健康要因」への問いは、その臨床的な判断を導く手がかりになります。

Sさんの場合では、消化管狭窄や経口摂取が不可能であること、痛みが生じていること、痩せにより体力が消耗しているといった「リスク要因」があるため、病状の変化を観察し、疼痛コントロールや栄養補給などの治療処置の補助を行っていくことが必要です。

しかし、「リスク要因」のみに目を向けていると、Sさんが強く望んでいる「口から食べなきゃだめなんだ」という生きていくことへの強い思いは尊重されないことになります。つまり、2つの問いにより相反する看護が導かれ、「治療を優先するか」「患者の思いを優先するか」といった価値の対立が生じます。

そこで、キュアとケアの双方を担う看護師は、両方の問いから患者さんを全人的にとらえ、その人がよりよく生きることを支援するために「臨床的」でかつ「倫理的」な判断が求められます（図3）。倫理的判断はp.viii「看護者として守るべきもの（道徳や規範）」参照。

では、その「臨床的」な判断はどのようにすればできるようになるのでしょうか？ 以下に2つの具体的な方法を紹介します。

1）クラインマンの「取り決め」という方法

クラインマンは「患者の説明モデル（病いの語り）」と「医療者の説明モデル」を明らかにし、両者の取り決め（negotiation）を図ることを提案しています[1]。次に、その実践ステップをみてみましょう。

①「**患者の説明モデル」の理解**：患者さんがケアから何を得たいと思っているのかを確実に理解するために、「どこが悪いと思われますか？ その原因は何でしょうか？ 私にどんなことをしてほしいとお望みですか？」とたずねます。ここでは、①患者さんに心から関心をもっているのが見てとれること、②病いと病者との歴史を社会的文脈という観点から解明しようと真剣に関心を注ぐ看護者の態度が、方法の核心となります。

②「**医療者の説明モデル」の提示**：生物医学的な説

明モデルを、患者さんにわかりやすい言葉（翻訳作業）で説明します。

③「取り決め」を結ぶ：患者さんの視点に敬意を払い、患者さんのケアにかかわる仲間として、2つの説明モデルを入念に比較し「取り決め」を結びます。この2つの説明モデルに齟齬が生じる領域については、取り決めが「患者さんの説明モデル」に近い妥協案で終わるかもしれませんが、できるだけ「医療者の説明モデル」に応えてもらえるようにうながします。

2）ベナー、ルーベルによる健康増進のための方策

ドイツの哲学者ハイデガー（Martin Heidegger）の「人間は意味を帯びた状況の内に常に投げ込まれている」「人生を生きていく中で次第に自らのあり方を定義されてゆくのが人間である」という現象学的人間観に依拠しているベナーとルーベル[3]は、健康のための個人の生活習慣の修正には"自分の属する文化と伝統とを通じて身につけている生活様式と習慣に、新しい生活習慣がうまく組みこまれる場合が最もうまくいく"と、下のコラムのように健康増進のための方策を提案しています。

4 生物医学モデルに基づく患者理解

「リスク要因」をアセスメントし、それに適した看護の方法を明らかにするためには、人のライフステージにおける特徴や人体の形態と機能といった知識はもちろん、受け持ち患者さんが抱えている疾患やその病態、特徴的な症候、検査、治療などに関する知識を得て、それらに適応する看護の方法や技術を身につけておくことが必須となります。これらについては実習前に可能な限り調べておきましょう。

また実習中においては、患者の記録類（看護記録、診療録、検査データなど）や、ベッドサイドでのフィジカルアセスメントから情報を入手し、アセスメントします。アセスメントの方法は、学校で提示された看護のアセスメントの「視点」や「枠組み」を活用しましょう。いずれのアセスメントの枠組みにおいても、おおよそ図4の思考プロセスをたどります。

健康増進のための方策
①その人が身につけている生活様式や習慣を聴きだし、理解する。
②生物医学的モデルに基づく健康を取り戻すための生活習慣を提示する。
③その人の生活様式や習慣の本来の意味を失わせないように、新しい生活様式を組み込む。

パトリシア・ベナー，ジュディス・ルーベル著，難波卓志訳：ベナー/ルーベル現象学的人間論と看護，医学書院，東京，1999．を参考に作成

図3 Sさんの「リスク要因」と「健康要因」への問いから導かれる相反する看護

対象を全人的に捉えるための2つの問い

リスク要因（疾病を生む要因）は何か？
- 胃がんの再発・進行
- 消化管狭窄により経口摂取不可能
- 痛み
- 痩せによる体力の消耗　など

リスク要因から導かれる看護は？
- 病状の変化を観察する
- 疼痛コントロール
- 栄養補給　など

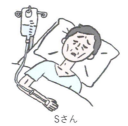
Sさん

健康要因（健康を生む要因）は何か？
- 「点滴じゃだめだ、口から食べなきゃだめなんだ」という強い思い
- 栄養のあるものを（食べたい）という願い
- 自分の思い・願いを支えてくれる妻の存在

健康要因から導かれる看護は？
- Sさんの思いを尊重する
- 口から栄養のあるものを食べることへのケア　など

相反する看護

「臨床的」かつ「倫理的」判断

5 患者さんの生活世界をありのまま理解する

現実は1つでも、患者さんと医療者の見方やとらえ方は異なります。したがって患者さんの「健康要因」を理解するためには、まずは患者さんが「病い」をどのように生きているのか、その主観的な世界を理解することから始めなければなりません。その人を全人的にとらえた看護をするためにも、患者さんの最も身近な存在である看護師が患者さんの世界と医療者としての世界の両方の世界に通じていることが大切になるのです。そして、人間存在としてありのままのその人を理解することが信頼関係の構築につながります。

1) 患者さんの生活世界とは

生活世界とは、人間がそこで日常生活を営む具体的世界[4]のことですが、別のいい方で説明すると、誰もが主観的に重要と考える領域とそうでない領域に境界（関心の境界）を設けている世界のことです[2]。

つまり、患者さんの生活世界を理解するには、その人が重要と考える境界の内側は、どのような領域を含めているのか、またその境界の内側で起きていることが、どの程度「わかる」し、「処理できる」し、「意味がある」と感じているかを理解する必要があります。

患者さんの生活世界を理解することは、先に述べた患者さんの「健康要因」を見つけるヒントにもなります。

2) 患者さんをありのままに理解するために

- **気負わない**：患者さんをありのままに理解するには、まずは「理解しなければ」と気負わないことです。気負うことは自我が邪魔をします。善悪の判断や好き嫌いの価値判断など一切の自我を脇において、ケアすることに関心をもち、ケアすることへの意志をもつことから始めます。

- **語りや行為の文脈をみる**：患者さんと時と場をともにし、行為を見守り、病いの語りに耳を傾けます。そして、その語りや行為からみてとれる文脈に埋め込まれている意味を理解し、解釈します。

- **文脈を解釈する**：ベナー／ルーベルが述べるハイデガーの現象学的人間観は多くの示唆を与えてくれます[3]。それは、その人の慣れ親しんだ過去の経験や社会や文化背景によって決定づけられたその人の世界の理解のしかた、その人の関心のありようによって、人間は意味を帯びた状況の内に常に投げ込まれているというものです。

この人間観を参考に、その人の世界の内側に身を

図4　「リスク要因」のアセスメントの思考プロセス

情報収集
① 基礎データとなる年齢、性別、医学的診断名、主な既往歴と現病歴、主訴、重要な検査データ、治療方針と内容などを収集する。
② 着目する視点に基づき、手がかりになる情報(cue)を見つける。
③ 手がかりになる情報の根拠となる（もしくは関連する）情報をすべて収集する。
④ 情報は、S（主観的データ）とO（客観的データ：症状、検査データ、観察された行動など）に整理する。

解釈・分析・統合
① 収集した情報を、一般的知識や基準値および個人の普段の生活習慣などと比較し、健康な状態からの逸脱を明らかにする。
② ①の逸脱の状態の程度を明らかにする。
③ ②は、どのような原因やライフスパンの影響によって生じているのかを明らかにする。
④ ②の状態が、①以外の視点に基づく健康状態への影響（今後起こり得るリスクも含む）を明らかにする。
⑤ これらにより、患者の健康上の問題（顕在的問題、潜在的問題）を明らかにする。

おいて、何がどのように見えたり聞こえたり感じたりしているのかといった、ありのままのその人の体験にアプローチしてみましょう。

6 生活世界とその人らしい生き方への適応の方法

患者さんを全人的に理解するための2つの問いから導かれた解は、患者さんがその人らしく生きていく支援につなげていく必要があります。そのためには、患者さんの生活世界の理解をとおして、その人にとって重要な関心の世界の内側で"病いの苦悩"を"生きていく意味"に変換し、例えずわずかな健康要因でも、そこから希望を見つけていくことが、その人らしい生き方への適応をうながす鍵となります（図5）。

7 全人的理解からその人らしく生きていく支援へ

全人的理解からその人らしく生きていく支援について、Sさんの事例で具体的に考えてみましょう。

Sさんは「点滴じゃだめだ！ 口から食べなきゃ駄目なんだ！」と訴えていることから、治療に頼らず口から食べる、しかも栄養のあるものを食べるということがSさんの世界の重要な関心事であることがわかります。そのためSさんは、胃がんの再発による消化管狭窄に苦悩するなか、奥さんに買ってきてもらった牛乳を、あえて看護師の前で飲もうとし、失敗します。

Sさんが本当に牛乳を飲めると思っていたかどうかはわかりませんが、何度も嚥下できずに点滴に頼らざるを得なくなったという経緯を考えると、Sさんに飲める自信があったとは到底考えられません。その後、絶望し嗚咽するSさんの傍らで、看護師はSさんの手を握りしめ、荒々しい息づかいが落ち着くまで時と場を共有します。このことから、看護師には、Sさんの「挑戦に失敗する不安や怖さから一緒にいて欲しい」という心の叫びが伝わっていたことが察せられます。看護師が、その人の重要関心事に巻き込まれて関与している、まさにケアリングの瞬間だったと考えられます。

Sさんと時と場を共有したことは、看護師の心も動かします。看護師はSさんは通過障害があって食べることはできない、しかし生きることへの強い思いやその思いを支える奥さんがいること（健康要因）に気づきます。そして、Sさんの関心の境界の世界を大幅に狭めることにはなりますが、Sさんが重要視している「口から食べる」生き方を中心軸にすえたケアを考えます。つまり、牛乳をゴクゴク飲めなくても、牛乳と同じく乳脂肪分が豊富なバニラアイスクリームなら、一口でも味わうことはできるのではないかと提案したのです。

そしてSさんは、奥さんに買ってきてもらったバニラア

図5 生活世界を理解するための境界と適応の方法

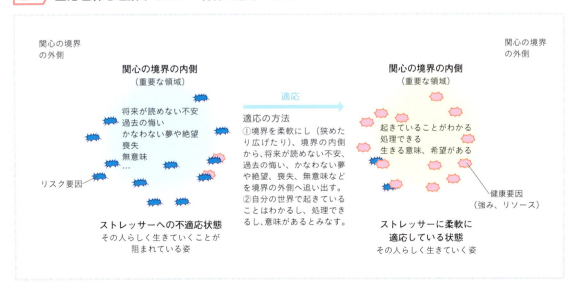

イスクリームを一さじ口に入れました。冷たいバニラアイスクリームは喉を冷やし、Sさんは「食べた」と目に涙を浮かべて喜びました。それから意識がなくなるまで、一さじのバニラアイスクリームの食事は続きました。Sさんが亡くなられた後、冷蔵庫を片づけるSさんの奥さんは「このアイスクリームがあの人を支えてくれました」と語っていました。

この事例では、たった一さじのアイスクリームでしたが、その人が何を大事にして生きているかを理解し支援していくことが、生きていく力を生成することにつながっているということがわかります（図6）。

図6　全人的理解に基づくケアリング実践のための2つの視座

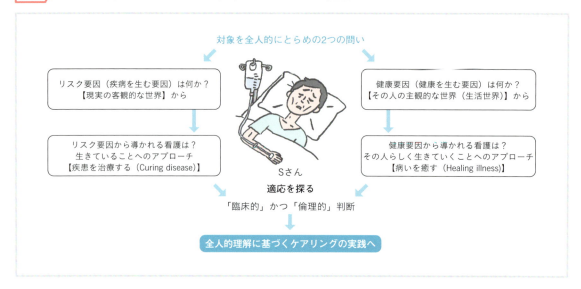

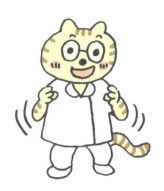

ケアリングの実践

1 ケアリングとは

看護においてケアリング(caring)は、ケア(care)と同義語のように使われることが多く、ともに看護の中心概念といわれています。ケアリングの概念を最初に提唱したメイヤノフ(Milton Mayeroff)は"ケアとは最も深い意味でその人が成長すること、自己実現することを助けることである"と述べています[5]。

またケアリングを個人的に体験し理論化したワトソン(Jean Watson)は"ケアリングはその人が存在すること自体が様式であるとし、すべて「意識」を活用し、感情、情動、心の内面のプロセス、想像、直感などに触れて、より高い宇宙的意識に近づき、心の深層の中核部(より高度で深層の自己)に触れる"としています[6]。

初心者と達人の技の違いを言及しているベナー(Patricia Benner)においては"ケアリングは人の生き抜く体験としての健康と病気に関心をもって巻き込まれ、関与していること"とし、ケアリングが"人の体験と行為に可能性をつくり出す"としています[3]。

これらから、ケアリングの概念は十分なコンセンサス(意見の一致)が得られているとはいえませんが、多くの理論家は一致して、患者の自己実現と身体的健康のみならず、看護者の自己実現もケアリングの結果として重要視していることがわかっています。

またケアリングは"全人的理解にもとづく人としてのあり方"であり、看護師が全体性(ホリスティック)をどのようにとらえるかが、その人の行うことのすべてに反映されてきます。したがって、患者さんが体験している世界に関心をもち、理解し、解釈する能力が、ケアリングの実践の基盤になるといえるでしょう。

2 ナイチンゲールに見いだすケアリングの原型

近代看護の母といわれるナイチンゲール(Florence Nightingale)は、劣悪な衛生状態のなか医療への要求が高まる時代に、看護とは何かを明らかにしました。"看護とは、新鮮な空気、陽光、暖かさ、清潔さ、静かさを適切に保ち、食事を適切に選択し管理すること—すなわち、患者の生命力の消耗を最小にするようすべてを整えることを意味すべきである"[7]は有名な言葉です。また、"内科的治療も外科的治療も障害物を取り除くこと以外は何もできない、病気を癒すことはできない、癒すのは自然のみである。そしてこのどちらの場合においても看護がなすべきこと、それは自然が患者に最も働きかけやすい状態に患者をおくことなのである"[8]とも述べています。

これらのことは、いかに環境の影響を受けて患者さんの病状の回復が遅れるか、またその半面、環境の条件を最良に調えることによって、人は自然と調和し、治癒力が働くかを示しています。この調和的で治癒的な自然の働きは、ケアリングの自然なヒーリング様式に一致し、ケアリング理論がナイチンゲールの看護に基礎をおいていると考えられるゆえんです。

ヒーリングプロセスにおけるアートの力(看護の手段)
- 聴覚様式を意図的・意識的に活用すること(風の音、人の声、器楽の音、など)
- 視覚様式を意図的・意識的に活用すること(楽しい光景、花や可愛いもの、など)
- 嗅覚様式を意図的・意識的に活用すること(室内の空気を戸外の空気と同じほどきれいにしておく、など)
- 触覚様式を意図的・意識的に活用すること(指を使ってタオルを肌にすり込むようにこする、など)
- 味覚様式を意図的・意識的に活用すること(イギリスの患者にとって1杯の紅茶に変わるものはなく、しばしば患者は紅茶がなければ、それ以外のものをとることができない)
- 運動感覚様式の意図的・意識的に活用すること(効果は心だけではなく身体にも同じように及ぶ)

ジーン・ワトソン著,川野雅資,長谷川浩訳:ワトソン21世紀の看護論 ポストモダン看護とポストモダンを超えて,日本看護協会出版会,東京,2005.を参考に作成

そこで、実習において学生がケアリングの実践につながるケアの方法を考える際に、ナイチンゲールからケアリングを紐解いたワトソンの「ヒーリングプロセスにおけるアートの力（看護の手段）」を参考にするとよいでしょう[6]（前ページ下のコラム参照）。

また、「ヒーリングプロセスにおけるアートの力（看護の手段）」の中のそれぞれの様式には、次の一般的な様式、個別的な様式の両方からケアの方法を考えることができます（図7）。

● **一般的な様式**：ある部類のものの大部分に共通である様式。
● **個別的な様式**：歴史的・文化的背景の積み重ねや、生理的な充足を図るための条件反射の連鎖によって習慣として身についてきた様式。たとえば趣味など。

文献

1) アーサー・クラインマン著,江口重幸,上野豪志,五木田紳訳：病いの語り　慢性の病いをめぐる臨床人類学,誠信書房,東京,1996.
2) アーロン・アントノフスキー著,山崎喜比古,吉井清子訳：健康の謎を解く　ストレス対処と健康保持のメカニズム,有信堂高文社,東京,2001.
3) パトリシア・ベナー,ジュディス・ルーベル著,難波卓志訳：ベナー/ルーベル現象学的人間論と看護,医学書院,東京,1999.
4) 竹田青嗣：現象学入門,NHK出版,東京,1989.
5) Mayeroff, M.：On caring,Harper Collins Publishers, New York,1971.
6) Watson, J.：Nursing　The Philosophy and Science of Caring,Little, Brown,Boston,1979
7) フローレンス・ナイチンゲール著,湯槇ます他訳：看護覚え書　看護であること看護でないこと,第3版,現代社,東京,1975:10-11.
8) フローレンス・ナイチンゲール著,薄井坦子他訳：ナイチンゲール著作集（第1巻）,第2版,現代社,東京,1975:323.

図7　ヒーリングプロセスにおけるアートの力（看護の手段）

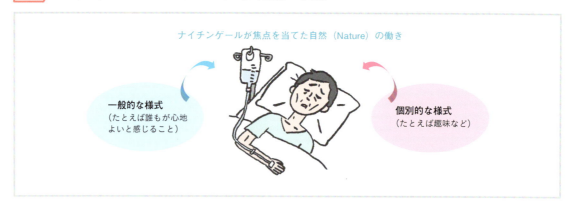

毎日の実習における行動計画の記録例

- 実習開始時から朝の環境を整えるまでの行動計画の記録例
- バイタルサイン測定の行動計画の記録例
- 情報収集の行動計画の記録例
- 清潔にすることへのケアの行動計画の記録例
- 排泄することへのケアの行動計画の記録例
- 食べることへのケアの行動計画の記録例
- 眠る・休息することへのケアの行動計画の記録例
- 動くことへのケアの行動計画の記録例

実習開始時から朝の環境を整えるまでの行動計画の記録例

受け持ち患者 消耗性疾患により活動性が低下しているAさん（60歳代、女性）

行動計画	実施の根拠・留意点
（8:00 病棟に入る、手洗い。<u>情報収集</u>❷）	
8:30 実習開始。申し送りに参加 ●Aさんの夜間帯の様子を把握する。 ●Aさん（できれば同室の患者も）の状態を把握する。	←今日の行動計画にいかすため。
9:00 今日の行動計画の発表 ●助言を得る。	
9:30 環境整備・シーツ交換❸ ●準備：Aさんの同意を得て窓を6〜7cm開け、直接風が当たらないようにカーテンで遮る。ディスポーザブルのマスク・エプロン・手袋を装着。 ●<u>観察：痛みがないかを確認する。</u>❹ ●**シーツ交換**：患者は臥床したまま、粘着ローラー式クリーナーで掃除し、シーツを交換する。❺ 安楽枕で安楽な側臥位を確保し、片側から作成していく。 ●整理：Aさんに確認しながら、ティッシュなどの不要なごみは捨てる。 ●清掃：オーバーテーブル、床頭台、ベッド柵などをディスポーザブルの雑巾（簡便で衛生的）などで拭く。 ●整頓：吸い飲みやティッシュボックス、ごみ箱、ナースコール、タオルや枕などをAさんの使いやすい位置に配置する。 ●環境調整：室温、湿度、気流、明るさ、においに問題がないかを確認し、適切な環境に調整する。	←感染予防のため。 ←粉塵を舞い上げないようにする。 ←Aさんの負担・疲労を最小限にし、安楽を確保するため。

Check
❷夜間の患者さんの状態や今日の予定を記録などから情報収集するために、<u>少なくとも30分前には病棟に入る</u>と、実習に向かう姿勢として好印象である。ただし、事前に指導者や担当教員に許可を得ておく。

Check
❸シーツ交換は病棟によって曜日が決まっているので事前に確認しておく。患者さんのシーツが汚染していたら、指導者や担当教員に確認してから、決められた曜日でなくても交換する。

Check
❹行動計画を発表し、指導を受けて計画を修正、追加する場合は赤字でわかりやすく記録する。

Check
❺学校によっては、もっと具体的な計画を別の記録用紙に書く場合もある。詳しい手順はp.37参照。

今日の実習目標

1. Aさんは活動性が低下し、自分で身のまわりの環境を整えるのが困難であるため❶、ベッド周囲を整理整頓し、清潔にする。
2. Aさんのセルフケア能力を低下させないために❶、臥床したままでも身のまわりの物を自分で取り扱える配置にする。

実施（計画の追加・修正点）	結果・評価 ❼
（8:00　Aさんの部屋を訪室 ●昨夜から現在の状態を観察した。） 8:30　申し送りに参加 ●昨夜23:00に右腹部痛のためジクロフェナクナトリウム坐薬50mg挿入したと情報を得た。 9:00　今日の行動計画の発表 ●痛みの観察を加えた。 9:30　環境整備・シーツ交換 ●計画どおり実施した。体位変換時は、痛みが出現しないか、表情を観察しながらゆっくりと行った。 ●シーツ交換で側臥位になってもらったときに体の前面（胸部から腹部にかけて）に大きめの安楽枕をあてがった。 ●床頭台やオーバーテーブルの上の物などを自分で取り扱うことができるか確認した。できない理由は、筋力がないためか、痛みがあるためかなどをたずね、Aさんが使いやすいように物品を整理した。 ●夜間使用したと思われる尿器がベッドサイドに置いてあったため、尿380mLを廃棄した。ナースに片づけてほしいと言えず、遠慮している可能性があるため「次からは尿瓶を使ったら尿を捨てるのでナースコールで呼んでください」と伝えた。❻	●Aさんは眠っていた。昨夜は右腹部の痛みのため、あまり眠れなかったと言う。顔色不良のため、今日は痛みが落ち着いてからシーツ交換を行うかどうか相談したが、痛みは落ち着いているので朝のうちにやってほしいと言われた。気分を変えるためにも早めに行い、よかったと考えられる。❽ ただし、痛みが睡眠や食事、排泄、移動、清潔行為などの生活行為にどのような影響があるのか、また本人は痛みについてどのように感じたり考えたりしているのかを把握する必要があると考える。 ●シーツ交換でAさんを左側臥位になったもらったところ、少し右腹部が痛いと訴えたのですばやく仰臥位に戻して行った。右側臥位は楽とのことなので、右側臥位のほうが患部を保護する姿勢となると考えられた。❾ 今後、体位変換の際に気をつけなければならないと思った。また側臥位にした際に安楽枕を使用すると「とても楽だ」とのことだったので、安楽を図るのに有効であったと思う。❿ ●室温23℃、湿度40％でAさんはちょうどよいと話し、室内環境は適切と考えた。しかし、夜間ベッドサイドで排尿している。適宜、尿瓶に尿が入っていないかを確認する必要があると考えられる。Aさんに排尿したらナースコールで呼ぶように説明したがはっきり答えるそぶりはなかったので、看護師が常に観察していく必要があると思われる。

> **Check**
> ❶ 目標に理由が書いてあると、なぜそれをするのかが伝わるのでよい。

> **Check**
> ❼ 結果は、観察したことや、実施した結果に対する患者さんの反応などを書く。また患者の反応の原因についても、わかる範囲で書くことが大切である。さらに、今後どうすればよいかについても考えて書く。書いたことは必ず翌日の行動計画にいかし、看護計画にもいかす。

> **Check**
> ❽ 理由が書いてあると、なぜそれをしたかが伝わるのでよい。その結果の評価も書く。

> **Check**
> ❾ 患者さんの状態から推論できることを書く。推論したことについては、検証のために、次の計画で必要な情報収集を必ず行う。

> **Check**
> ❿ なぜ有効と考えたのか、必ずその根拠を記載する。

> **Check**
> ❻ 計画に立てていなかったことを実施する場合は、必ずその理由も書く。

※（　）内の記録は、実習開始前なので記録しなくてもよい。

バイタルサインの測定の行動計画の記録例

受け持ち患者　麻痺があり、肺がんで呼吸困難感が生じているBさん（80歳代、女性）

行動計画	実施の根拠・留意点
10：00　訪室、検温実施 ● **必要物品の準備・点検**：体温計、血圧計、聴診器、パルスオキシメータ、アルコール綿など ● 便意・尿意はないか、食直後、運動直後ではないかを確認する。 ● Bさんの許可を得て、カーテンを閉める。 ● **体温**：腋窩に発汗があればタオルで拭く。体温計を腋窩最深部に30〜45度の角度で、健側に挿入する。 ● **脈拍**：橈骨動脈で回数、リズム不整の有無（結滞の有無）、大きさ、緊張度、血管壁の形状をみる。 ● **呼吸**：回数、深さ、リズム、努力呼吸の有無をみる。 ● **血圧**：以前の血圧値より20〜30mmHg高く加圧し、測定する。 ● **経皮的動脈血酸素飽和度（SpO$_2$）**：パルスオキシメータで測定する。 ● **末梢循環の確認**：皮膚の冷感、爪床のチアノーゼの有無を観察。 ● **呼吸音**：呼吸音を座位で胸部と背部から雑音がないか、聴取する。さらに座位との比較で臥位での聴取できる範囲や呼吸音の減弱などの変化がないかを確認する。 ● **症状の観察**：呼吸困難感がいつ・どのようなときに、どの程度続くのか、咳嗽の有無、喀痰喀出の有無、血痰の有無、胸部の違和感、不安感、疲労感、意識レベル低下、頭痛など生じていないか、生活の各側面（移動・睡眠・食事・排泄など）に影響を及ぼしていないかを観察する。	→循環・呼吸への影響因子を排除し、つねに同一条件下とするため。 →プライバシーを守るため。 →他の測定値に影響しないように、身体負荷の少ないものから行う。 →汗で気化熱が奪われないようにするため。 →Bさんは麻痺もあるため、循環が悪い麻痺側での測定は避ける。 →呼吸困難感があるため脈拍数が代償的に増えている可能性があり、注意する。 →事前にこれまでの測定値を確認しておく。 →組織への酸素の供給が低下している可能性があるため。 →X線で右上肺野のがんによる胸水貯留が確認されているため、座位での呼吸音は胸水が下方に貯留して清明でも、仰臥位の呼吸音は胸水が背面全体に広がり減弱する可能性がある。

| 今日の実習目標 | 1. 肺がんで呼吸困難感が生じているBさんの病状（特に呼吸・循環状態、随伴症状）を<u>正確に把握する</u>。
2. 特に血圧測定と呼吸音の聴取を正確に行い、<u>測定結果を判断</u>することができる。 |

実施（計画の追加・修正点）	結果・評価
10：00 訪室、検温実施 ● 体温・脈拍・呼吸・血圧測定の順で測定した。呼吸音はまずは座位で聴取した。その後、臥位になってもらうと、咳嗽が出現し、呼吸困難感が増強した。喀痰喀出もあり、喀痰は薄いピンク色だった。痰について「初めて。これは血液よね？　出血しているってこと？　どうして？　私の肺はどうなっちゃうの？」と困惑した表情で私にたずねてきた。病棟看護師に報告することを約束した。 その後、呼吸が落ち着いてから、座位での呼吸音を胸部、背部ともに聴取した。症状について問うと、<u>臥位時は常に呼吸困難感があり、座位でいるほうが楽だということ、少し動くだけで息切れがすること、胸痛も軽度あること、病気のことを考えると夜、眠れなくなること、幼い娘のことが心配でたまらないことなどを話され、涙された</u>。❶　<u>午後、時間をとって話を聴くことにした</u>。❷	● 体温37.2℃、脈拍90回/分（整脈）、呼吸22回/分（やや浅い）、血圧98/68mmHg、SpO$_2$ 95％であった。 ● <u>呼吸音は右上肺野に湿性ラ音が聴取された。仰臥位では右側胸部から背部にかけて呼吸音は減弱したが、座位では清明だった。これらから、右上肺野には痰が貯留していること、右肺野には胸水があることが考えられる。</u>❸ ● Bさんの呼吸困難感はこれらによるもので、呼吸数、脈拍数が代償的に増えていると考えられた。また胸水のために臥位より座位のほうが呼吸が楽になると考えられた。今後、安楽な姿勢を工夫する必要がある。 ● 血痰が喀出されたのは、がんによって組織が破壊され出血している可能性が考えられた。また、SpO$_2$が低めであることから組織に酸素が十分行きわたらず、特に労作時に呼吸困難感が増強していると考えられた。病状的には徐々に厳しくなってきていると考えられた。 ● 初めて血痰が出たことは、精神的なショックが大きかったと考えられた。病気や娘のことで不眠が生じており、午後に話を聴く時間をとることを提案したのは、患者の精神面へのケアの第一歩につながると評価できた。しかし、血痰の出現で動揺していたBさんに学生として返す言葉は難しい。今後学習を深める必要がある。

Check

❸ 得られたデータを基準値や一般論と比較し、健康な状態から逸脱していることを明らかにする。さらに、なぜそうなったのかといった原因や起こりうることについても書く。自分が行った方法についても評価する。

Check

❶ 検温では、バイタルサインの測定だけではなく、患者さんの症状や生活状況、病気に対する認識や思いなどについて幅広く情報を得る。

Check

❷ 患者さんの反応に対する自分の言動についても、きちんと記録する。

情報収集の行動計画の記録例

受け持ち患者 消耗性疾患により活動性が低下しているCさん（60歳代、女性）

行動計画	実施の根拠・留意点
10：30 情報収集（コミュニケーション）	
●ベッドサイドにてコミュニケーションを図りながら、直接Cさんから情報収集を行う。	→アセスメントをするうえで、客観的情報とともにCさんが感じていることや症状などの主観的情報を得ることが必要であるため。
●ベッドサイドの環境を観察することによって「安全」「セルフケア」「生活環境の習慣」について情報を得る。❶	→ベッド周囲の安全な環境を自ら整えることができているか、物の整理や掃除に関する入院前からの習慣はどのようであるかについて情報を得ることは、個別性を配慮した看護を実践するうえで重要であるため。
●椅子をお借りし、座って話を聴く。同じ目線で話を聴き、相づちをうちながら、話に合った表情で聴く。	→目線や相づち、表情などに関する技術は、信頼関係の構築や考えや思いを傾聴することにつながるため。
●現在の症状や苦痛についてたずねる。	→症状に関する情報収集の優先度は高い。どのような症状があり、生活にどのような影響を与えているかの情報を得ることが苦痛の軽減につながるため。
●Cさんの生い立ちや、生活歴、家族関係、疾患に関する経緯や考えについて話を聴く。	→生活歴や考え、体験などは、患者から直接聴くことで記録類などの紙面からは収集できない情報が入手できる。話している表情やしぐさを観察することで、言葉では表出されない感情を得ることができるため。
11：00 情報収集（カルテ）	
●コミュニケーションから得た情報をカルテに記載されている情報で確認する。 ●症状に関する検査データを確認する。	→Cさんから直接聴いた話をカルテで確認することによって、情報の信頼性や正確性を確保するため。

> **Check**
> ❶情報収集を意図的に行うために、何について情報を得たいと考えているか（*情報収集の視点*）を明記する。

今日の実習目標

1. Cさんに必要な看護をアセスメントするために必要な情報を、コミュニケーションやカルテから収集する。

実施（計画の追加・修正点）	結果・評価
10：00　情報収集 ● Cさんのもとへ訪室し、ベッドサイドで話を聴いた。❷	● Cさんの「きれい好きな面があって」との発言から、入院前には行えていたことが痛みなどの症状によって行えなくなっている可能性があると考えられる。現在は、動くと疼痛があるため、手の届く範囲に使用頻度の高い物が配置されていることが考えられる。きれい好きという性格と現在のベッド周囲の環境を照らし合わせると、片づけたくても症状によって行うことができず、ストレスになっていることが推測される。また、リモコンが落ちた際に乗り出して拾うことは、転落の恐れがある。❹ 以上のことから、使用頻度の高い物品をCさんの手の届く範囲に配置しながら、落下の危険がないように整理する必要があると考えられた。❺
● ベッド周囲の環境の観察を行った。TVのリモコンや筆記用具、メガネなどがベッドの上に配置されていた。途中、メガネがベッドから落ち、身を乗り出して拾おうとする姿が見られた。入院前の自宅の整理については「きれい好きな面があって、物がきちんとしまわれていないと落ち着かなかったのだけど、今はしょうがないなと思ってます」との発言があった。	
● 現在感じている症状についてたずねたとき、「おなかの右のほうが痛くてね。夜、寝られないときがある」との発言が聞かれた。表情は穏やかであったが右側腹部をさするような動作がみられた。❸ ● 生活歴や家族関係について話を聴いた。（内容は情報収集用紙に記載）	● 疼痛による苦痛があり、睡眠が妨げられていることが推察された。そのため、睡眠状態の観察や、休息の確保のための援助が必要であると考えられる。また、移動の援助の際には、疼痛に配慮した方法で行う必要がある。
● カルテより情報収集を行った。コミュニケーションによる情報収集で睡眠がとれないときがあるとの発言があったため、看護記録を確認した。看護記録にも不眠との記載が認められた。	●「夜、寝れないときがある」との発言は、看護師による記録からも情報を得ることができ、不眠による活動性の低下や、ストレス、身体的・精神的不調をきたしやすい状態であると考えられる。

Check
❷ ベッドサイドで得られる患者さんの生の情報（症状、話、表情、動作、ベッド周囲環境など）から気づいた点や気になる点があれば、必ず患者さんに確認していく。

Check
❹ 意図に基づいた情報収集の結果、考えられることを記録する。

Check
❺ 結果・評価からさらに必要な援助を見いだして記載するとよい。ここで評価したことは、必ず次の日にいかすようにする。

Check
❸ 重要な情報は、意識的に主観的情報と客観的情報を漏れなく収集するようにする。主観的情報には「　」（カギカッコ）をつける。身体症状を訴えたときは、局所を直接観察するなど、必ずフィジカルアセスメントをする。また、その症状の出現頻度・程度・生活行為への影響についてもていねいに聞くことが大事である。

清潔にすることへのケアの行動計画の記録例

受け持ち患者: 労作時に呼吸困難感が生じているDさん（40歳代、女性）

行動計画	実施の根拠・留意点
10：00 状態の確認 ● 必要物品の準備：体温計、血圧計、パルスオキシメータなど ● 測定・観察：バイタルサインをチェックする。発熱や呼吸困難感などがないかを確認する。❶ 便・尿意の有無の確認をする。 **10：30 洗面所へ車椅子で移送、洗髪** ● 準備：車椅子、膝掛け、シャンプー、リンス、青梅綿、ケープ、タオル、ドライヤー、ヘアブラシなど ● 車椅子で洗面所へ移動する。❷ ● 洗髪台用のリクライニング式の椅子に腰かけさせ、背もたれを倒す。❷ ● 顔に水がかかるのを防ぐタオルまたはガーゼを載せるかどうか、患者の意向を尋ねる。 ● 呼吸困難がないかを確認しながら、シャンプーする。 ● 洗髪後、ドライヤーをかける。 ● さっぱりした顔を鏡で見てもらう。 ● 頭部を十分乾燥させた後、車椅子で病室に戻る。 ● 呼吸状態を確認する。	 → 洗面所へ移動するのは、できる限り健康時の生活習慣に近づけるため。 → 洗面所まで車椅子を使用するのは、呼吸困難により歩行が困難と考えられるため。 → リクライニング式の椅子の背もたれを倒す方法をとるのは、リラックスさせることと、顔に湯がかかって呼吸困難を誘発する危険性がある前傾姿勢を避けるため。 → シャンプーの際、できる限り頭部を揺らさないよう気をつける。 → さっぱりした自分の顔を見てもらうことを健康回復への意欲を高めるきっかけにするため。

Check
❶ 患者さんに負荷を及ぼす可能性のある援助の前後には必ず全身状態の観察（バイタルサインの測定など）をして、評価する。

Check
❷ ただ洗髪するという行動計画ではなく、5W1Hを意識して具体的に記載する。方法は、学校で習った方法をそのまま実施するのではなく、患者さんの病状やADL（日常生活活動）、ニーズに合わせた方法にする。

今日の実習目標

1. 労作時の呼吸困難感により清潔のセルフケアが十分できないDさんが、できるだけ苦痛なく頭皮と頭髪を清潔にし、爽快感を得ることができるよう洗髪を実施する。
2. Dさんが洗髪でさっぱりした自身の姿を鏡で見て健康回復への意欲が高まるように援助をする。

実施(計画の追加・修正点)	結果・評価
10:40 状態の確認 ● バイタルサインをチェックした。呼吸17回/分、脈拍72回/分、リズム不整なしだった。 ● 便意・尿意の有無を確認した。	● SpO₂は98％で特に問題はなかったが、労作時に呼吸困難が生じるため、車椅子で洗面所へ移送した。
10:40 洗面所へ車椅子で移送 ● 室温が18℃だったので、寒くないようカーディガンを羽織ってもらった。	● Dさんは「久しぶりにシャワーで洗ってもらえるのね」とうれしそうだった。患者さんの健康時の生活習慣にできる限り近づけた援助をすることの意義が感じられた。❸
10:50 洗髪 ● 洗髪台のリクライニング式の椅子に移動する。1、2歩歩くと呼吸が促迫してきたため、Dさんの体を支えた。 ● 椅子に腰かけてもらい、背もたれを倒して洗髪を実施した。 ● 顔に載せるガーゼは苦しいからいらないと言うため、載せずに実施した。 ● 少し咳嗽があったので、負担がかからないよう、一度洗いとした。 ● 洗髪後ドライヤーで髪を乾燥させた。 ● 鏡の前でブラシで髪型を整えてもらった。	● 椅子への自力での移乗は負担が強かったと考えられ、援助を要した。椅子と椅子の間の距離をもっと縮めて、負担の軽減を図る必要があった。 ● リクライニング式の椅子での洗髪は「リラックスできてとても気持ちよい」と好評だった。身体的な負荷をかけないケアの方法が必要である。 ● 途中咳嗽があったことは、洗髪の湯で体が温まった刺激によると考えられた。すぐに治まったが、一度洗いにしたことは負担の軽減につながったと考えられる。 ● <u>鏡の前で自分でブラシをもたせるとDさんは「久しぶりに見た、私の顔。濡れたいい女よね」と言い、笑い合った。</u>❸ <u>洗髪し、自分の顔を見たことで、気分が晴れ晴れとしたようだった。</u>❹
● リクライニング式の椅子から車椅子に移乗の際、Dさんの疲労が認められたため、車椅子の肘かけに手をかけてもらい、ゆっくり援助して移乗させた。 ● 病室に戻って呼吸状態を観察した。呼吸19回/分、脈拍78回/分、リズム不整なしだった。	● 病室に帰室後のバイタルサインには異常を認めなかった。

> **Check**
> ❸ 日々の生活援助をとおして、患者のセルフケアを促進し、回復意欲を高める援助を行うことはとても意味がある。

> **Check**
> ❹ 患者さんのささいな表情や言動を見逃さず、評価する。

排泄することへのケアの行動計画の記録例

受け持ち患者　床上安静を指示されているEさん（70歳代、女性）

行動計画	実施の根拠・留意点
11：15　訪室、排泄の確認（便意・尿意の有無）、排泄の援助 ● 便意・尿意の有無をEさんだけに聞こえるように小声でたずねる。	→ Eさんが排泄の援助を頼むことをとても負担に思っていて、恥ずかしさと看護師や周囲の人への気兼ねから尿意・便意があってもすぐに「トイレに行きたい」と言わないため。❶ 小声でたずねるのは、周囲の人に気づかれない配慮のため。
● 一日のなかでは、9：30、11：15、13：30、15：15に便意・尿意の有無を尋ねる。	→ Eさんの1日の排泄回数は7～9回で、起床時、朝食後、昼食前、昼食後、16：00、夕食前、夕食後、就寝前、夜間のため、日常生活リズムに合わせて援助を行うのが望ましいと考えたため。❷
● 尿意・便意があれば、Eさんの同意を得て、プライバシーの保護に配慮し、差し込み便器を用いて援助する。尿意・便意がなければ30分後に再度確認する。 ● 便器挿入後可能な限りベッド挙上（15～60度）し、便器のずれ、痛みの有無を確認する。 ● ナースコールを手元に置いてカーテンの外に出る。 ● 消音のため、洗面所で水を流す。	→ 排泄や陰部洗浄の際には羞恥心を感じたり、自尊心を脅かされたりするが、Eさんは70歳代の女性なので特に羞恥心を感じやすいことが考えられるため。 → 消音は、Eさんが感じる恥ずかしさや気兼ねをできるだけ少なくするため。
● 排尿後ディスポーザブル手袋を装着し、陰部を微温湯（約38℃）で洗浄する。洗浄は、尿道口から肛門、中央から両側に向かって行う。 ● ディスポーザブルガーゼで押さえ拭きする。 ● 便器を外す。便器はワゴンの下に置き、すぐに蓋と覆布をかける。 ● 手浴を行う。 ● Eさんに確認して、Eさんが準備している消臭剤をスプレーする。	→ 約38℃の微温湯を用いるのは、陰部は粘膜に覆われ、高温や物理的刺激に弱いため。また、陰部は化学的刺激にも弱いので、1日1回排便時に石けんを用いて洗浄する。❸ 感染を予防するために、最も清潔にしたい尿道口や腟口から順に洗浄する。 → Eさんが周囲の人に気兼ねして、においを気にしているので、必ず実施する。

Check
❶ 排泄の援助では、患者さんの羞恥心や気兼ねに対する配慮はとても大事である。実施の際の配慮だけでなく、患者さんから排泄の援助を依頼してもらえるように、援助のときは快く（嫌な顔をせずに）、すぐに対応する。

Check
❷ 患者さんの生活リズムはとても大切である。指導者から「この患者さんの排泄時間はいつ？」と尋ねられても大丈夫なように、このように計画を立てておくとよい。

Check
❸ 看護計画は、これまで学習した内容を活用して、患者さんの状態を考えて立案することが大切である。

今日の実習目標	1. 床上での排泄に対して羞恥心や気兼ねを感じているEさんが、できるだけ負担や気兼ねを感じず、安心して床上で排泄できるように援助する。 2. Eさんの排泄後の清潔（陰部・手洗い）を保持する。

実施（計画の追加・修正点）	結果・評価	
11：15　排泄の確認、排泄の援助 ● 受け持ち看護師から、状態が落ち着いてきたのでポータブルトイレの使用許可が出る予定であると言われた。 ● 訪室すると、Eさんから「よかった。お手洗いをお願いしたかったの」と、ほっとするような表情で言われた。「すぐに準備します」と答えて、計画どおりに準備・実施した。 ● 差し込み便器を挿入後、「少し洗面所の水を流しておきます。終わったらナースコールをお願いします」と言って退室し、陰部洗浄と手浴の用意をした。 ● ナースコール後、排尿を確認し、計画どおり陰部洗浄を実施した。陰部の汚染やにおいはほとんどなく、皮膚の発赤や傷も認められなかった。 ● Eさんに確認して消臭剤をスプレーした後、手浴を行った。「ありがとう、すっきりしたわ」と笑顔で話された。	● 排尿の有無を確認したところ、Eさんから「よかった。お手洗いをお願いしたかったの」と、ほっとするような表情で言われた。時間を決めて声をかけることは有効と考えられた。しかし、尿意があった際にはがまんせずにEさんから言うように勧めていく必要がある。❹ ● 検査結果次第で、明日からポータブルトイレになる予定であるが、Eさんから「そうなのよ。もう少しの辛抱だわ。よい結果が出るといいけれど……」と少し不安げな表情で言われ、「結果が出たら、できるだけ早く教えてね」と言われた。このことから、Eさんが床上で排泄することをとても負担に思っていたことがうかがえた。Eさんは、排泄の援助を受けることをとても恥ずかしがって気兼ねしていたので、ポータブルトイレを使用できるようになることは、とてもうれしいことであると思う。Eさんの羞恥心や周囲の人への気兼ねを考え、学生から小声で尿意・便意をたずね、消音や消臭もEさんに確認しながら実施してきたが、ポータブルトイレを使用するようになっても継続していくことが必要である。❺ ● 陰部の汚染はほとんどなく、皮膚の状態も発赤や傷などなく、清潔が保たれていると考えられる。 ● ポータブルトイレを使用するようになったら、Eさんの羞恥心や自立の観点からも、自分で陰部洗浄ができるようにしていく必要があると思われたため、受け持ち看護師と相談し、Eさんと話し合ってケアの方法を考えていくようにする。	**Check** ❹患者さんの反応に基づいて結果を評価することが大事である。患者さんの反応から、自分が実施したケアにどんな意味や効果があったと考えるか、また、その結果をどのように次のケアにいかしていくかを記載する。 **Check** ❺患者さんの状況の変化に対して、これまでの看護の評価をいかして、今後の看護計画につなげることが大切である。

食べることへのケアの行動計画の記録例

受け持ち患者　消耗性疾患により活動性が低下しているFさん（60歳代、女性）

Check
❷食欲を促すために、清潔で楽しく食べることのできる環境を整えることが重要である。特にベッド上で排泄などの日常生活を送っている患者さんの場合は、ベッド周囲の便・尿器、ごみ箱などをすみやかに片づけ、臭気がある場合には、換気をする。また、食事援助が必要な患者さんの場合には、援助方法を考えて環境を整える。

Check
❸実施した看護に対する患者さんの反応は主観的情報であり、看護の評価をするうえで重要な情報になるため、患者さんの反応について記載することが大切である。

行動計画	実施の根拠・留意点
11：15 排泄（便意・尿意の有無）の確認	→ 便意・尿意があると、食欲が低下し、食事に集中できないため。
11：45 環境整備 ❷ ● Fさんに食事の準備をすることを説明し、同意を得てからオーバーテーブルの上を片づけ、拭く。室温や明るさ、臭気の確認をする。	
11：50 体位変換 ❸ ● 仰臥位で、ベッド挙上の角度を45～60度にする。体を安定させ、安楽になるよう体の左右・後頭部に枕を入れる。Fさんに安定しているか、安楽かを確認する。	→ 食事中の体位は、できる限り健康時の習慣に近づけるべきであるが、Fさんは消耗性疾患のため、ベッド上とした。体を安定させ、疲労を最小にして自力での食事摂取を促す。後頭部に枕を入れるのは、頭部を前屈しやすくして誤嚥を予防するため。
● オーバーテーブルの高さを肘の下くらいにし、食膳が見えるように調整する。 ● 手浴と含嗽を行う。 ● 必要時、エプロンを着ける。	→ 食膳が見えると、食欲を感じ、自分の好みで食事ができるため。 → 口腔内を清潔にするとさっぱりして食欲が刺激され、味覚を感じやすくなる。
12：00 配膳・食事の援助 ● 受け持ち看護師とともに食札（氏名、熱量、食事形態、禁忌食物など）を確認する。 ● 器の配置を整え、配膳する。 ● Fさんに確認し、必要に応じて小さくしたり、軽くつぶしたりする。最初に水分を勧めて、自力摂取を促す。 ● Fさんの許可を得て椅子に座り、適時、声をかける。 ● 自力摂取は30分をめやすとし、Fさんの疲労や食欲を観察し、疲れているように見えたら援助する。	→ 最初に水分をとることは口腔粘膜を潤し、唾液や胃液分泌を促して食塊形成や移送を円滑にするため。 → Fさんが落ち着いて自分のペースで食事ができるようにする。
12：45 下膳、口腔ケア ● 摂取量を確認し下膳する。 ● 口腔ケア：ガーグルベースンを用意し、歯磨きを促す。	→ 口腔内の清潔を保持し、感染を予防するため。

今日の実習目標

1. 食事による疲労が少ない、安楽で安定した体位に整える。❶
2. 昼食をおいしく、できるだけ自力で全量摂取できるようにする。

実施（計画の追加・修正点）	結果・評価
11：15　排泄の確認 ● 便意・尿意ともなかった。 **11：45　環境整備** ● 計画どおり実施した。室温24℃。「今日は気分がいいのよ」❸ と明るい表情で話された。 **11：50　体位変換** ● 寝衣を整え、仰臥位にしてベッド挙上の角度を60度とした。計画どおり、体の左右・後頭部に枕を入れて体を安定させた。Fさんから「楽だわ」❸ と言われた。 ● 手洗い・含嗽の準備をし、自分で実施してもらった。 **12：00　配膳・食事の援助** ● 食札を確認し、配膳した。「Fさんの好きなうどんですね」と話すと、「うれしい。これなら食べられそうだわ」❸ とにこやかに答えられた。お茶を一口勧め、「ゆっくり召し上がってください」と声をかけた。 ● 普段の昼食は麺類が多かった、病院食では麺類があまり出ないので残念だと話された。食事中は体位も安定し、表情は終始にこやかでいつもより食事が進み、自力でほとんどほぼ全量摂取できた。食後「今日はおいしくて、全部食べられたわ。いつもこうだといいんだけど」❸ と言われた。 **12：40　下膳・口腔ケア** ● 計画どおり実施した。少し疲れた表情が見受けられたので、ベッド挙上の角度を45度に下げ、体位を整えて休んでもらった。	● Fさんから「今日は気分がよいのよ」と話され、表情や口調も明るかったため、食事の準備をすることを説明して、手早く環境を整えた。Fさんの気持ちが前向きになっていたので早めに環境を整えることが、Fさんの食事への意欲につながったのではないかと考えられる。❹ ● Fさんの気分がいいという言葉や明るい表情から疲労感がないと考え、Fさんに相談してベッド挙上の角度を60度にした。食事中に疲労しないように安楽枕で体位を安定させたところ、Fさんから「楽だわ」と言われた。食事中も体位は安定しており、最後まで自力で摂取できた。このことから、ベッド挙上の角度に合わせて体位変換用の枕を効果的に用いて、安楽な体位をとることができたと思う。食事摂取時の体位は、嚥下や食物の移送が円滑にできるように座位に近づけたほうがよいので、今後もFさんの体調や疲労感を観察しながら、枕を適切に用いて体位を安定させ、ベッド挙上60度を保持できるようにしていく。❺ ● 自力で全量摂取できた。理由として、体調がよかったこと、食事時の体位が安定して安楽であったため疲労が少なかったこと、Fさんの好きなメニューであり食事への意欲が刺激されたことが考えられる。❹ 食欲を刺激するため嗜好を取り入れることが重要であると感じた。Fさんの好きな食べ物や入院前の食習慣を理解していこうと思う。 ● 全量摂取できたことで、うれしさや満足感を感じることができたと思われる。しかし「いつもこうだといいんだけど」とも言われていることから、Fさん自身が食事の進まないことを気にしていると考えられた。今後、食事摂取量の観察を継続し、摂取量が少ないときも無理じいをせずに、食べようとがんばっているFさんの気持ちを受け止めていくことが大切である。❻

Check

❶ 行動の理由を書くことで、行動の意図や目的が伝わるのでよい。

Check

❹ 評価では、患者さんの反応から、どのような原因・理由があってそのような反応が引き出されたか、推論できることを記載する。

Check

❺ 今後どうすればよいかについては、行った看護の評価だけでなく学習した知識を活用して考え、記載するとよい。

Check

❻ 食事は人間にとって楽しみの一つであるため、食事の援助に当たっては、食事を摂取することに負担や苦痛を感じることなく、食事を進められるようにすることが大切である。

眠る・休息することへのケアの行動計画の記録例

受け持ち患者 安静臥床時においても呼吸困難感があるGさん(50歳代、女性)

行動計画	実施の根拠・留意点
13：00 訪室、安楽な体位に整える ●**必要物品の準備**：安楽枕 数個、パルスオキシメータ ●Gさんに呼吸が少しでも安楽な体位を工夫することを伝え、同意を得る。 ●事前に呼吸状態を確認し、パルスオキシメータにより経皮的動脈血酸素飽和度(SpO_2)を測定する。	→SpO_2により組織に十分酸素が供給されているかを確認するため。
●Gさんに高さの加減を確認しながらベッド挙上し、ファーラー位にする。	→胸水が貯留している場合、仰臥位では胸水が肺野を広範囲に圧迫し、呼吸困難感を増強させやすいが、上半身を挙上させると胸水が重力で下方に集まり肺胞への圧迫を軽減させ、呼吸困難感を軽減させるため。
●<u>下肢をやや曲げて膝窩部の下に安楽枕をあてがう。さらにGさんの意向を聞きながら上肢を支えるように安楽枕を当てる。</u> ❶ ●<u>室温、温度を測定し、室内環境を整える。</u> ❷ ●<u>天気がよければ窓を開け、空気を入れ換える。</u>❷ ●<u>一緒に外の景色を見る(視線の方向性を共有)。</u>❷	→安楽枕で支持基底面をできるだけ広くとり、安定した体位にする。脊柱がS字カーブを描くようにする。腰部に隙間ができないようタオルなどを丸めて挿入してもよい。 →心地よい環境に整え、リラックスを図る。視線の方向性を共有し、存在感の共有を図る。
●約10分後に再度パルスオキシメータでSpO_2を測定する。	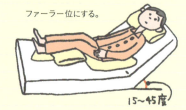ファーラー位にする。 15〜45度

Check
❶ 具体的な行動計画にするため、図やイラストで示してもよい。

Check
❷ 目標を達成させるための具体的な計画を入れる。一緒に外の景色を見るというなにげないことでも、いつも呼吸困難感があるEさんの緊張をやわらげ、少しでも呼吸を楽にするという目的を明確にすれば、意図的なケアとなる。

今日の実習目標

1. 胸水貯留による呼吸困難を認めるEさんができるだけ苦痛がなく休養できる体位に整える。
心地よい環境に整え、心の緊張を解きほぐし、呼吸を少しでも楽にする。

実施（計画の追加・修正点）	結果・評価
13：10　Gさんのベッドサイドに訪室 ● ベッド上で長座位のまま傾眠されていた。 ● 昼食が半量残っているので声をかけると、「疲れちゃったのでもういらない」とおっしゃったので、下膳した。 ● パルスオキシメータでSpO_2を測定した。	● Gさんは食後、座位のまま傾眠していて、「疲れちゃった」とおっしゃった。また、いつもは98％程度あるSpO_2が96％とやや低かったことから、食事による負荷がGさんに疲労をもたらした可能性が考えられた。❹ 食事のとり方やそのときの姿勢などで負荷となっている原因を追求する必要がある。
13：20　安楽な体位に整える ● Gさんと相談しながら、ベッド挙上の角度を60度に調整した。 ● 膝窩部に安楽枕を挿入し、上肢も安楽枕の上に載せた。	● 安楽な体位をGさんとともに検討❺して整えた結果、Gさんが「安定してリラックスできる」と言ったベッド挙上の角度は60度であった。この体位は胸水があるGさんにとって呼吸運動が妨げられず、かつ最もリラックスできる体位であると考えられた。また、膝窩部の下に安楽枕を入れ、上肢の下に安楽枕を入れたことも筋肉の緊張を解く効果があったと考えられる。
● 室温26℃、湿度50％、快晴。Gさんの同意を得て、窓を開けた。外から風が流れ込み、小鳥のさえずりが聞こえた。「あー気持ちいい」とGさんは言った。真っ青な空だったので「一緒に空を見ましょう」と促し、時を共有した。しばらくして「一緒にいてくれてありがとう」と言われた。❸ **13：30　パルスオキシメータでSpO_2を測定**	● 室内は少し暑かったため、窓を開け、外の空気を入れたことはGさんに心地よさを与えたと考えられる。また、真っ青な空を一緒に見るという援助をとおして、Gさんに"ともに在る"ことの安心感をもってもらえ、安心感は心の緊張を解きほぐし、呼吸を整え、癒しにつながったと考えられる。 ● 安楽な体位に整えた10分後に再度SpO_2を測定した結果、98％に回復していた。 ● 今後も常に患者さんとともに安楽な体位を検討し、癒しの時間を提供する必要がある。常に呼吸困難があると、身体的に苦痛があるばかりでなく、心の孤立感も伴いやすい。"ともに在る"ことは、その孤立感を少しでもやわらげたのではないかと考えられる。❻

Check
❹ 結果の評価は、主観的データと客観的データの双方から行うとよい。

Check
❺ 患者さんとともにケアの方法を考えることが大切である。

Check
❸「一緒にいてくれてありがとう」というGさんの言葉をただの感謝の言葉として受け止めるのではなく、その言葉の奥底にどのようなGさんの苦痛や思い、願いがあるのかを考察するとよい。

Check
❻ ケアしたことの意味を考え、今日の目標を振り返る。

動くことへのケアの行動計画の記録例

受け持ち患者：消耗性疾患により活動性が低下しているHさん（60歳代、女性）

Check
❶ 行動計画には、テキストで書いてある一般的な方法で書くだけでなく、その患者さんならではの個別性も加える。また、意図的な声かけをする場合は、その内容も計画に記しておくこと。

Check
❷ 移動・移送など動きを伴う援助では常に転倒・転落などの事故の危険がある。動作の前・中・後で必ず安全確認を行う。

Check
❸ わかりやすいように、図やイラストを入れるとよい。

行動計画	実施の根拠・留意点
14：00 散歩のために車椅子へ移乗 ● **必要物品の準備**：車椅子、膝掛け、膀胱留置カテーテルの採尿バッグを覆う掛け物、カーディガンなど ●「外の空気を吸いに行きましょう」とHさんに勧め、同意を得る。❶ ● Hさんの身体機能や体格から方法をアセスメントする。	→ Hさんの身体機能や体格に合わせた方法や車椅子の種類、人員などの検討が必要のため。
● 車椅子の点検、床やベッド周囲に危険な個所がないか、履物は安全か、環境を整備する。❷ ● 膀胱留置カテーテルの蓄尿バッグ内の尿を廃棄する。	→ 床の荷物や水濡れなどは転倒の原因となるため。 → 移動の際に邪魔になるだけでなく、蓄尿バッグが破損して尿が漏れる可能性があるため。
● Hさんを端座位にし、車椅子はベッドに対して30度の位置に配置する。❸ 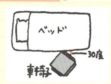	→ 看護者のスペースを確保しつつ、患者さんが回転して車椅子に座るまでの距離が短いのが約30度のため。
● 看護者の足の位置を決める（前支持足法）	→ Hさんは自身の足に力を入れて立ち上がれるため、支持基底面が広く、膝折れを防止できる前支持足法で行う。
● Hさんに声をかけ、ゆっくり立ち上がり、車椅子の位置を確認したのち座らせる。 ● 背後から脇の間に手を通し、前に組んだHさんの腕を手前に引き、車椅子に深く座らせる。 ● 膝掛けをし、膀胱留置カテーテルの採尿バッグに掛け物をする。カーディガンを羽織らせ、シューズを履かせる。	→ 声をかけずに立ち上がるとバランスを崩し、転倒しやすいため。 → 座り方が浅いとずり落ちや、下肢の受傷の原因となるため。 → 膝掛けは保温や羞恥心への配慮のため。採尿バッグへの掛け物は羞恥心への配慮のため。

今日の実習目標
1. 安全で安楽な移動援助を通して、Hさんの活動範囲の拡大を図ることができる。
2. 散歩で外に出て外気を吸うことで気分転換を図る。

実施（計画の追加・修正点）	結果・評価
14：05 散歩のために車椅子へ移乗 ● 「外の空気を吸いに行きましょう」と勧めた。 ● Hさんは、自身で立ち上がることが可能で体格は標準であるため、指導者付き添いのうえで１人で実施することとした。	● 無表情だったHさんに笑みが見られた。Hさんの前向きな気持ちを引き出せたと考える。❻ ● ケアを行う前に、患者のADLや体格をもとにアセスメントを行い、援助方法・使用物品の選択をすることは、安全で安楽な援助につながる。
● 車椅子の点検を行い、異常はみられなかった。ベッド脇の床に紙袋に入った荷物が置いてあったため、Hさんにことわり、移動した。採尿バッグ内の尿約350mLを蓄尿器に廃棄した。混濁や浮遊物はみられなかった。❹ ● Hさんを端座位にし、車椅子をベッドの右側にベッドに対して30度の位置に配置した。	● 使用物品の安全性の確認は、援助の一部である。特に車椅子の場合、故障は事故に直結するため、必ず行う必要がある。 また、Hさんのベッド脇には荷物が置いてあった。床に置かれた荷物は、移動の際の障害となり、転倒の原因となるため、朝の環境整備の際に収納する必要がある。 採尿バッグ内の尿の廃棄によりバッグが軽くなり、移動の際の効率性が向上したと考える。尿の性状の観察から、正常と判断できる。
● 前支持足法で支え「１・２・３で立ち上がりますよ」と声をかけた。Hさんの立ち上がりがゆっくりだったため、Hさんのタイミングに合わせて立ち上がり、車椅子への移動を行った。バランスを崩すようなことはなかった。	● Hさんは立ち上がりは可能だが動作が緩慢であり、立位の保持が不安定であるため、前支持法での援助を選択したことは立位を支えることと膝折れの防止に効果的であったと考える。また、立ち上がるタイミングがわかりやすいような声かけをしたことで立ち上がるタイミングが合ったことと、動作の速さをHさんに合わせて行ったことで、バランスを崩すことなく安定した移動が行えたものと考える。
● 膝掛けと採尿バッグへの掛け物を用いた。Hさんは「私の尿にカバーをかけてくれるのね。ありがとう。丸見えだと恥ずかしいからよかったわ」と言った。❺	● 採尿バッグに掛け物をかけるだけの援助であったが、Hさんに喜んでもらえて、プライバシーを守り、人権を尊重する援助であったと思った。❺

Check

❻ 動きを伴う援助は、患者さんのセルフケアを促すとともに生活にリズムを生み、生きる意欲の向上に直結する。移動する、移送するという直接的な目的だけでなく、体を動かす意味やそれに伴って患者の五感にもたらされる刺激の意味を考えた援助をしていくことが大事である。

Check

❹ 主となる援助は、車椅子移乗、散歩であるが、他の重要な観察ポイントも見逃さない。

Check

❺ ささいな気づかいは見落としやすいが、言語化し、意識していくことでケア能力の向上につながる。記録にきちんと残すことが大切である。

14：15 中庭に散歩
- エレベーターへは、後ろ向きで乗車し、前向きで出る。
- 段差を越える際は、Hさんに説明してティッピングレバーを踏む。
- 散歩中に腹痛などの異常が現れた場合は、傍にいる指導者の指示を仰ぐ、またはその場を離れずに近くの医療者を呼ぶ。
- <u>中庭で深呼吸を促す</u>❻

→エレベーター内での方向転換が困難なため。
→説明や声かけをせずに車椅子が持ち上がると不安や不快感を与えるため。
→患者さんの傍を離れることは、その後の経過を把握できないばかりか、患者さんに不安を与えるため。
→外気を吸うことで気分を一新させる。

> **Check**
> ❻目標（気分転換を図る）を実現させるために、ただの散歩にとどめず、さらに工夫を凝らす。

14:20 中庭に散歩
- 車椅子で中庭まで散歩を行った。深呼吸を促した。「少しでも外の空気を吸えるのはいいですね」と発言があった。散歩中に症状の出現はなかった。始終にこやかで、絵を描くことが趣味だと話してくれた。次は紙とペンを持って散歩に来ることを提案すると、うれしそうに「早く元気になれるようにがんばるわ」という発言があった。

14:50 帰室

- 日ごろ、無表情で笑顔もなく過ごされていたHさんであったが、散歩し、深呼吸したことが気分転換に効果的であったと考える。また、気分転換は、意欲の向上につながると実感した。今後もHさんと相談しながら、散歩し、趣味の絵を描くなどの援助を取り入れていきたいと考える。❼

Check

❼ 車椅子への移乗、移動の援助に外気を吸わせるという工夫を取り入れたことで、無表情だったHさんから闘病意欲を引き出すという大きな変化をもたらすことができた。Hさんならではの個別性を加えることは、まさに援助に命を吹き込むことになる。その人ならではの行動計画を立てることが大切である。

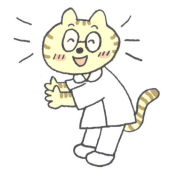

アセスメントに必要な検査基準値

● 尿検査

検査項目	基準値	検査項目	基準値
糖定性	陰性(−)	ウロビリノゲン	(±)
タンパク定性	陰性(−)	pH	4.5〜7.5
ケトン体	陰性(−)	比重	1.015〜1.025
ビリルビン定性	陰性(−)	アルブミン定性	陰性(−)
血色素	陰性(−)	アルブミン定量	30mg/L未満(随時尿)

● 血液検査（血球検査）

検査項目	基準値	検査項目	基準値
白血球数(WBC)	成人4000〜8000/μL	血小板数(Plat)	15〜34×10^4/μL
赤血球数(RBC)	男性：430〜570×10^4/μL 女性：380〜500×10^4/μL	好中球	40〜60%
血色素量（ヘモグロビン；Hb）	男性：13.5〜17.5g/dL 女性：11.5〜15.0g/dL	リンパ球	30〜45%
ヘマトクリット(Ht)	男性：39〜52% 女性：34〜44%	単球	3〜6%

● 生化学検査

	検査項目	基準値		検査項目	基準値
酵素	AST	10〜40IU/L	生体色素	総ビリルビン(T-Bill)	0.2〜1.0mg/dL
	ALT	5〜45IU/L		直接ビリルビン(D-Bill)	0.0〜0.3mg/dL
	アミラーゼ(AMY)	60〜200IU/L		間接ビリルビン(I-Bill)	0.1〜0.8mg/dL
タンパク	総タンパク(TP)	6.7〜8.3g/dL	糖	血糖	70〜109mg/dL
	血清アルブミン(Alb)	3.8〜5.3g/dL		ヘモグロビンA1$_C$(HbA1$_C$)	NGSP値4.6〜6.2% JDS値4.3〜5.8%
脂質	総コレステロール(TC)	120〜219mg/dL	電解質	血清ナトリウム(Na)	137〜145mEq/L
				血清カリウム(K)	3.5〜5.0mEq/L
	HDL-コレステロール	40〜65mg/dL		血清クロール(Cl)	98〜108mEq/L
	LDL-コレステロール	65〜139mg/dL		血清カルシウム(Ca)	8.4〜10.4mg/dL
	中性脂肪(TG)	30〜149mg/dL		リン(P)	2.5〜4.5mg/dL
含窒素成分	血清尿素窒素(BUN)	8〜20mg/dL	感染免疫抗体	C反応性タンパク(CRP)	0.3mg/dL未満
	血清クレアチニン(Cr)	男性：0.61〜1.04mg/dL 女性：047〜0.79mg/dL			
	血清尿酸(UA)	男性：3.8〜7.0mg/dL 女性：2.5〜7.0mg/dL			
	アンモニア(NH$_3$)	40〜80μg/dL			

● 生体機能検査

検査項目		基準値
動脈血ガス分析	$PaCO_2$	35〜45Torr
	PaO_2	80〜100Torr
	SaO_2	93〜98%
	pH	7.36〜7.44
	HCO_3^-	22〜26mEq/L

● バイタルサイン

検査項目		基準値
呼吸数	成人	14〜20回/分
	学童	18〜20回/分
	幼児	20〜30回/分
	乳児	30〜40回/分
	新生児	30〜50/分
脈拍	成人	60〜80回/分
	学童	80〜100回/分
	幼児	90〜110回/分
	乳児	110〜130回/分
	新生児	120〜140回/分
	頻脈	100回/分以上
	徐脈	50〜60回/分以下

バイタルサインの基準範囲の数値は、石塚睦子監修：看護学生クイックノート 第2版, 照林社, 東京；2014, 池西静江監修, 四俣芳子：小児看護実習クイックノート, 照林社, 東京；2018, より引用。その他の基準範囲の数値は、西崎祐史, 渡邊千登世：とんでもなく役立つ検査値の読み方, 照林社, 東京；2013. より引用。

索引

数字

- 3-3-9度方式 ... 49
- 5W1H ... 175, 176
- 6R（誤薬防止） ... 132

欧文

A
- ADL ... 162
  - －テスト ... 162

C
- COPD ... 53

E
- ECG ... 144
- EEG ... 144
- EMG ... 144
- EOG ... 144

G・J
- GCS ... 49
- JCS ... 49

M
- MMT ... 162
- MRI写真 ... 73

O
- objective data ... 43
- O情報 ... 43

P
- PaO_2 ... 52
- PPE ... 9
- P波 ... 72

Q・R
- QRS波 ... 72
- ROM-T ... 162

S
- SNS ... 7
- SpO_2 ... 52, 60
- subjective data ... 43
- S情報 ... 43

T・U・X
- T波 ... 72
- U波 ... 72
- X線写真 ... 72, 73

和文

あ
- アート ... 193
- 挨拶 ... 6, 15
- アウトプット（水分出納） ... 123, 124
- 明るさ ... 29
- アクシデント ... 8
- 温めるケア ... 153, 155
- アドヒアランス ... 132
- アネロイド血圧計 ... 62
- アレルギー ... 124
- 安全性 ... 28
- 罨法 ... 146
- 安楽性 ... 29
- 安楽枕 ... 147

い
- 意識 ... 48
  - －レベル ... 48
- 異常呼吸音 ... 51
- 移送 ... 163, 168, 169
- 移動 ... 163, 170
  - －援助 ... 164
- 胃泡音 ... 134
- イヤーピース ... 59
- 医療事故 ... 8
- 医療倫理 ... ix
- インシデント ... 8
- 印象 ... 45
- インテイク（水分出納） ... 123, 124
- インフォームドコンセント ... 8
- 陰部清拭 ... 102, 114, 115
- 陰部洗浄 ... 112, 115

う
- ウォーターバランス ... 123, 124
- ウォッシュクロス ... 90
- 受け持ち患者 ... 3

動く	160
うつ熱	50

え

栄養状態	122, 123
笑顔	45
エネルギー摂取量	125
演繹的	186
嚥下障害	124, 126

お

嘔吐	134
オープンクエスチョン	46
オープンベッド	36
悪心	134
音（環境）	29
オリエンテーション	3
温罨法	146, 149
温度	29
温熱作用	82
温浴	82

か

カーテン徴候	124, 125
快感域	29
外呼吸	50
概日リズム	141
外的規範	ix
下顎呼吸	52
学習プロセス	186
過呼吸	52
肩呼吸	52
片麻痺機能テスト	162
換気	29
環境	25
環境整備	25, 28, 31
看護技術	9
看護事故	8
看護者の倫理綱領	7
看護の目的	viii
看護倫理	7
観察	44
乾性ラ音	53
関節可動域テスト	162
カンファレンス	178, 179
ケース-	179
テーマ-	179

陥没呼吸	50, 52

き

気管音	51
気管支音	51
気管支-肺胞音	51
起居動作	162
義歯	136
基準値（検査）	214
基礎代謝基準値	125, 127
基礎代謝量	125
稀尿	117
キネステティク	163
帰納的	186
規範	ix
外的-	ix
内的-	ix
客観的情報	43, 143, 144
休息	141
急変	40
胸式呼吸	50
胸腹式呼吸	50
胸膜摩擦音	53
気流	29
記録用紙	73

く

クラインマン（Arthur Kleinman）	187
グラウンディング	xi
グラスゴーコーマスケール	49
車椅子	163, 164, 165, 168, 172
クローズドクエスチョン	46
クローズドベッド	36

け

ケア	193
ケアリング	ix, x, 193
-理論	193
経胃瘻経管栄養	133
経管栄養	133
経空腸瘻経管栄養	133
傾聴	46, 47, 142
経鼻経管栄養	133
傾眠	48
ケースカンファレンス	179
血圧	53
-の測定	60

血液検査	214
血球検査	214
欠席(実習の)	11
結滞	51
下痢	117, 134
ケリーパッド	92
減圧ネジ	66
健康管理	6
健康増進	189
健康チェック表	6
健康要因	187
検査基準値	214
検査データ	72

こ

口腔ケア	135
高血圧	54
交互脈	51
高体温	50
高値高血圧	54
行動計画	18
－の立て方	19
－の発表	18
硬脈	51
声かけ	27
誤嚥性肺炎	134
五感	44, 46, 78
呼吸	50, 52
－の測定	58
呼吸運動	50
呼吸延長	53
呼吸音	51, 53
－の測定	58
呼吸性不整脈	51
呼吸不全	52
呼吸法	150, 151
個人情報保護	7, 8
個人防護具	9
午睡	142
個体距離	26
個別性	29
コミュニケーション	15, 26
誤薬防止	132
孤立性収縮期高血圧	54
コロトコフ音	61
昏睡	49
コンプライアンス	132

さ

サーカディアンリズム	141
災害	8
サチュレーション	52
参照体重	125, 127

し

シーツ交換	37
事故(看護)	8
自己紹介	15, 26, 44
事故防止	161
持参物	11
視診(腹部)	62
姿勢	50
事前学習	8
自然体	x
室温	145
疾患(disease)	187
実習	8
－前日	11
－当日	11
実習目標	18
実習場	15
湿性生体物質	11, 117
湿性ラ音	53
湿度	29, 145
質問	19
指導者(臨地実習指導者)	15, 19, 21
シミュレーション	9
嗜眠	48
シャワー浴	82, 98
臭気	29, 145
収縮期高血圧	54
羞恥心	107
主観的情報	43, 143, 144
主観的疲労	145
熟眠障害	143
手指衛生	9
守秘義務	7
少呼吸	52
省察	181
床上排泄	109
静水圧作用	82
照度	145
情報収集	17, 43, 44, 71
情報漏洩	7

小脈	51
食塩	125
食事	121
－の援助	128
食事摂取基準	125
食事バランスガイド	124
触診（腹部）	63
触診法	61
食生活	121
褥瘡	80
食道通過障害	126
食物アレルギー	124
助言	19
徐呼吸	52
食塊形成障害	126
ショック	51
徐脈	51
自立性	29
自立度	162
事例検討	179
寝具	145
人権	viii
寝床環境	145
身体活動レベル	125
心電図	72
心拍出量	53
心理テスト	162

す

水銀血圧計	60
推定エネルギー必要量	125, 127
随伴症状	49, 53
水分出納	123, 124
睡眠	141
睡眠障害	143
睡眠不足	142
スクラビング法（歯磨き法）	136
スタンダードプリコーション	11, 117
ストレッチャー	163, 164, 169
スワン点	61

せ

生化学検査	214
生活空間	46
生活習慣病	122
生活世界	190, 191
清潔	77

清拭	81, 82, 85, 88
正常血圧	54
生体機能検査	215
生物医学モデル	189
整脈	51
接遇	6, 7
－の基本	6
接遇マナー	6
摂食訓練	126
摂食行動	124
セットポイント	50
セロトニン	145
洗浄	82
漸進的筋弛緩法	150, 152
全人的理解	187, 191, 192
全体性	193
センタリング	xi
洗髪	81, 91
洗髪車	83
洗髪台	83

そ

騒音	145
早期体験実習	8
相談	15, 16
早朝覚醒	143
側臥位	32, 147
足浴	82, 84
咀嚼・嚥下障害	124, 126
速乾性手指消毒薬	10

た

体位	50, 146, 147
体位変換	38
体温	49, 50
－の測定	56
体温計	56
体温測定部位	56, 57
体感温度	29
対光反射	50
体内時計	145
大脈	51
体力テスト	162
他覚的疲労	145
多呼吸	52
打診（腹部）	63
多尿	117

端座位 165
断続性副雑音 53

ち

遅刻 11
中途覚醒 143
聴診 51, 61, 62
聴診器 59
直腸温 50
治療食 124
チルドレス（James F. Childress） ix

て

手洗い 10
低血圧 54
低体温 50
テーマカンファレンス 179
電子カルテ 71, 72
電子媒体 7
転倒 161, 172

と

瞳孔 50
瞳孔反射 50
動作 45
洞性徐脈 51
洞性頻脈 51
動脈血酸素分圧 52
動脈血酸素飽和度 52
徒手筋力テスト 162
トランスパーソナル・ケアリング 78
取り決め（クラインマン） 188
努力呼吸 52

な

内呼吸 50
内省 181
内臓脂肪型肥満 122
ナイチンゲール（Florence Nightingale） 193
内的規範 ix
中足法 166
軟脈 51

に

日本昏睡スケール 49
日本人の食事摂取基準 125
入室時間 15

入眠障害 143
入浴 82, 98
尿器 113
尿検査 214

は

排泄 104
排泄音 107
排泄習慣 108
排泄状況 108
排泄動作 108
排泄物 108
排泄方法 108
排泄用パッド 105
配膳 122, 130
バイタルサイン 43, 47, 215
ハイデガー（Martin Heidegger） 189
排尿 113
排便 110
肺胞音 51
バス法（歯磨き法） 136
発汗 82
発熱 50
歯磨き 135, 136
パルスオキシメータ 60
半昏睡 48
半身浴 99
反動痛 63

ひ

ビーチャム（Tom L. Beauchamp） ix
ヒーリングプロセス 193, 194
ヒーリング様式 193
光療法 145
ヒヤリハット 8
ヒューマンエラー 8
病室環境 145
標準予防策 11, 117
表情 44
氷枕 148
鼻翼呼吸 52
疲労 145
　主観的― 145
　他覚的― 145
頻呼吸 52
頻尿 117
頻脈 51

ふ

- ファーラー位 … 147
- フォーンズ法(歯磨き法) … 136
- 腹式呼吸 … 50, 151
- 腹部の観察 … 62
- 不整脈 … 51
- 部分浴 … 82, 95
- 不眠 … 142
- フライ(Sara T. Fry) … ix
- プライバシー … 47
- 振り返り … 181
- ブルンベルグ徴候 … 63
- 触れる … 45, 153, 154

へ

- 平衡反応テスト … 162
- ベッドメーキング … 34
- ベナー(Patricia Benner) … 193
- ベル型チェストピース … 59
- 便器 … 111
- 便秘 … 117

ほ

- 膀胱留置カテーテル … 106
- 報告 … 15, 16, 175
- 乏尿 … 117
- ほうれんそう(報告・連絡・相談) … 15, 16
- 歩行介助 … 170
- 歩行分析 … 162
- ポジショニング用クッション … 147
- ボディメカニクス … 32
- ホリスティック … 193

ま

- 膜型チェストピース … 59
- マスク … 10
- 末梢血管抵抗 … 53
- マンシェット … 60
- 慢性閉塞性肺疾患 … 53

み

- 身だしなみ … 3, 4, 45
- ミトン … 39
- 脈圧 … 53
- 脈拍 … 49, 51
  - −の測定 … 57
- 脈拍欠損 … 51

む

- 無呼吸 … 52
- 無尿 … 117

め

- メイヤノフ(Milton Mayeroff) … 193
- メタボリックシンドローム … 122
- メラトニン … 145
- メラビアンの法則 … 6

も

- 目的(看護の) … viii
- 問診(腹部) … 62

や・ゆ

- 病い(illness) … 187
- 湯たんぽ … 149

よ

- 抑制 … 39
- 与薬 … 132

り

- リスク要因 … 187, 190
- リフレクション … 181, 182
  - −シート … 183
- リラクセーション法 … 150
- リリース … xi
- 臨地 … viii
- 臨地実習 … viii, 186
  - −の流れ … 5
- 臨地実習指導者(指導者) … 15, 19, 21
- 倫理(看護) … 7
- 倫理原則 … ix
- 倫理的 … ix
- 倫理的配慮 … 7

れ

- 冷罨法 … 146, 148
- レクリエーション … 146
- 連続性肺雑音 … 53
- 連絡 … 15, 16

ろ・わ

- ローリング法(歯磨き法) … 136
- ワトソン(Jean Watson) … 193

My note

My note

プチナースBOOKS
看護学生のための臨地実習ナビ　改訂版

2013年12月30日　第1版第1刷発行	編　著　本江　朝美
2019年12月 4 日　第2版第1刷発行	発行者　有賀　洋文
2024年 3月10日　第2版第3刷発行	発行所　株式会社　照林社
	〒112-0002
	東京都文京区小石川2丁目3－23
	電話　03－3815－4921（編集）
	03－5689－7377（営業）
	https://www.shorinsha.co.jp/
	印刷所　大日本印刷株式会社

- 本書に掲載された著作物（記事・写真・イラスト等）の翻訳・複写・転載・データベースへの取り込み、および送信に関する許諾権は、照林社が保有します。
- 本書の無断複写は、著作権法上での例外を除き禁じられています。本書を複写される場合は、事前に許諾を受けてください。また、本書をスキャンしてPDF化するなどの電子化は、私的使用に限り著作権法上認められていますが、代行業者等の第三者による電子データ化および書籍化は、いかなる場合も認められていません。
- 万一、落丁・乱丁などの不良品がございましたら、「制作部」あてにお送りください。送料小社負担にて良品とお取り替えいたします（制作部　☎0120-87-1174）。

検印省略（定価はカバーに表示してあります）
ISBN978-4-7965-2473-5
©Asami Hongo/2019/Printed in Japan